# Endspurt Klinik

# Innere und Chirurgie

## Skript 6
## Grundlagen der Onkologie, Chirurgisches Grundwissen

3., vollständig überarbeitete Auflage

56 Abbildungen

Georg Thieme Verlag
Stuttgart • New York

## Autoren/Fachbeiräte

**Chirurgisches Grundwissen:**
Prof. Dr. med. Karsten **Junge**
Rhein-Maas Klinikum GmbH
Klinik für Allgemein-, Viszeral- und Minimalinvasive Chirurgie
Mauerfeldchen 25
52146 Würselen
Deutschland

**Grundlagen der Onkologie:**
Prof. Dr. med. Jens **Tischendorf**
Rhein-Maas Klinikum GmbH
Klinik für Innere Medizin und Gastroenterologie
Mauerfeldchen 25
52146 Würselen
Deutschland

## Autoren/Fachbeiräte der Vorauflagen

Prof. Dr. med. Matthias **Dollinger**
Landshut, Deutschland

Prof. Dr. med. Hartmut **Schmidt**
Münster, Deutschland

*Bibliografische Information der Deutschen Nationalbibliothek*
Die Deutsche Nationalbibliothek verzeichnet diese Publikation in der Deutschen Nationalbibliografie; detaillierte bibliografische Daten sind im Internet über http://dnb.d-nb.de abrufbar.

1. Auflage 2013
2. Auflage 2018

© 2013, 2021 Georg Thieme Verlag KG
Rüdigerstr. 14
70469 Stuttgart
Deutschland
www.thieme.de

Printed in Germany

Umschlaggestaltung: Thieme Group
Satz: L42 AG, Berlin; gesetzt aus: PTC APP
Druck: AZ Druck und Datentechnik GmbH, Kempten

ISBN 978-3-13-243054-9          1 2 3 4 5 6

Auch erhältlich als E-Book:
eISBN (PDF) 978-3-13-243055-6
eISBN (epub) 978-3-13-243056-3

**Wichtiger Hinweis:** Wie jede Wissenschaft ist die Medizin ständigen Entwicklungen unterworfen. Forschung und klinische Erfahrung erweitern unsere Erkenntnisse, insbesondere was Behandlung und medikamentöse Therapie anbelangt. Soweit in diesem Werk eine Dosierung oder eine Applikation erwähnt wird, darf der Leser zwar darauf vertrauen, dass Autoren, Herausgeber und Verlag große Sorgfalt darauf verwandt haben, dass diese Angabe **dem Wissensstand bei Fertigstellung des Werkes** entspricht.

Für Angaben über Dosierungsanweisungen und Applikationsformen kann vom Verlag jedoch keine Gewähr übernommen werden. **Jeder Benutzer ist angehalten**, durch sorgfältige Prüfung der Beipackzettel der verwendeten Präparate und gegebenenfalls nach Konsultation eines Spezialisten festzustellen, ob die dort gegebene Empfehlung für Dosierungen oder die Beachtung von Kontraindikationen gegenüber der Angabe in diesem Buch abweicht. Eine solche Prüfung ist besonders wichtig bei selten verwendeten Präparaten oder solchen, die neu auf den Markt gebracht worden sind. **Jede Dosierung oder Applikation erfolgt auf eigene Gefahr des Benutzers.** Autoren und Verlag appellieren an jeden Benutzer, ihm etwa auffallende Ungenauigkeiten dem Verlag mitzuteilen.

# Auf zum Endspurt!

Es ist so weit: Nach den ganzen Strapazen der letzten Jahre liegt die Ziellinie jetzt vor Ihnen. Nur die letzte Hürde im Studium, die 2. ÄP, steht noch an. Doch nach den unzähligen durchlernten Nächten, der wenigen Freizeit und all dem Stress haben Sie mittlerweile wirklich keine Lust mehr, dicke Bücher zu wälzen, um sich prüfungsfit zu machen?! Dann sind unsere Klinik-Skripte genau das Richtige für Ihren Endspurt! Denn hier finden Sie **alle Fakten für alle Fächer**, die Ihnen im Examen abverlangt werden! Kurz gefasst und leicht verständlich zeigen Ihnen unsere Skripte, worauf es dem IMPP wirklich ankommt!

**Lernpakete.** Wir haben den gesamten Stoff für Sie in Einheiten unterteilt, die Sie jeweils an einem Tag durcharbeiten können. Mit diesem Plan sind Sie in **90 Tagen** mit unseren Skripten durch und dann bestens vorbereitet auf die 2. ÄP. Die Lernpakete sind natürlich nur ein Vorschlag unsererseits, wie Sie Ihr Lernpensum gestalten. Denn wie schnell Sie beim Lernen vorankommen, hängt natürlich maßgeblich von Ihrem Vorwissen und Ihrer persönlichen Lerngeschwindigkeit ab.

**Prüfungsrelevante Inhalte.** Damit Sie genau wissen, was Sie können müssen, und das auch auf den ersten Blick erkennen, haben wir alle Antworten auf die Prüfungsfragen des IMPP gelb hervorgehoben. Die Markierung umfasst alle zwischen dem Frühjahrsexamen 2008 und dem Herbstexamen 2019 gestellten Fragen. So sind Sie für die Prüfung bestens gewappnet, und Altfragen werden kein Problem mehr darstellen.

**Kreuzen. Kreuzen. Kreuzen.** Kreuzen ist das A und O, denn so bekommen Sie ein Gefühl für die IMPP-Fragen! Auf **viamedici. thieme.de** haben wir daher für Sie **individuelle Prüfungssitzungen** zusammengestellt, die exakt auf unsere Lernpakete zugeschnitten sind. Sie können also – nachdem Sie ein Lernpaket gelernt haben – auf examen online die passenden Fragen dazu kreuzen und so Ihren eigenen Lernfortschritt überprüfen. In den Prüfungssitzungen werden regelmäßig alle neuen Examina ergänzt, sodass Ihnen keine einzige Frage entgeht!

Mit „Endspurt" können Sie also **sicher sein**, dass Sie wirklich den **gesamten prüfungsrelevanten Stoff gelernt** haben!

> **PRÜFUNGSHIGHLIGHTS** ✗
>
> Die wichtigsten Infos zu den geprüften Inhalten sind noch einmal als **Prüfungshighlights** zusammengefasst. Die **Anzahl der !** zeigt Ihnen, wie oft das IMPP bestimmte Inhalte abgefragt hat:
> – **!** Hierzu gab es 1 Frage.
> – **!!** 2 bis 3 Fragen wurden dazu gestellt.
> – **!!!** Dieses Thema kam 4-mal oder noch öfter vor.

> **LERNTIPP** !
>
> In unseren **Lerntipps** machen wir Sie auf **IMPP-Vorlieben** und typische **„Schlagworte"** in den Prüfungsfragen aufmerksam und nennen Ihnen Tipps und Tricks, um die Labor- oder Bildbefunde schnell und richtig zu interpretieren. Daneben gibt es Infos, worauf es v. a. in der **mündlichen Prüfung** ankommt, und **Eselsbrücken**, mit denen Sie sich bestimmte Fakten noch einfacher merken können. Auch verschiedene Zusammenhänge werden noch einmal veranschaulicht, damit Sie sich die Antworten leichter herleiten können.

> **BEISPIEL**
>
> Mit unseren **Beispielen** zeigen wir Ihnen ganz konkret, womit Sie in der Prüfung konfrontiert werden. Hier können Sie z. B. epidemiologische Rechenaufgaben lösen und das Interpretieren von Laborwerten üben.

**PRAXIS** In den **Praxistipp-Kästen** finden Sie Fakten, die Sie später in der Klinik brauchen werden und die Sie sich unabhängig von den IMPP-Vorlieben merken sollten.

Damit Sie zusätzlich Zeit beim Lernen sparen und die zusammengehörigen Inhalte „an einer Stelle" haben, wurden die Fächer **Innere Medizin** und **Chirurgie** zusammengelegt. Die chirurgischen Inhalte können Sie an dem roten Strich am Rand (**OP-Technik**) sofort erkennen und so das Fach Chirurgie auch separat lernen, wenn Sie das lieber möchten.

Auch die übergreifenden Fächer Klinische Pathologie, Pharmakologie und Radiologie sind direkt bei den jeweiligen Krankheitsbildern integriert, aber nicht extra gekennzeichnet.

Im Kleindruck finden alle, die's ganz genau wissen wollen, vertiefende Infos und Fakten.

**Fehlerteufel.** Alle Texte wurden von ausgewiesenen Fachleuten gegengelesen. Aber: Viele Augen sehen mehr! Sollten Sie in unseren Skripten über etwas stolpern, das so nicht richtig ist, freuen wir uns über jeden Hinweis! Schicken Sie die Fehlermeldung bitte an studenten@thieme.de oder folgen Sie dem Link www. thieme.de/endspurt-klinik. Wir werden dann die Errata sammeln, prüfen und Ihnen die Korrekturen unter **www.thieme.de/ endspurt-klinik** zur Verfügung stellen. Und für den Fall, dass Ihnen unser Produkt gefällt, dürfen Sie uns das selbstverständlich auch gerne wissen lassen! ☺

Alles Gute und viel Erfolg für Ihr Examen
Ihr Endspurt-Team

# Inhaltsverzeichnis

## Grundlagen der Onkologie

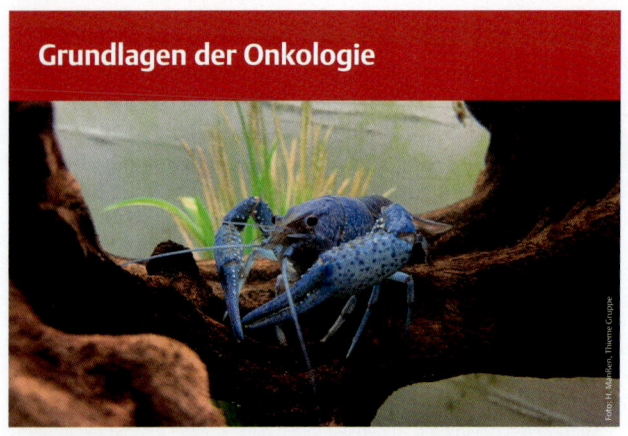

## Chirurgisches Grundwissen

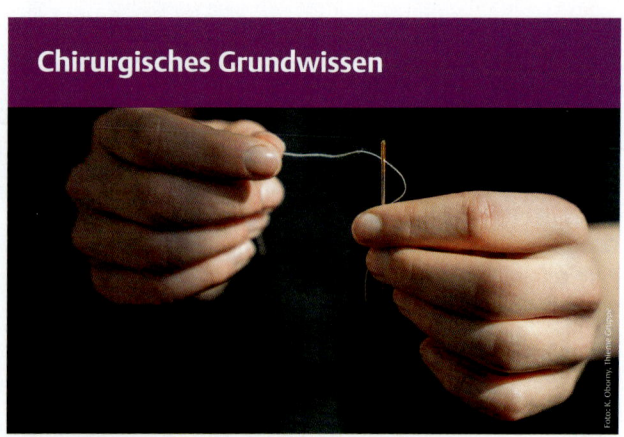

### LERNPAKET 1

**1 Einleitung** .................................... 5
1.1 Epidemiologie .................................. 5
1.2 Ätiologie und Pathogenese ....................... 6
1.3 Stadieneinteilung und Graduierung von Tumoren ..... 8

**2 Tumordiagnostik** ............................ 9
2.1 Häufige Symptome und Komplikationen durch Tumoren ..................................... 9
2.2 Tumorsuche ................................... 11

**3 Tumortherapie** ............................. 14
3.1 Internistische Tumortherapie ..................... 14
3.2 Chirurgische Tumortherapie ...................... 25
3.3 Tumornachsorge ................................ 26
3.4 Prognosefaktoren bei Malignomen ................ 26

**4 Allgemeine Chirurgie, prä- und postoperative Phase** ........................................ 27
4.1 Überblick ...................................... 27
4.2 Wichtige Grundbegriffe der Chirurgie ............. 27
4.3 Präoperatives Management ....................... 28
4.4 Im Operationssaal .............................. 35
4.5 Postoperatives Management ...................... 43
4.6 Fasttrack-Konzept .............................. 45
4.7 Chirurgische Begutachtung ...................... 45
4.8 Wunde ........................................ 45
4.9 Chirurgische Infektionen ........................ 47
4.10 Weichteilverletzungen .......................... 49

**5 Transplantationschirurgie** .................... 50
5.1 Grundlagen .................................... 50
5.2 Prinzip der Organkonservierung und Grundzüge der Durchführung ................................ 52
5.3 Nachsorge ..................................... 52

**6 Spezielle Operationsprinzipien** .............. 54
6.1 Eingriffe am Hals ............................... 54
6.2 Viszeralchirurgie ............................... 55
6.3 Thoraxchirurgie ................................ 68
6.4 Herzchirurgie .................................. 69
6.5 Gefäßchirurgie ................................. 72
6.6 Neurochirurgische Operationstechniken ........... 74
6.7 Plastisch-chirurgische Methoden ................. 75

**Sachverzeichnis** ........................... 81

# Grundlagen der Onkologie

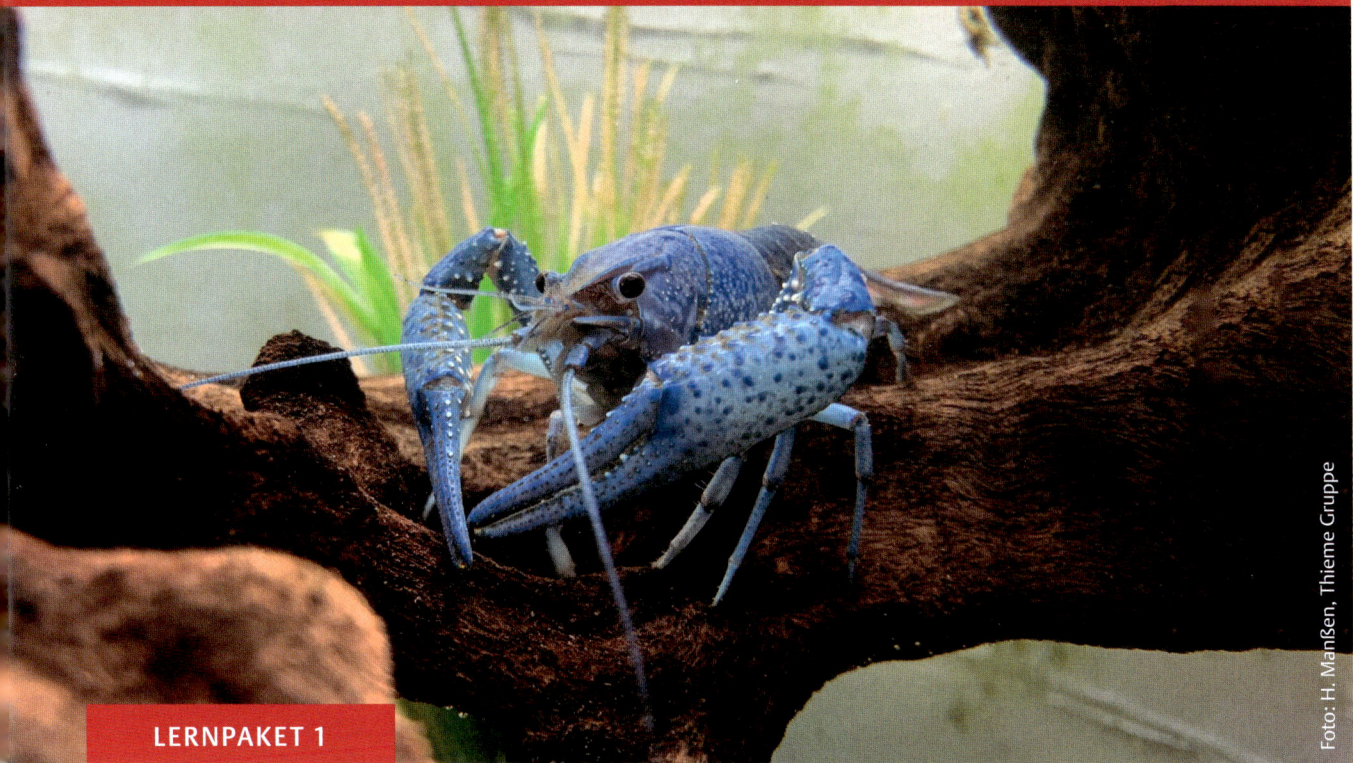

LERNPAKET 1

Foto: H. Manßen, Thieme Gruppe

# 1 Einleitung

## 1.1 Epidemiologie

> **LERNTIPP** !
>
> Zur allgemeinen Onkologie gibt es zwar nicht so viele Prüfungsfragen, trotzdem ist dieses Thema essenziell, um zu verstehen, wie Tumorerkrankungen entstehen und wie man sie (nach aktuellem Stand der Wissenschaft) am besten behandelt. Die speziellen Tumorerkrankungen finden Sie in den jeweiligen Fachskripten, dort können Sie dann auch die passenden Fragen dazu kreuzen. Die pathologischen Grundlagen zu Tumorstoffwechsel und Tumorimmunologie sowie zum Wachstumsverhalten von Tumoren werden im Skript Pathologie besprochen.

Im klinischen Sprachgebrauch bezeichnet „Tumor" (Synonym: Geschwulst, Neoplasie, Neubildung) eine umschriebene, abnorme Gewebemasse, die durch eine autonome Proliferation körpereigener, entarteter Zellen entsteht. Abhängig von der Dignität werden benigne und maligne Tumoren unterschieden.

Die bevölkerungsbezogene Erfassung von Krebserkrankungen in sog. „**Krebsregistern**" ermöglicht nicht nur die systematische Ermittlung von Inzidenz und Mortalität der unterschiedlichen Neoplasien, sondern hat auch zur Identifizierung vieler epidemiologisch relevanter Risikofaktoren beigetragen.

In Deutschland erkranken etwa 270/100 000 Männer und 200/100 000 Frauen pro Jahr neu an Krebs (Inzidenz). Hierzu zählen alle bösartigen Neubildungen einschließlich der Lymphome und Leukämien. Der nichtmelanotische Hautkrebs wird bei den Schätzungen allerdings nicht berücksichtigt. Nach den Herz-Kreislauf-Erkrankungen sind Krebserkrankungen die **zweithäufigste Todesursache** (25 %). Das Auftreten unterschiedlicher Neoplasien ist stark altersabhängig. Das mittlere Erkrankungsalter liegt bei etwa 69 Jahren. Das mittlere Sterbealter wird für Männer mit 71, für Frauen mit 75 Jahren angegeben. **Tab. 1.1** zeigt die häufigsten malignen Tumorerkrankungen und die die am häufigsten zum Tod führenden Malignome bei Männern und Frauen.

**Tab. 1.1 Die häufigsten malignen Tumorerkrankungen**

| Epidemiologie | Tumorarten |
|---|---|
| bei Männern | • Prostatakarzinom<br>• kolorektales Karzinom<br>• Bronchialkarzinom |
| bei Frauen | • Mammakarzinom<br>• kolorektales Karzinom<br>• Bronchialkarzinom |

Die o. g. Tumoren unterscheiden sich geschlechtsabhängig, was ihr Auftreten und das Letalitätsrisiko betrifft. Das Mammakarzinom ist z. B. der häufigste Tumor bei Frauen und verantwortlich für die meisten tumorbedingten Todesfälle. Bei den Männern verhält es sich umgekehrt (→ meiste Todesfälle durch das Bronchialkarzinom, aber häufigster Tumor Prostatakarzinom).

## 1.2 Ätiologie und Pathogenese

### 1.2.1 Molekulare Grundlagen der Tumorentstehung

Ursächlich für die Tumorentstehung ist der Verlust der Kontrolle der Zellen über ihr Wachstum. Praktisch immer liegt eine Störung von Genen zugrunde, die an der Steuerung von Zellwachstum, Proliferation, Differenzierung und/oder Apoptose beteiligt sind. Man unterscheidet Onkogene von Tumorsuppressorgenen (**Tab. 1.2**).

**(Proto-)Onkogene:** Protoonkogene sind in der gesunden Zelle für Zellwachstum, -teilung und -differenzierung (→ proliferationsfördernde Wirkung) verantwortlich. Nach Mutation spricht man von **Onkogenen**. Die Mutationen führen i. d. R. zu einer deregulierten, gesteigerten Genfunktion („**gain of function**"), die die Zelle dazu veranlasst, von einem normalen Wachstum auf ein malignes, ungebremstes Wachstum umzuschalten. Onkogene verhalten sich **dominant**, d. h., es genügt die Mutation eines Allels, um eine deregulierte Genexpression auszulösen.

**Tumorsuppressorgene** (auch rezessive Onkogene, Antionkogene) sind für die Wachstumskontrolle zuständig. Wird das Erbmaterial einer gesunden Zelle geschädigt, verhindern diese Gene die Zellteilung, damit eine Reparatur durch **DNA-Reparatur-Enzyme**

eingeleitet werden kann. Kann die DNA nicht repariert werden, aktivieren sie **Apoptosegene**, die den programmierten Zelluntergang induzieren. Mutationen in diesen Genen führen i. d. R. zu einem Funktionsverlust („**loss of function**") mit dereguliertem Wachstum. Tumorsuppressorgene verhalten sich **rezessiv**. Für das Aufrechterhalten der Wachstumskontrolle reicht ein „gesundes" Allel aus.

### 1.2.2 Krebsrisikofaktoren

#### Karzinogene

> **DEFINITION** Chemische, physikalische oder biologische Substanzen, die Mutationen in der DNA auslösen (**genotoxische Substanzen**) und damit zur Tumorentstehung führen können.

Die für die jeweilige Krebserkrankung spezifischen Risikofaktoren werden im Rahmen der Krankheitsbilder behandelt.

- **chemische Karzinogene:** Sie können ihre mutagene Wirkung entweder direkt (selten) oder nach metabolischer Aktivierung im Körper (Prokarzinogene) entfalten. Bei den Prokarzinogenen hängt die Lokalisation der Schädigung vom Ort ihrer Metabolisierung ab.
- **physikalische Karzinogene** (Strahlung):
  - **ionisierende Strahlung** (α-, β- und γ-Strahlung, Röntgenstrahlung): kann praktisch jedes Organ betreffen und wirkt entweder direkt oder indirekt (Sauerstoffradikale, Peroxide) auf die DNA. Für einige Strahlungstypen können besonders häufige Tumoren identifiziert werden:
    - α-Strahlen von $^{224}$Radium: Osteosarkome
    - α-Strahlen von $^{232}$Thorium: Angiosarkome
    - β-Strahlen von $^{131}$Iod: differenzierte Schilddrüsenkarzinome
    - γ-Strahlen: Leukämien, Magen-, Lungen- und Mammakarzinome, Speicheldrüsentumoren.
  - **nichtionisierende Strahlung** (Infrarot- und UV-Strahlung): **UV-Strahlung** hat für die Tumorinduktion die größte Bedeutung. Sie führt zu einer direkten Schädigung der DNA (→ Plattenepithelkarzinome der Haut und maligne Melanome).

**Tab. 1.2 Wichtige Onkogene und Tumorsuppressorgene**

| Gengruppe | Gen | Wirkung | assoziierte Tumoren |
|---|---|---|---|
| Onkogene | abl → Entstehung des bcr-abl-Fusionsgens (Philadelphia-Chromosom) | codiert für Tyrosinkinase | chronisch-myeloische Leukämie |
| | HER2/neu | codiert für Wachstumsfaktor-Rezeptor | Mammakarzinom |
| | RET | codiert für Transkriptionsfaktor | MEN II (medulläres Schilddrüsenkarzinom, Phäochromozytom) |
| | c-myc | codiert für Transkriptionsfaktor | v. a. Burkitt-Lymphom |
| | k-ras | codiert für G-Protein | v. a. Kolon- und Pankreaskarzinom, bronchiales Adenokarzinom |
| Tumorsuppressorgene | BRCA-1/BRCA-2 | DNA-Reparatur | fam. Mamma- und Ovarialkarzinom |
| | p53-Suppressorgen | sog. „Wächter des Genoms": Hemmung der Zellteilung bei DNA-Schädigung, Induktion der DNA-Reparatur, Apoptoseinduktion | fam. Pankreaskarzinom, fam. Melanom, Li-Fraumeni-Syndrom, sporadisches Mammakarzinom |
| | RB-Gen | Kontrolle des Zellzyklus (Hemmung der Zellteilung), Apoptoseinduktion | Retinoblastom |
| | APC | Hemmung der Proliferation | kolorektales Karzinom |

Tab. 1.3 Monogen vererbbare Tumorleiden (Beispiele)

| Vererbungsmodus | Erkrankung | betroffene Gene |
|---|---|---|
| autosomal-dominant | familiäre Polyposis coli (→ kolorektales Karzinom) | APC-Gen (5q21) |
| | Lynch-Syndrom (→ kolorektales Karzinom, Endometriumkarzinom, Urothelkarzinome) | MSH2, MSH6, MLH1, PMS 1, PMS 2 |
| | Li-Fraumeni-Syndrom (→ Mamma-, Kolon-, Lungenkarzinome, Sarkome) | TP53 (17q13) |
| | Neurofibromatose Typ 1 und 2 (→ Neurofibrome, Schwannome, Meningeome) | NF1 (17q11) bzw. NF2 (22q12) |
| | MEN-2-Syndrom (→ medulläres Schilddrüsenkarzinom, Phäochromozytom) | RET |
| | familiäres Mamma- und Ovarialkarzinom | BRCA-1/BRCA-2 |
| | familiäres Retinoblastom | RB1 |
| | Nephroblastom (Wilms-Tumor) | WT-1 |
| autosomal-rezessiv | Xeroderma pigmentosum (→ Plattenepithelkarzinome der Haut) | XPA, XPC, XPD |
| | Fanconi-Anämie (→ Leukämie) | FA |
| | Bloom-Syndrom (→ Lymphome) | BLM |
| | Ataxia teleangiektasia (→ Lymphome) | ATM |

- **biologische Karzinogene**:
  - **Aflatoxine** (aus Schimmelpilzsporen): primäres Leberzellkarzinom
  - DNA- und RNA-**Tumorviren**: z. B. Einbau viraler Onkogene in die Wirts-DNA (z. B. HPV) oder Suppression der Immunabwehr im Wirtsorganismus (z. B. HIV). Weitere mit Karzinomen assoziierte Viren sind
    - Epstein-Barr-Virus: Burkitt-Lymphom, Nasopharynxkarzinom (NPC)
    - humanes T-Zell-Leukämie-Virus (HTLV) 1: Leukämie
    - Papillomaviren (HPV16, HPV18): zervikale intraepitheliale Neoplasien
    - humanes Herpesvirus 8: Kaposi-Sarkom
    - Hepatitis-B/C-Virus: hepatozelluläres Karzinom.

## Kokarzinogene (Tumorpromotoren)

**DEFINITION** Substanzen, die das Tumorwachstum zwar nicht selbst hervorrufen, aber verstärken können.

Sie fördern die Zellproliferation und hemmen die Apoptose. Kokarzinogene zeigen häufig eine ausgeprägte Organ- und Gewebespezifität. Wichtige Kokarzinogene sind:
- **chronische Entzündungen:** Cholelithiasis (→ Gallenblasenkarzinom), Colitis ulcerosa (→ Kolonkarzinom), Refluxösophagitis (→ Barrett-Ösophagus und ösophageales Adenokarzinom), Bilharziose (→ Harnblasenkarzinom)
- **Hormone** und **Medikamente:** Östrogene (→ Tumoren des weiblichen Genitales und der Leber), Barbiturate (→ Lebertumoren).

## Genetische Faktoren

Etwa 5 % der Krebserkrankungen entstehen durch **genetische Prädisposition**, die sowohl polygen oder monogen vererbt werden kann.
- **polygen vererbte Disposition:** z. B. beim sog. „**Family-Cancer-Syndrom**", das mit dem familiär gehäuften Auftreten von Adenokarzinomen in Kolon, Endometrium und Ovar einhergeht.
- **monogen vererbte Disposition:** Hier ist das Risiko der Entstehung des entsprechenden Tumors bis auf das 10 000-Fache erhöht. Vererbt wird nicht das Tumorleiden, sondern die „Veranlagung" oder die prädisponierende Erkrankung bzw. präkanzeröse Läsion (**Tab. 1.3**). Meistens liegt der Funktionsverlust eines Tumorsuppressorgens zugrunde. Der Defekt ist i. d. R. rezessiv, d. h., das funktionslose Allel kann durch das zweite gesunde Allel kompensiert werden, der Phänotyp bleibt unverändert. Allerdings steigt die Wahrscheinlichkeit, dass im weiteren Leben auch das zweite Allel durch Mutation funktionsuntüchtig wird und es zur Tumorentwicklung kommt.

Die Disposition für die Tumorentwicklung kann auch durch **Mutationen in den Kanzerogen-Entgiftungsenzymen** oder über **hereditäre Störungen des Immunsystems** vererbt werden.

## Weitere Risikofaktoren

**Alter:**
- lange Latenzzeit zwischen Tumorinitiation und Tumormanifestation
- nachlassende Immunabwehr im Alter
- fehlerhafte DNA-Reparatur im Alter

Ein Teil der kindlichen Tumoren – meist Blastome oder hämatoonkologische Erkrankungen – ist vermutlich bereits in utero ausgelöst worden, da die Organe während der Embryo- und Fetogenese besonders empfindlich gegen chemische Karzinogene sind.

**Immundefekte:** Angeborene und erworbene Immundefekte fördern die Tumorgenese durch Störung der körpereigenen Abwehr.

**Geschlecht:** Das geschlechtsspezifische Auftreten bestimmter Tumoren lässt sich u. a. auf die **unterschiedliche Hormonausstattung** (→ Sexualhormone; Neoplasien des weiblichen und männlichen Genitaltraktes) und die **unterschiedliche Exposition** gegenüber Karzinogenen zurückführen (v. a. berufliche Exposition).

**Ernährung und Genussmittel:** Die bekanntesten Beispiele für die kanzerogene Wirkung von Genussmitteln sind **Zigarettenrauch** und **Alkohol** (z. B. erhöhte Inzidenz des Bronchial- und Ösophaguskarzinoms). Während eine ballaststoffarme, fetthaltige **Ernährung** mit der Entstehung des kolorektalen Karzinoms assoziiert ist, wirken pflanzenfaserreiche Lebensmittel sowie frisches Obst und Gemüse protektiv.

**Umwelteinflüsse:** Geografische und kulturelle Faktoren können das Risiko, an bestimmten Neoplasien zu erkranken, signifikant erhöhen bzw. senken. Dies liegt v. a. an der regional unterschiedlichen Exposition gegenüber Karzinogenen. Beispiele sind das gehäufte Auftreten von

- Magenkarzinomen in Japan (Nitrosamine im gepökelten Fisch),
- Hautkrebs in Australien (hohe UV-Belastung),
- Leberzell- und Nasopharynxkarzinomen in Afrika und Asien (hohe HBV- bzw. EBV-Infektionsprävalenzraten) oder
- Zervixkarzinomen in Gebieten mit niedrigem Sozialstatus (ungeschützter Geschlechtsverkehr, mangelnde Vorsorgeuntersuchungen).

## 1.3 Stadieneinteilung und Graduierung von Tumoren

### 1.3.1 Stadieneinteilung (Staging)

Gemäß der UICC (Union internationale contre le cancer) sind folgende Kriterien bei der Stadieneinteilung einer Tumorerkrankung von Bedeutung:

- Größe und anatomische Ausdehnung des Primärtumors (**T**)
- Befall der regionalen Lymphknoten = Nodi lymphatici (**N**)
- Vorhandensein von Fernmetastasen (**M**).

Mit der **pTNM-Klassifikation** lässt sich das Stadium jeder Tumorerkrankung international standardisiert beschreiben. Die Ziffern **0–4** geben dabei die Ausdehnung/Ausbreitung des Tumors an. Der Kleinbuchstabe **p** bedeutet, dass das Staging auf der postoperativen histopathologischen Befundung beruht. Mit dem Präfix **c** (= clinical) wird angegeben, dass die Klassifizierung auf palpatorischen, radiologischen, endoskopischen, operativen oder sonografischen Befunden beruht. **Tab. 1.4** gibt einen Überblick über die Einteilung der Tumorstadien. Die UICC fasst die Stadien nach TNM-Klassifikation in 5 Gruppen zusammen (**Tab. 1.5**).

**Tab. 1.4 Postoperative histopathologische Tumorstadieneinteilung (= Staging)**

| Stadium | Beschreibung |
|---|---|
| **pT – Primärtumor** | |
| pTis | präinvasives Karzinom (Carcinoma in situ) |
| pT 0 | keine histologischen Hinweise auf Primärtumor bei Untersuchung des Tumorresektats |
| pT 1, pT 2, pT 3, pT 4 | zunehmende Ausdehnung des Primärtumors |
| pTx | Ausdehnung der Tumorinvasion histopathologisch nicht bestimmbar |
| **pN – regionäre Lymphknoten** | |
| pN0 | keine histopathologischen Hinweise auf regionären Lymphknotenbefall |
| pN1, pN2, pN3 | zunehmender regionärer Lymphknotenbefall |
| pNx | Ausdehnung des Lymphknotenbefalls nicht bestimmbar |
| **pM – Fernmetastasen** | |
| pM0 | kein Hinweis auf Fernmetastasen |
| pM1 | Fernmetastasen |
| pMx | Vorliegen von Fernmetastasen nicht bestimmbar |

**Tab. 1.5 Stadieneinteilung nach UICC**

| Stadium | T | N | M |
|---|---|---|---|
| 0 | Tis | N0 | M0 |
| Ia | T 1 | N0 | M0 |
| Ib | T 2 | N0 | M0 |
| IIa | T 3 | N0 | M0 |
| IIb | T 4 | N0 | M0 |
| IIIa | jedes T | N1 | M0 |
| IIIb | jedes T | N2 | M0 |
| IV | jedes T | jedes N | M1 |

Sonderfälle in der TNM-Klassifikation:
- Präfix **r**: Beschreibung von (Lokal-)Rezidiven.
- Präfix **y**: Der Tumor wurde vor dem chirurgischen Eingriff (= vor der histopathologischen Befundung) bereits chemo- oder strahlentherapeutisch vorbehandelt.
- Präfix **u**: Endoluminal durch Ultraschall befundete Tumorausdehnung und Lymphknotenbefall.

### 1.3.2 Differenzierungsgrad (Grading)

Das Grading (**G1–G4**) beschreibt, wie weit sich ein Tumor in seiner Differenzierung von seinem Ausgangsgewebe entfernt (entdifferenziert) hat. Dem Differenzierungsgrad kommt bei Therapie und Prognose einer Tumorerkrankung entscheidende Bedeutung zu (**Tab. 1.6**).

**Grading von Karzinomen:** Mit zunehmender Entdifferenzierung nehmen Wachstumsgeschwindigkeit, Bösartigkeit und evtl. Strahlenempfindlichkeit (!) zu.

**Grading von Sarkomen:** Die Bösartigkeit nimmt mit Entdifferenzierung, Mitosezahl und Ausdehnung der Tumornekrosen zu. G1-Sarkome können noch rein chirurgisch therapiert werden; weniger differenzierte sollten zusätzlich chemotherapeutisch behandelt werden.

---

**PRÜFUNGSHIGHLIGHTS**

- **!** Das Stadium **IV** der Einteilung nach **UICC** setzt **Fernmetastasen** voraus.
- **!** Bei **Mutationen** in den **Tumorsuppressorgenen BRCA1 oder BRCA2** ist das Risiko von Mammakarzinomen, Ovarialkarzinomen, Kolonkarzinomen, Pankreaskarzinomen und Prostatakarzinomen erhöht.
- **!** TNM-Klassifikation: Der Buchstabe **y** bedeutet, dass eine neoadjuvante Therapie erfolgt ist.

---

**Tab. 1.6 Tumordifferenzierungsgrade (Grading)**

| Grad | Beschreibung |
|---|---|
| G1 | hoch differenzierter Tumor (geringe Malignität) |
| G2 | mittelgradig differenzierter Tumor (meist mäßiggradige Malignität) |
| G3 | wenig differenzierter Tumor (meist hohe Malignität) |
| G4 | undifferenzierter (anaplastischer) Tumor |
| Gx | Differenzierungsgrad nicht bestimmbar |

# 2    Tumordiagnostik

## 2.1    Häufige Symptome und Komplikationen durch Tumoren

### 2.1.1    Systemische Tumorwirkungen

**B-Symptomatik:** klassische **Symptomentrias**, die im Rahmen maligner Erkrankungen auftreten kann und als prognostisch ungünstiges Zeichen anzusehen ist:
- Fieber (≥ 38 °C)
- massiver Nachtschweiß (nasse Haare, durchgeschwitzte Kleidung/Bettwäsche)
- ungewollter Gewichtsverlust (≥ 10 % des Körpergewichtes in den letzten 6 Monaten).

**Tumoranämie:** Die tumorassoziierte Anämie beruht auf:
- Hemmung der Hämatopoese durch vom Tumor ausgeschüttete zytotoxische Substanzen oder Antikörper
- Tumorinfiltration des Knochenmarks mit Verdrängung der blutbildenden Zellen
- Blutungen aus erodierten Blutgefäßen
- Nebenwirkungen der Chemo- und/oder Strahlentherapie.

**Tumorschmerzen:** Die meisten Tumorpatienten leiden v. a. im Spätstadium ihrer Erkrankung unter Schmerzen, die ihre Lebensqualität deutlich reduzieren. Verschiedene Ursachen kommen infrage:
- **nozizeptive Schmerzen** durch Infiltration oder Kompression von Organen und begleitende Entzündungsreaktionen (somatische Schmerzen z. B. bei Knochenmetastasen, viszerale Schmerzen bei Infiltration von Organen)
- **neuropathische Schmerzen** durch Infiltration oder Zerstörung peripherer Nerven oder des ZNS
- **therapiebedingte Schmerzen:** Folgen von Operationen, Chemo- und/oder Radiotherapie
- **psychosomatische Schmerzen** als Folge der psychischen Belastung durch das Malignom
- **Schmerzen** durch „**Tumorbegleiterkrankungen**" wie Herpes zoster, Thrombosen oder Infektionen.

**Tumorkachexie:** Allgemeiner Kräfteverfall mit Auszehrung und Abmagerung, der häufig bei Tumorpatienten im fortgeschrittenen Stadium auftritt und mit einer schlechten Prognose verbunden ist.

Charakteristisch ist ein starker Gewichtsverlust (≥ 5 % des Körpergewichtes innerhalb eines Jahres), meist mit Kraftverlust, Erschöpfungs-/Müdigkeitssyndrom, Anorexie, Abnahme des subkutanen Fettgewebes, erhöhten Entzündungsparametern, Anämie und erniedrigtem Serumalbumin. Pathogenetisch sind folgende Mechanismen von Bedeutung:
- Appetitlosigkeit
- Alimentationsstörungen (Tumor behindert Nahrungsaufnahme und/oder Verdauung)
- katabole Stoffwechsellage (durch vom Tumor produzierte Botenstoffe wie z. B. TNFα, sog. Kachexin)
- tumor- oder zytostatikainduziertes Erbrechen.

**Hyperurikämie:** Durch einen **erhöhten Zellumsatz** kommt es zu einem übermäßigen endogenen Harnsäureanfall (sekundäre Hyperurikämie). Ein besonders erhöhter Zellumsatz findet sich u. a. bei Leukämien, myeloproliferativen Erkrankungen und als Folge der Chemo- und Strahlentherapie. Der akute Harnsäureanfall kann durch die Verstopfung der Nierentubuli und Ureteren zu einer **obstruktiven Uratnephropathie mit akutem Nierenversagen** führen (Prophylaxe: Harnalkalisierung, ausreichende Flüssigkeitszufuhr, Allopurinol).

**Amyloidose:** Tumorerkrankungen können zu einer Ablagerung von abnorm gefalteten, unlöslichen Proteinaggregaten (β-Fibrillen) im Interstitium unterschiedlicher Gewebe führen (= Amyloidose). Je nach Organ und Ausmaß der Schädigung unterscheidet sich das klinische Bild. Besonders häufig ist die Nierenamyloidose, die mit einer schwerwiegenden Schädigung der Glomeruli (Glomerulopathie) einhergeht.

**Paraneoplasien:** Sie werden durch Substanzen ausgelöst, die vom Tumor sezerniert und in das Plasma ausgeschüttet werden. Sie bilden sich mit der Tumorrückbildung oder -entfernung zurück. **Tab. 2.1** gibt einen Überblick über die wichtigsten paraneoplastischen Syndrome.

> **PRÜFUNGSHIGHLIGHTS**
>
> – ! **B-Symptomatik**
> – ! **paraneoplastisches Hyperkalzämiesyndrom:** Auftreten bei Plasmozytom, Bronchialkarzinom, Mammakarzinom, Nierenzellkarzinom.

### 2.1.2    Lokale Tumorkomplikationen

Lokale Komplikationen lassen sich auf das expansive und invasive Tumorwachstum und die Nekrosenbildung im Tumor- und umgebenden Gewebe zurückführen.

**Folgen der Tumorexpansion und -invasion:** In parenchymatösen Organen kann das infiltrativ-verdrängende Tumorwachstum das gesunde Parenchym und das zugehörige Stützgewebe zerstören. Die Gewebedestruktion kann dabei bis zum kompletten, z. T. **lebensbedrohlichen Funktionsverlust** ganzer Organsysteme führen (z. B. Nieren-, Leberinsuffizienz, pathologische Frakturen, neurologische Ausfälle). Die Kompression oder das intraluminale Tumorwachstum in Hohl- und kanalikulären Organen führt zu einer Stenosierung, die abhängig von ihrer Lokalisation mit unterschiedlichen Symptomen einhergeht:
- **Gastrointestinaltrakt:** Dysphagie, gestörte Nahrungspassage, Obstipation, Ileus
- **harnableitende Organe:** Hydronephrose mit Gefahr der Pyelonephritis
- **Gallenwege:** Cholestase und rezidivierende Cholangitiden
- **Bronchien:** Dyspnoe, Atelektasen, rezidivierende Retentionspneumonien
- **Gefäße:** venöse Abflussstörung mit sekundärer Varikosis und Thrombusbildung.

Tab. 2.1 Überblick über die wichtigsten paraneoplastischen Syndrome

| Klinik | Pathogenese/Mediatoren | häufige Primärtumoren |
|---|---|---|
| **endokrine Paraneoplasien** | | |
| Cushing-Syndrom | ektopes ACTH | kleinzelliges Bronchialkarzinom, Pankreaskarzinom |
| Karzinoidsyndrom | Serotonin | Karzinoide, kleinzelliges Bronchialkarzinom, Pankreaskarzinom |
| Gynäkomastie und Pubertas praecox | FSH/LH | kleinzelliges Bronchialkarzinom, Ovarialkarzinom |
| Zollinger-Ellison-Syndrom | Gastrin | Pankreaskarzinom |
| rezidivierende Hypoglykämien | Insulin | Insulinom |
| extrapankreatische Hypoglykämie-Syndrome: Doege-Potter-Syndrom, Nadler-Wolfer-Syndrom, Anderson-Syndrom, Rosenfeld-Syndrom | insulinähnliche Substanzen, tumorbedingter Hyperinsulinismus, Steroide mit Insulinwirkung, exzessiver Glukoseverbrauch | Fibrosarkom, Leberzellkarzinom, Nebennierenrindenkarzinom, Pseudomyxom |
| Hyperkalzämiesyndrom | parathormonähnliches Peptid, Parathormon | Bronchialkarzinom, Mammakarzinom, Nierenzellkarzinom, Pankreaskarzinom, Plasmozytom |
| Schwartz-Bartter-Syndrom | ektopes ADH | kleinzelliges Bronchialkarzinom, intrakranielle Neoplasien |
| **neuromuskuläre Paraneoplasien** | | |
| amyotrophe Lateralsklerose | ungeklärt | Bronchialkarzinom, Mammakarzinom |
| sensorische Polyneuropathie | neuronale Antikörper, Amyloidose | Bronchialkarzinom |
| Myasthenia gravis | Antikörper gegen Acetylcholinrezeptoren | Thymom |
| Eaton-Lambert-Syndrom (Myasthenie) | Antikörper gegen präsynaptische Kalziumkanäle | Bronchialkarzinom |
| Dermato- und Polymyositis | Pathogenese nicht gesichert | Bronchialkarzinom, Mammakarzinom, Nierenzellkarzinom |
| **hämatologische und vaskuläre Paraneoplasien** | | |
| aplastische Anämie | Fehlen von Erythropoetin | Thymom |
| hämolytische Anämie | Wärme- oder Kälteagglutinine | Leukämien, Non-Hodgkin-Lymphome |
| Polyglobulie | Erythropoetin | Nierenzellkarzinom |
| Thrombophlebitis migrans, Thromboembolie | gerinnungsfördernde Substanzen | Pankreaskarzinom, Bronchialkarzinom |
| Verbrauchskoagulopathie (DIC) | Aktivierung des Hämostasesystems durch körpereigene Botenstoffe, bakterielle Endotoxine, zerstörte Thrombozyten | Leukämien |
| **kutane Paraneoplasien** | | |
| Acanthosis nigricans maligna | ungeklärt | Magenkarzinom, Uteruskarzinom |
| Akrokeratose Bazex | ungeklärt | Karzinome des oberen Atem- und Verdauungstrakts, Metastasen im Halsbereich |
| Hypertrichosis lanuginosa et terminalis acquisita | ungeklärt | Bronchialkarzinom, CLL |

**Folgen der Nekrosebildung:** Tumornekrosen entstehen durch thrombotischen Arterienverschluss, tumorbedingte Gefäßkompression, unzureichende Gefäßversorgung des Tumors sowie tumoraggressive Therapie.

Nekrosen führen im Tumor- und angrenzenden Gewebe zu **Ulzerationen**. Durchbrechen die Ulzera die Wand von Hohlorganen, entwickelt sich eine häufig lebensbedrohliche Perforation und **Fistelung** zwischen benachbarten Hohlorganen (z. B. rektovaginale, ösophagotracheale oder enterokolische Fisteln). Bei einer ulzerösen Gefäßarrosion kann es zu bedrohlichen **Blutungen** kommen.

## 2.2 Tumorsuche

### 2.2.1 Diagnostisches Vorgehen

#### Warnsymptome

Es gibt kein spezifisches „Tumorsymptom". Dennoch gibt es einige „Warnsymptome", die den V. a. eine maligne Erkrankung wecken sollten und einer genauen Abklärung bedürfen. Hierzu zählen v. a.:

- B-Symptome: ungewollter Gewichtsverlust, Nachtschweiß, Fieber
- Leistungsknick, Krankheitsgefühl
- vermehrte Infektneigung
- Schmerzen oder Thrombosen ohne erkennbare Ursache
- anhaltender Husten, Hämoptoe, Dysphagie, Heiserkeit, Übelkeit, Appetitlosigkeit
- neu aufgetretene Stuhlunregelmäßigkeiten und Blut im Stuhl
- Hämaturie
- bei Frauen: Absonderung von Blut oder Milch aus der Brustdrüse, zyklusunabhängige oder postmenopausale Blutungen.

#### Anamnese

- **Symptomanamnese:** gezielte Frage nach allgemeinen Tumorbegleitsymptomen (B-Symptomatik, Schwäche, Leistungsabfall, erhöhte Infektneigung) und direkt tumorbedingten Symptomen (z. B. Heiserkeit, Husten, Hämoptoe, Dysphagie, Schmerzen, Veränderungen der Stuhlgewohnheiten)
- **Eigenanamnese:** Frage nach prädisponierenden Vorerkrankungen (z. B. Colitis ulcerosa, Cholelithiasis, Refluxösophagitis, Hepatitis, Immundefekte), genetischen Erkrankungen (z. B. FAP, HNPCC, Xeroderma pigmentosum, MEN), Medikamenteneinnahme (z. B. Hormonersatztherapie) und Lebensgewohnheiten (z. B. Rauchen, Alkoholkonsum, Ernährungsgewohnheiten)
- **Familienanamnese:** Frage nach gehäuftem familiärem Auftreten maligner Erkrankungen (Mamma-, Kolonkarzinom) und vererbbaren Präkanzerosen bzw. Malignomen (z. B. familiäre adenomatöse Polyposis, Retinoblastom).
- **Berufsanamnese:** beruflicher Kontakt mit Kanzerogenen?

#### Klinische Untersuchung

Bei der klinischen Untersuchung sollte zunächst der Allgemeinzustand des Patienten abgeschätzt werden (kachektisch, erschöpft, verlangsamt). Darüber hinaus sollte v. a. auf Resistenzen in Abdomen, Mamma (Brustpalpation!), Hoden, Prostata und Enddarm (rektal-digitale Untersuchung!), Uterus und Ovarien (bimanuelle Tastuntersuchung) und nach vergrößerten, derben und druckindolenten Lymphknoten gesucht werden.

#### Labor

**Tab. 2.2** zeigt eine Auswahl wichtiger Laboruntersuchungen, die bei Tumoren häufig Veränderungen zeigen.

#### Bildgebende Verfahren

Bildgebende (radiologische und endoskopische) Verfahren werden in der Tumordiagnostik gezielt zur Bestätigung oder zum Ausschluss eines klinischen Verdachtes eingesetzt – v. a. im Rahmen des **Stagings** (s. u.).

Am Anfang der radiologischen Diagnostik werden **einfache, nichtinvasive Verfahren** wie die Sonografie (Abdomen, Hals-

**Tab. 2.2 Laboruntersuchungen bei Tumorsuche**

| Untersuchung | Veränderungen |
| --- | --- |
| (Differenzial-) Blutbild | • Zytopenien als Hinweis auf eine Knochenmarkinfiltration<br>• Leukozytose bei Leukämien oder myeloproliferativer Erkrankung<br>• häufig Tumoranämie |
| Gesamtprotein | • ↓ Tumoren des Gastrointestinaltraktes, Tumorkachexie<br>• ↑ Plasmozytom<br>• Beachte: Die Konzentration des Serumalbumins nimmt proportional zur Tumormasse ab. Die Geschwindigkeit des Abfalls hat prognostische Bedeutung! |
| Akute-Phase-Proteine (z. B. Ferritin, CRP) | • häufig ↑ (erst nach Ausschluss einer entzündlichen Erkrankung zur Beurteilung maligner Prozesse geeignet) |
| Immunglobuline | • ↓ Antikörpermangelsyndrom<br>• ↑ mono- oder polyklonale Gammopathie bei Lymphomen, Plasmozytomen, CLL |
| BSG | • ↑ Plasmozytom und metastasierende Tumoren |
| Laktat | • ↑ bei Tumoren häufig |
| LDH, Harnsäure und Kalium | • ↑ (erhöhter Zellumsatz) |
| Urinstatus | • Hämaturie (z. B. Nierenzellkarzinom) |
| Hämoccult | • okkultes Blut im Stuhl (z. B. Kolonkarzinom) |

weichteile, gynäkologische Sonografie) und das konventionelle Röntgen (Thorax, Skelett, Abdomen, Mammografie) eingesetzt. Bei begründetem **Verdacht:**

- Kontrastmitteluntersuchungen (Kolonkontrasteinlauf, Ösophagusbreischluck, Uro- oder Zystogramm, Pyelografie)
- endoskopische Verfahren mit der Möglichkeit der Biopsieentnahme (Ösophagogastroduodenoskopie, Koloskopie, Bronchoskopie, ERCP, Endosonografie)
- CT und MRT (nativ oder mit Kontrastmittel)
- nuklearmedizinische Verfahren, z. B. Skelett- (**Abb. 2.1**), Schilddrüsen-, Lymphszintigrafie, PET, SPECT und Tumorantikörper-Szintigrafie.

> **PRÜFUNGSHIGHLIGHTS**
>
> – **! allgemeine Laborveränderungen** bei Tumorerkrankungen: BSG und CRP ↑, Serum-Ferritin ↑, Hämoglobin ↓.

#### Histologische und zytologische Diagnosesicherung

Prinzipiell sollte jeder **malignomverdächtige Befund** – soweit sich hieraus therapeutische Konsequenzen ergeben – vor Einleiten einer Therapie **histologisch gesichert** werden. Die **histologische** Untersuchung von Gewebeproben ermöglicht die Tumortypisierung und die Beurteilung von Dignität, Malignitätsgrad (Grading) und Ausbreitung (Staging).

**Zytologische** Untersuchungen sind für die Diagnosesicherung nicht ausreichend, da ausschließlich einzelne Zellen oder wenige Zellverbände hinsichtlich ihrer zytoplasmatischen und nukleären Veränderungen beurteilt werden können. Durch die einfache und kostengünstige Form der Gewebeentnahme eignet sich die

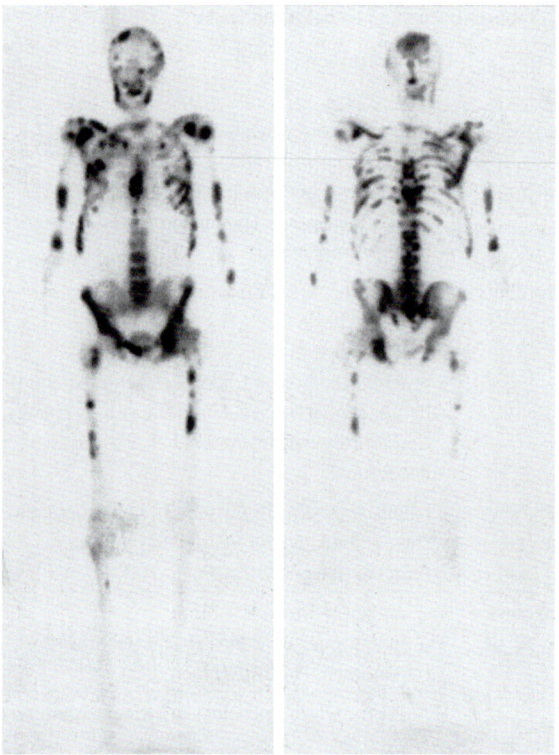

**Abb. 2.1 Multiple Knochenmetastasen in der Skelettszintigrafie** (Aufnahme links von vorne, Aufnahme rechts von hinten). [aus Reiser, Kuhn, Debus, Duale Reihe Radiologie, Thieme, 2017]

Zytologie in erster Linie für **Vorsorgeuntersuchungen**, Therapiekontrolle und erste Abklärung verdächtiger Befunde. Die Immunhistologie (Nachweis spezifischer Antigene mithilfe monoklonaler Antikörper) kann in bestimmten Fällen die Diagnosesicherheit erhöhen und ermöglicht die Unterteilung in differenzialtherapeutisch wichtige Subgruppen (z. B. Lymphome, Leukämien).

> **PRAXIS Cave:** Gefahr der Tumorzellverschleppung bei diagnostischen Eingriffen.

### Sentinel-Lymphknoten

Als Wächterlymphknoten (Sentinel) bezeichnet man den ersten Lymphknoten in der Abstrombahn eines malignen Tumors. Im Falle einer **lymphogenen Metastasierung** ist dieser Lymphknoten zuerst betroffen. Wenn er histologisch als tumorfrei beurteilt wird, kann auf eine Tumorfreiheit der nachgeschalteten Lymphknoten geschlossen werden. Wenn jedoch Tumorzellen gefunden werden, muss von einer lymphogenen Metastasierung ausgegangen und das weitere operative Vorgehen entsprechend angepasst werden. Etabliert ist die Exstirpation und Beurteilung des Sentinel-Lymphknotens im Rahmen des operativen Tumormanagements von Mammakarzinom, Prostatakarzinom und malignem Melanom.

Zur Identifikation des Sentinel-Lymphknotens werden präoperativ um den Tumor ein radioaktiver Marker ($^{99m}$Tc) und ein Farbstoff (Patentblau) injiziert. Intraoperativ kann dieser Lymphknoten dann sowohl visuell (Anreicherung des blauen Farbstoffs) als auch mit einer Gamma-Sonde (Lymphabstromszintigrafie) ausfindig gemacht und selektiv entnommen werden.

**Tab. 2.3 Karnofsky-Index**

| % | Allgemeinzustand |
|---|---|
| 100 | keine Beschwerden und Krankheitszeichen |
| 90 | normale Aktivität möglich, geringe Krankheitssymptome |
| 80 | normale Aktivität nur mit Anstrengung möglich, deutliche Krankheitssymptome |
| 70 | Patient kann sich selbst versorgen, normale Aktivität oder Arbeit ist nicht möglich |
| 60 | gelegentliche Hilfestellung nötig, aber Selbstständigkeit noch weitgehend erhalten |
| 50 | häufige Hilfe und medizinische Versorgung notwendig |
| 40 | Patient ist überwiegend bettlägerig und benötigt qualifizierte Hilfe |
| 30 | Patient ist schwerbehindert, Hospitalisation erforderlich |
| 20 | Patient ist schwerkrank und benötigt intensive medizinische Maßnahmen |
| 10 | Patient ist moribund, rasches Fortschreiten der Tumorerkrankung |
| 0 | Tod |

### Staging

Durch „Staging-Untersuchungen" wird nach histologischer Sicherung der Diagnose die **lokale** und **systemische Tumorausbreitung** mithilfe **bildgebender Methoden** erfasst. Sie spielt eine entscheidende Rolle für die Festlegung des geeigneten Therapieverfahrens und zur Abschätzung der Prognose. Für die einzelnen Tumoren wurden bestimmte „Staging-Programme" festgelegt, die sich an der Lokalisation und den häufigsten Metastasierungswegen der jeweiligen Tumoren orientieren. Sie werden bei den einzelnen Tumoren besprochen.

### 2.2.2 Karnofsky-Index und ECOG-Status

Bei einer nachgewiesenen malignen Erkrankung sollte der Allgemeinzustand des Patienten mithilfe des sog. **Karnofsky-Index** in Hinblick auf Einschränkungen der normalen Aktivität, Selbstversorgung und Selbstbestimmung des Patienten objektiviert werden (**Tab. 2.3**). Er hilft entscheidend bei der Einschätzung der Prognose und der Auswahl des geeigneten Therapiekonzepts.

Alternativ zum Karnofsky-Index hat sich im Ausland, zunehmend aber auch in Deutschland der von der Eastern Cooperative Oncology Group eingeführte und von der WHO aufgegriffene **ECOG/WHO-Status** (**Tab. 2.4**) etabliert.

### 2.2.3 Tumormarker

Tumormarker (**Tab. 2.5**) sind Substanzen, die von den Tumorzellen gebildet werden und im normal ausdifferenzierten Ursprungsgewebe nicht oder in nur geringem Ausmaß vorkommen. Es handelt sich i. d. R. um:

- onkofetale Antigene
- tumorassoziierte Antigene
- Hormone
- Enzyme
- Serumproteine.

Tab. 2.4 **ECOG/WHO-Status**

| Grad | Aktivitätsstatus |
|---|---|
| 0 | normale, uneingeschränkte Aktivität wie vor der Erkrankung |
| 1 | Einschränkung bei körperlicher Anstrengung, aber Pat. ist gehfähig; leichte körperliche Arbeit bzw. Arbeit im Sitzen (z. B. leichte Hausarbeit oder Büroarbeit) möglich |
| 2 | Pat. ist gehfähig, kann sich selbst versorgen, ist aber nicht arbeitsfähig; Pat. tagsüber mehr als 50 % der Zeit mobil |
| 3 | nur begrenzte Selbstversorgung möglich; Pat. ist 50 % oder mehr der Wachzeit an Bett oder Stuhl gebunden |
| 4 | Pat. ist komplett pflegebedürftig, kann sich nicht selbst versorgen; Pat. ist durchgängig an Bett oder Stuhl gebunden |
| 5 | Tod |

Abgesehen von wenigen Ausnahmen (z. B. prostataspezifisches Antigen) eignen sich Tumormarker **nicht** als **Screening-Methode**, da sie wenig spezifisch und sensitiv sind (viele falsch positive und falsch negative Ergebnisse). Eine initiale Bestimmung von Tumormarkern ist daher i. d. R. nur bei Patienten angezeigt, bei denen bereits ein konkreter klinischer Verdacht auf eine bestimmte Tumorerkrankung besteht. Da ihre Konzentration im Serum fast immer mit der Tumormasse und folglich auch mit dem Tumorstadium korreliert, haben sie eine große Bedeutung bei der **Beurteilung** von **Therapieerfolg** und **Krankheitsverlauf** und in der **Rezidivdiagnostik**.

PRAXIS Bei erhöhten Tumormarkern müssen Sie differenzialdiagnostisch immer auch an gutartige Tumoren oder chronisch-entzündliche Prozesse denken!

Aktuell noch in der Entwicklung sind über den Nachweis von Proteinen/Antigenen hinausgehende Methoden zum Nachweis von im Blut (oder anderen Körperflüssigkeiten) zirkulierenden Tumorzellen oder Erbgut-Abschnitten von Tumorzellen (sog. **Liquid Biopsy**). Detektiert werden z. B. zirkulierende Tumor-DNA (ctDNA) und mikroRNAs, die gezielt auf bestimmte Genmutationen, die im Erbgut von Tumorzellen häufig vorkommen, untersucht werden. Mögliche Anwendungsbereiche sind die Früherkennung von Tumoren sowie die Verlaufskontrolle einer bereits bekannten Tumorerkrankung.

Tab. 2.5 **Tumormarker** (Auswahl)

| Marker | Abkürzung | assoziierte Tumoren, Besonderheiten |
|---|---|---|
| **onkofetale Antigene** | | |
| karzinoembryonales Antigen | CEA | gastrointestinale Karzinome, Bronchialkarzinom (**Cave:** auch bei Rauchern ↑), Mammakarzinom, medulläres Schilddrüsenkarzinom |
| $\alpha_1$-Fetoprotein | AFP | Leberzellkarzinom, Keimzelltumoren (Dottersacktumoren, Teratome) |
| **Hormone und biogene Peptide** | | |
| humanes Kalzitonin | HCT | medulläres Schilddrüsenkarzinom |
| humanes Choriongonadotropin | β-HCG | nichtseminomatöse Keimzelltumoren, Chorionkarzinom, Blasenmole |
| Katecholamine und Metaboliten | – | Phäochromozytom |
| Serotonin | – | Karzinoid |
| Chromogranin A | CgA | neuroendokrine Tumoren |
| **Enzyme** | | |
| saure Phosphatase | SP | Prostatakarzinom |
| neuronenspezifische Enolase | NSE | kleinzelliges Bronchialkarzinom, Neuroblastom |
| **Proteine** | | |
| carbohydrates Antigen | CA 19–9 | Pankreaskarzinom, Magenkarzinom, Gallengangskarzinom, Kolonkarzinom |
| | CA 125 | Ovarialkarzinom |
| | CA 15–3 | Mammakarzinom, Ovarialkarzinom |
| | CA 72–4 | Magenkarzinom, Ovarialkarzinom |
| prostataspezifisches Antigen | PSA | Prostata-Ca (zum **Screening** geeignet; **Cave:** Die digital-rektale Untersuchung kann zu einer Erhöhung des PSA führen → Blutabnahme davor!) |
| Squamous-Cell-Carcinoma-Antigen | SCC | Plattenepithelkarzinom von Ösophagus, Vulva, Zervix |
| Thyreoglobulin | TG | papilläres und follikuläres Schilddrüsenkarzinom |
| Cytokeratin-21-Fragment | CYFRA 21–1 | Plattenepithelkarzinom der Bronchien |
| Bence-Jones-Proteine | BJP | Plasmozytom |
| $\beta_2$-Mikroglobulin | β2M | Plasmozytom, Lymphome, Leukämien |

Tab. 2.6 **Gesetzlich empfohlene Krebsvorsorgeuntersuchungen**

| Geschlecht | Untersuchungen |
|---|---|
| beide Geschlechter | **Hautkrebs:** ab 35. Lebensjahr: alle 2 Jahre gezielte Anamnese und Inspektion des gesamten Körpers (inkl. des behaarten Kopfes) auf/nach Hautveränderungen<br>**kolorektales Karzinom:**<br>▪ ab 50. Lebensjahr: einmal jährlich digital-rektale Untersuchung<br>▪ zwischen 50. und 54. Lebensjahr: jährlicher Hämoccult-Test<br>▪ Männer ab dem 50., Frauen ab dem 55. Lebensjahr: einmalig Koloskopie (bei negativem Befund Wiederholung nach 10 Jahren); lehnt der Patient die Koloskopie ab, wird stattdessen alle 2 Jahre ein Hämoccult-Test durchgeführt |
| Männer | **Prostatakarzinom, Genitalmalignome**: ab 45. Lebensjahr jährlich Anamnese, Untersuchung von Leistenregion und äußerem Genitale, rektale Palpation der Prostata |
| Frauen | **Gebärmutterhals- und Brustkrebs:**<br>▪ ab 20. Lebensjahr: jährliche Untersuchung von innerem und äußerem Genitale, Zervix- und Portioabstrich<br>▪ ab 30. Lebensjahr: zusätzlich Palpation und Inspektion der Brustdrüse und der Achselhöhlen, gezielte Anleitung zur Selbstuntersuchung der Brust<br>▪ ab 50. Lebensjahr: zwischen 50. und 69. Lebensjahr Mammografie alle 2 Jahre |

**PRÜFUNGSHIGHLIGHTS**

– ! **Sentinel-Lymphknoten:** Exzision nach szintigrafischer und ggf. färberischer Identifizierung
– ! **Karnofsky-Index:** Ein Index von 70 bedeutet, dass der Patient sich selbst versorgen kann, normale Aktivität oder Arbeit aber nicht möglich sind.
– **Tumormarker:**
  – ! **CEA**: bei gastrointestinalem Karzinom
  – !! **AFP:** bei hepatozellulärem Karzinom
  – ! **CA 19–9:** bei cholangiozellulärem Karzinom.

### 2.2.4 Vorsorgeuntersuchungen („Krebsvorsorge")

Ziel der Krebsvorsorge ist es, eine maligne Erkrankung in einem möglichst frühen und kurativ behandelbaren Stadium zu entdecken. Eine rationale Vorsorge ist nur dann möglich, wenn die notwendigen Untersuchungen einfach durchführbar, komplikationsarm, nicht schädlich, billig und aussagekräftig sind. Positiven Befunden schließt sich eine gezielte weiterführende Diagnostik an. Die gesetzlichen Krankenversicherungen haben für besonders häufige Tumoren ein generelles Früherkennungsprogramm aufgestellt, das für alle Personen gilt (**Tab. 2.6**).

**PRÜFUNGSHIGHLIGHTS**

– ! **Früherkennungsuntersuchung** als Leistung der gesetzlichen Krankenkassen: Mammakarzinom, Kolonkarzinom, Zervixkarzinom, Melanom.

# 3    Tumortherapie

## 3.1    Internistische Tumortherapie

### 3.1.1 Therapieprinzipien

Die Therapie maligner Erkrankungen befindet sich dank intensiver onkologischer Forschung in einem ständigen Wandel. Aktuell gültige Leitlinien zur Behandlung vieler bösartiger Tumoren werden u. a. von der AWMF (Arbeitsgemeinschaft der Wissenschaftlichen Medizinischen Fachgesellschaften) herausgegeben und können im Internet eingesehen werden. Die Behandlung von Krebserkrankungen stellt meist ein **multimodales Therapiekonzept** dar, bei dem stadien- und tumorabhängig chirurgische, medikamentöse (chemotherapeutische) oder strahlentherapeutische Therapieprinzipien miteinander kombiniert werden. Eine weitere wichtige Säule der modernen Krebstherapie ist die **Supportivtherapie**.

**Therapieansätze (Überblick):** Spezifische Therapiekonzepte werden gemeinsam mit den jeweiligen Tumorerkrankungen besprochen; im Folgenden wird ein Überblick über die unterschiedlichen Therapieansätze gegeben und es werden einige wichtige Grundbegriffe erläutert.

Da sich die Therapie nach dem Stadium der Tumorerkrankung richtet, sind **Voraussetzungen** für den **Therapiebeginn:**

- histopathologische Befundsicherung inkl. histologischen Gradings
- vollständiges Staging, d. h. Klassifizierung des Tumors nach TNM oder anderem gültigem System
- bei hämatologischen Neoplasien: Sicherung mit Knochenmarkstanze und Immunphänotypisierung etc.

**Kurative Therapiekonzepte:** Ziel ist die **Heilung der Tumorerkrankung**, d. h., die Lebenserwartung des Patienten bleibt bei erfolgreicher Therapie unbeeinflusst. Da viele Medikamente bzw. Therapien noch zu jung und die Beobachtungszeiträume daher zu kurz sind, können häufig keine definitiven Aussagen über die tatsächliche Überlebensdauer gemacht werden. Man arbeitet stattdessen i. d. R. mit der 5-Jahres-Überlebensrate (10/20…-Jahres-Überlebensrate).

**Palliative Therapiekonzepte:** Ziel der palliativen Therapie ist es, die **Lebensqualität** und – falls möglich – auch die **Lebenserwartung** des Patienten zu **verbessern**. Eine geringfügige Lebensverlängerung darf aber nicht auf Kosten der Lebensqualität (z. B. durch Nebenwirkungen einer Chemotherapie) erfolgen.

**Supportive Therapie:** Kurative oder palliative Therapiekonzepte sollten immer durch eine symptomorientierte Begleittherapie unterstützt werden (z. B. Schmerztherapie, Therapie gegen Übelkeit/Erbrechen, Hautpflege nach/bei Bestrahlung).

**Neoadjuvante Therapie:** Ziel der neoadjuvanten Therapie ist es, die Operationsmöglichkeiten und damit auch die Heilungsaussichten zu verbessern (z. B. durch Verkleinerung des zu operierenden Tumors). Sie erfolgt meistens in Form einer präoperativen Chemo- und/oder Radiotherapie.

**Adjuvante Therapie:** Eine adjuvante Chemo- und oder Strahlentherapie wird i. d. R. postoperativ im Anschluss an eine R0-Resektion begonnen. Sie verfolgt das Ziel, evtl. vorhandene Mikrometastasen, die sich bei manchen Tumoren (z. B. beim Mammakarzinom) bereits im lokalisierten Stadium abgesiedelt haben können, zu behandeln und das Rezidivrisiko zu senken.

> **PRÜFUNGSHIGHLIGHTS** ✗
>
> – ❗ **Neoadjuvante Chemotherapie:** Es handelt sich um eine präoperative Chemotherapie mit dem Ziel, die Operabilität des Tumors zu verbessern und eventuell ein Downstaging zu erreichen.

## 3.1.2 Chemotherapie

### Einsatzgebiete

Wegen der oft schwerwiegenden Nebenwirkungen ist die Therapieindikation immer mit größter Sorgfalt und unter Rücksichtnahme auf die körperliche Verfassung und den Wunsch des Patienten zu stellen. Es gibt unterschiedliche Einsatzgebiete der Chemotherapie:

- **kurative Chemotherapie:** bei schwangerschaftsassoziierten Tumoren der Frau (Chorionkarzinom, maligne Blasenmole), hämatologischen Erkrankungen (Lymphome, Leukämien), Hodentumoren sowie bei Kindern mit Keimzelltumoren, Wilms-Tumoren sowie Knochen- und Weichteilsarkomen.
- **neoadjuvante, adjuvante bzw. palliative Chemotherapie:** eher bei soliden Tumoren.

### Prinzipien der Polychemotherapie

Häufig werden Chemotherapeutika in **Kombinationen** verabreicht, in denen sie **additiv** oder **synergetisch** wirken. Die einzelnen Therapieschemata werden bei der jeweiligen Krebserkrankung aufgeführt. Vorteile der Polychemotherapie sind:
- Kombination verschiedener Wirkungsweisen
- Dosisreduktion der einzelnen Zytostatika und damit Reduktion der jeweiligen Nebenwirkungen
- Erhöhung des zytotoxischen Effekts durch die Kombination von Zytostatika, die in verschiedene Phasen des Zellzyklus eingreifen.

Beispiel: CHOP-Schema zur Behandlung von malignen Lymphomen (z. B. B-NHL); in Kombination mit Rituximab R-CHOP.

### Zytostatika

Folgende Wirkstoffgruppen mit unterschiedlichen Wirkprinzipien werden in der klassischen Tumortherapie eingesetzt:
- Alkylanzien (**Tab. 3.1**)
- Antimetaboliten (**Tab. 3.2**)
- Topoisomerase-Hemmer
- Mitosehemmer
- zytostatisch wirkende Antibiotika
- Asparaginase
- Hydroxyharnstoff (alle **Tab. 3.3**).

> **LERNTIPP**
>
> Keine Angst, die Zytostatika-Tabellen dienen nur der groben Orientierung – damit Sie auf einen Blick sehen, welche Wirkstoffe zusammengehören und wie ihre Indikationen und Nebenwirkungen aussehen. Sie müssen sie nicht auswendig können!

### Therapiephasen

**Tab. 3.4** zeigt die verschiedenen Therapiephasen.

### Applikationsformen

Da Tumoren meist einen unterschiedlich großen Anteil ruhender Zellen enthalten, die meisten Zytostatika aber nur proliferierende Tumorzellen abtöten (= Proliferationsgifte), muss eine Chemotherapie meist über einen längeren Zeitraum erfolgen. Heute werden Zytostatika i. d. R. als **Stoßtherapie** verabreicht, damit die Patienten die Möglichkeit haben, sich in den auf das Tumorwachstum abgestimmten behandlungsfreien Intervallen von den Nebenwirkungen zu erholen.

**Systemische Chemotherapie:** Bei der intravenösen Zytostatikaapplikation stehen mehrere Zugänge mit unterschiedlichen Vor- und Nachteilen zur Verfügung:
- **periphere Venenverweilkanüle:** Da Zytostatika häufig sehr **venenreizend** sind, wird es bei wiederholter Therapie oft schwierig, noch geeignete Venen zu finden. **Cave:** Paravasat kann zu ausgedehnten Nekrosen führen!
- **ZVK:** Bei richtiger Pflege (regelmäßiges Spülen und Desinfizieren) ist der ZVK auch längerfristig ein sicherer Zugang für eine Chemotherapie. Eine Sonderform ist der fest implantierte Hickman-Katheter, der subkutan untertunnelt ausgeleitet wird.
- **Port:** Die chirurgische Implantation eines Portsystems eignet sich für Patienten, denen voraussichtlich mehrere intermittierende Chemotherapiezyklen verabreicht werden. **Portspülung:** Nach der ersten Portpunktion (zuerst aspirieren, um die korrekte Lage sicherzustellen), nach Abschluss einer Infusion bzw. Injektion oder nach Blutentnahmen muss der Port mit 10 ml 0,9 % NaCl gespült werden. Regelmäßige Portspülungen sind bei nicht verwendetem Port nicht erforderlich (manche Hersteller empfehlen dennoch eine Portspülung alle 4 Wochen). Heparinspülungen werden kontrovers diskutiert (Cave: HIT II).

Tab. 3.1 **Indikationen, unerwünschte Wirkungen und Charakteristika der Alkylanzien**

| Wirkstoff | Eigenschaften | Indikationen | unerwünschte Wirkungen |
|---|---|---|---|
| **Stickstoff-Lost-Verbindungen** | | | |
| Cyclophospha-mid | ▪ p. o. oder i. v.<br>▪ Aktivierung in der Leber<br>▪ hepatische Metabolisierung unter Bildung toxischer Abbauprodukte<br>▪ renale Elimination<br>▪ Einsatz als Immunsuppressivum | ▪ Leukämien<br>▪ maligne Lymphome<br>▪ Mamma-, Ovarial-, Hoden-Ca<br>▪ Bronchial-Ca<br>▪ Neuroblastom | ▪ hämorrhagische Zystitis mit Hämaturie durch das Abbauprodukt Acrolein (Prophylaxe mit Mesna)<br>▪ in hohen Dosen kardiotoxisch |
| Trofosfamid | ▪ p. o.<br>▪ Cyclophosphamid-Analogon | ▪ Non-Hodgkin-Lymphom | ▪ siehe bei Cyclophosphamid |
| Ifosphamid | ▪ p. o. und i. v.<br>▪ Aktivierung in der Leber<br>▪ Cyclophosphamid-Analogon | ▪ Hodentumoren<br>▪ Weichteilsarkome<br>▪ Bronchial-Ca<br>▪ Zervix- und Ovarial-Ca | ▪ siehe bei Cyclophosphamid<br>▪ reversible Enzephalopathie |
| Chlorambucil | ▪ p. o. | ▪ CML<br>▪ Non-Hodgkin-Lymphom<br>▪ Makroglobulinämie | ▪ reversible Lungenfibrose |
| Melphalan | ▪ p. o. | ▪ Plasmozytom | ▪ siehe bei Chlorambucil |
| **Alkylsulfonate** | | | |
| Busulfan | ▪ p. o. und i. v.<br>▪ wird bei Kindern in hoher Dosierung bis zu 4-mal schneller metabolisiert | ▪ CML (palliativ)<br>▪ Konditionierung vor Stamm-zelltransplantation | ▪ starke Knochenmarksuppression mit lang an-haltender Neutropenie<br>▪ Hyperpigmentierung<br>▪ Lungenfibrose<br>▪ in hoher Dosierung neuro- und hepatotoxisch |
| **Ethylenimine** | | | |
| Thiotepa | ▪ i. v. oder topisch | ▪ systemisch: karzinomatöse Pleuraergüsse<br>▪ lokal: Harnblasenkarzinom | ▪ neurotoxisch<br>▪ Mukositis |
| **Nitrosoharnstoffe (Harnstoff-Lost-Verbindungen)** | | | |
| Carmustin | ▪ Implantat<br>▪ stark lipophil | ▪ Gliom und Glioblastom | ▪ interstitielle Pneumonitis |
| Lomustin | ▪ p. o.<br>▪ stark lipophil | ▪ primäre Hirntumoren<br>▪ Hirnmetastasen<br>▪ Hodgkin-Lymphom<br>▪ kleinzelliges Bronchial-Ca | ▪ hepato- und nephrotoxisch |
| **Platinverbindungen** | | | |
| Cisplatin | ▪ i. v. | ▪ Bronchial-Ca<br>▪ Hoden-, Ovarial-Ca<br>▪ Osteosarkome<br>▪ Blasen- und Ösophagus-Ca | ▪ starke emetogene Potenz<br>▪ nephrotoxisch<br>▪ ototoxisch<br>▪ periphere Neuropathien |
| Carboplatin | ▪ i. v. | ▪ kleinzelliges Bronchial-Ca<br>▪ Ovarial-Ca<br>▪ Zervix-Ca (palliativ) | ▪ starke emetogene Potenz<br>▪ neurotoxisch<br>▪ nephrotoxisch |
| Oxaliplatin | ▪ i. v. | ▪ kolorektales Ca | ▪ Mukositis<br>▪ sensorische Neuropathien |
| **Hydrozinderivate** | | | |
| Procarbazin | ▪ p. o.<br>▪ bei tyraminhaltiger Nahrung Gefahr der Hypertonie | ▪ Hodgkin-Lymphom | ▪ Alkoholunverträglichkeit<br>▪ Depression<br>▪ Azoospermie<br>▪ genotoxisch |
| Dacarbazin | ▪ i. v.<br>▪ Aktivierung in der Leber | ▪ malignes Melanom<br>▪ Hodgkin-Lymphom<br>▪ Weichteilsarkome | ▪ starke emetogene Potenz<br>▪ Exantheme |
| Temozolomid | ▪ in der Regel p. o. (auch i. v. möglich) | ▪ Glioblastom<br>▪ anaplastisches Astrozytom | ▪ siehe bei Dacarbazin<br>▪ Fotosensitivität |

Tab. 3.2 **Indikationen, unerwünschte Wirkungen und Charakteristika der Antimetaboliten**

| Wirkstoff | Eigenschaften | Indikationen | unerwünschte Wirkungen |
|---|---|---|---|
| **Folsäure-Analoga** | | | |
| Methotrexat | • i. v. (p. o. nur in niedriger Dosierung)<br>• renale Elimination<br>• akkumuliert in Ergüssen<br>• zytotoxische Effekte durch **Folinsäure** (Leucovorin, Calciumfolinat) antagonisierbar<br>• Immunsuppressivum | • Osteosarkom<br>• Leukämien<br>• Lymphome<br>• Chorion-Ca<br>• Mamma-Ca<br>• Autoimmunkrankheiten (rheumatoide Arthritis, Morbus Crohn, Psoriasis)<br>• kolorektales Ca | • interstitielle Pneumonitis<br>• Mukositis<br>• nephro- und hepatotoxisch<br>• Haarausfall |
| Pemetrexed | • i. v.<br>• renale Elimination<br>• Folsäure und Vit.-B$_{12}$-Gabe zur Nebenwirkungsprophylaxe | • fortgeschrittenes nichtkleinzelliges Bronchial-Ca<br>• Pleuramesotheliom (Kombination mit Cisplatin) | • siehe bei Methotrexat<br>• sensorische Neuropathie |
| **Pyrimidin-Analoga** | | | |
| 5-Fluorouracil | • i. v.<br>• gute Liquorgängigkeit<br>• vor Therapiebeginn Test auf genetischen DPD-Mangel empfohlen | • kolorektales Ca<br>• Mamma-Ca<br>• Pankreas-, Magen-Ca<br>• lokal: aktinische Keratose, Basaliom | • Hand-Fuß-Syndrom<br>• hepatotoxisch<br>• Stomatitis<br>• Hyperurikämie<br>• Bronchospasmus |
| Capecitabin | • p. o.<br>• Prodrug von Fluorouracil | • kolorektales Ca<br>• Magen-Ca<br>• Mamma-Ca | • siehe bei Fluorouracil |
| Cytarabin | • i. v. | • AML<br>• CML<br>• Non-Hodgkin-Lymphom | • Mukositis<br>• Zerebellitis<br>• hepatotoxisch<br>• pulmotoxisch |
| Gemcitabin | • i. v. | • Pankreas-Ca<br>• nichtkleinzelliges Bronchial-Ca<br>• Harnblasen-Ca | • febrile Neutropenie<br>• Exanthem |
| **Purin-Analoga** | | | |
| 6-Mercaptopurin | • p. o.<br>• Metabolisierung durch Xanthinoxidase, daher Dosisreduktion bei gleichzeitiger Allopurinolgabe (Xanthinoxidase-Hemmer)<br>• Immunsuppressivum | • ALL<br>• AML | • Cholestase<br>• hepatotoxisch<br>• Stomatitis<br>• Hyperurikämie |
| Fludarabin | • i. v.<br>• nicht mit Pentostatin kombinieren | • CML | • Exanthem<br>• Neuropathien |
| Cladribin | • i. v. | • Haarzellleukämie (Mittel der Wahl) | • Neutropenien<br>• Infektionen, Fieber<br>• Exanthem |

**Regionale Tumortherapie:** Bei lokal begrenzten Tumoren kann durch die regionale Applikation hochdosierter Zytostatika bei reduzierter systemischer Toxizität eine effektive Tumorzellzerstörung erreicht werden.

- **intraperitoneale Zytostatikatherapie:** z. B. bei Ovarialkarzinom und gastrointestinalen Tumoren
- **intrakavitäre Zytostatikatherapie:** Liquorraum, Pleura-, Perikard-, Peritonealhöhle
- **intraarterielle Zytostatikainfusion:** Pankreaskarzinom, Sarkome der Extremitäten, Mammakarzinom, Karzinome des HNO-Trakts, Lebermetastasen, hepatozelluläres Karzinom
- **Chemoembolisation:** intraarterielle Infusion gefäßokkludierender Substanzen (z. B. bei Lebermetastasen, hepatozellulärem Karzinom).

## Risiken und Nebenwirkungen

Bei jeder Chemotherapie müssen **regelmäßige Therapiekontrollen** durchgeführt werden, die den Behandlungserfolg und die aufgetretenen Nebenwirkungen beurteilen. Fällt eine **Toxizität** auf, muss entschieden werden, ob die Therapie trotz der Nebenwirkungen fortgesetzt werden kann, die Dosis reduziert werden muss oder die Therapie sogar zeitweise (1–2 Wochen) abgebrochen bzw. auf ein anderes (weniger oder anders toxisches) Zytostatikum umgestellt werden sollte. Dies gilt insbesondere für die hämatologische Toxizität, die Kardio-, Neuro- und Nephrotoxizität. Bleibt die erwünschte Wirkung aus, kann bei fehlender oder nur geringer Toxizität über eine **Dosiserhöhung** zur Wirkungssteigerung nachgedacht werden oder – falls vorhanden – auf ein alternatives Zytostatikum umgestellt werden.

Tab. 3.3 **Indikationen, unerwünschte Wirkungen und Charakteristika von Topoisomerase-Inhibitoren, zytostatischen Antibiotika, Mitose-hemmstoffen und weiteren Wirkstoffen**

| Wirkstoff | Eigenschaften | Indikationen | unerwünschte Wirkungen |
|---|---|---|---|
| **Topoisomerase-Inhibitoren** | | | |
| Topotecan[1] | ▪ i. v. oder p. o.<br>▪ renale Elimination | ▪ Ovarial-, Zervix-Ca<br>▪ kleinzelliges Bronchial-Ca | ▪ febrile Neutropenie<br>▪ schwere Diarrhö<br>▪ Mukositis |
| Irinotecan[1] | ▪ i. v.<br>▪ Aktivierung in der Leber (Prodrug)<br>▪ biliäre Elimination | ▪ kolorektales Ca | ▪ schwere Diarrhö<br>▪ akutes cholinerges Syndrom |
| Etoposid[2] | ▪ i. v. oder p. o.<br>▪ renale Elimination<br>▪ geringe ZNS-Gängigkeit | ▪ Bronchial-Ca<br>▪ Lymphome<br>▪ AML<br>▪ Hodentumoren<br>▪ Chorion-, Ovarial-Ca | ▪ anaphylaktoide Reaktionen<br>▪ mixed lineage leucemia |
| **zytostatische Antibiotika** | | | |
| Doxorubicin* | ▪ i. v.<br>▪ Anreicherung im Gewebe<br>▪ primär biliäre Elimination | ▪ Lymphome<br>▪ kleinzelliges Bronchial-Ca<br>▪ Mamma-, Endometrium-, Ovarial-Ca<br>▪ Harnblasenkarzinome<br>▪ Weichteilsarkome<br>▪ Osteosarkom<br>▪ Kaposi-Sarkom<br>▪ Schilddrüsen-Ca | ▪ kardiotoxisch<br>▪ EKG-Veränderungen<br>▪ Herzrhythmusstörungen<br>▪ Kardiomyopathie (Spätfolge) |
| Daunorubicin* | ▪ i. v.<br>▪ Anreicherung im Gewebe<br>▪ primär biliäre Elimination | ▪ ALL<br>▪ AML | ▪ siehe bei Doxorubicin, die Kardio-toxizität ist aber geringer |
| Epirubicin* | ▪ i. v. oder topisch<br>▪ Anreicherung im Gewebe<br>▪ primär biliäre Elimination | ▪ Mamma-, Ovarial-Ca<br>▪ kleinzelliges Bronchial-Ca<br>▪ Magen-Ca<br>▪ lokal: Harnblasen-Ca | ▪ geringere Kardiotoxizität |
| Idarubicin* | ▪ i. v. oder p. o.<br>▪ höhere Zytotoxizität durch bessere Auf-nahme in die Zelle | ▪ AML | ▪ siehe bei Epirubicin |
| Mitoxantron | ▪ i. v.<br>▪ Anreicherung im Gewebe<br>▪ primär biliäre Elimination | ▪ akute Leukämien<br>▪ Non-Hodgkin-Lymphom<br>▪ Mamma-Ca<br>▪ Prostata-Ca | ▪ Myelosuppression<br>▪ Kardiotoxizität geringer als bei den Anthrazyklinen |
| Bleomycin | ▪ i. v.<br>▪ relativ geringe Knochenmarksuppression | ▪ Hodentumoren<br>▪ Lymphome<br>▪ Plattenepithelkarzinome<br>▪ maligne Ergüsse | ▪ allergische Reaktionen<br>▪ pulmotoxisch (Lungenfibrose)<br>▪ dermatotoxisch |
| Mitomycin | ▪ i. v.<br>▪ Prodrug<br>▪ Verstärkung der Lungentoxizität durch Kombination mit Bleomycin oder Vinca-Alkaloiden | ▪ Ösophagus-, Magen-, Kolon-Ca<br>▪ Pankreas-, Leber-Ca<br>▪ Bronchial-Ca<br>▪ Blasen-Ca<br>▪ Mamma-, Zervix-Ca<br>▪ CML<br>▪ Osteosarkom | ▪ Myelosuppression<br>▪ interstitielle Pneumonitis |

Tab. 3.3 Fortsetzung

| Wirkstoff | Eigenschaften | Indikationen | unerwünschte Wirkungen |
|---|---|---|---|
| **Mitosehemmstoffe** | | | |
| Vinca-Alkaloide | | | |
| ▪ Vinblastin | ▪ i. v.<br>▪ biliäre Elimination | ▪ Lymphome<br>▪ Hoden-Ca<br>▪ Mamma-Ca | ▪ stark knochenmarktoxisch<br>▪ Polyneuropathie<br>▪ Reflexverlust |
| ▪ Vincristin | ▪ i. v.<br>▪ biliäre Elimination | ▪ AML<br>▪ Lymphome<br>▪ Sarkome<br>▪ Mamma-Ca<br>▪ kleinzelliges Bronchial-Ca<br>▪ Neuroblastom | ▪ stark neurotoxisch<br>▪ Polyneuropathie<br>▪ Reflexverlust<br>▪ Obstipation<br>▪ Abdominalkrämpfe<br>▪ Blasenatonie |
| Taxane | | | |
| ▪ Paclitaxel | ▪ i. v. | ▪ Ovarial-, Mamma-Ca<br>▪ nichtkleinzelliges Bronchial-Ca<br>▪ Kaposi-Sarkom | ▪ Neuropathien |
| ▪ Docetaxel | ▪ i. v. | ▪ Mamma-Ca<br>▪ Prostata-Ca<br>▪ nichtkleinzelliges Bronchial-Ca<br>▪ Magen-Ca | ▪ gesteigerte Infektanfälligkeit<br>▪ Überempfindlichkeitsreaktionen mit Hypotonie und Bronchospasmen |
| **Weitere** | | | |
| Asparaginase | ▪ i. v. | ▪ Leukämien<br>▪ Lymphome<br>▪ (v. a. bei Kindern) | ▪ hepatotoxisch<br>▪ allergische Reaktionen<br>▪ hämorrhagische Pankreatitis |
| Hydroxy-harnstoff | ▪ p. o. | ▪ malignes Melanom<br>▪ CML<br>▪ Polycythaemia vera | ▪ Myelosuppression |

[1] Topoisomerase-1-Inhibitoren, [2] Topoisomerase-2-Inhibitoren, * Anthrazykline

Tab. 3.4 Therapiephasen der Chemotherapie

| Therapiephase | Ziel | Durchführung |
|---|---|---|
| Induktionstherapie | Induktion der Vollremission | intensivierte Chemotherapie |
| Konsolidierungstherapie | Sicherung der Vollremission, Reduktion noch vorhandener Tumorzellen | reduzierte Induktionstherapie |
| Erhaltungstherapie | Festigung des erreichten Zustandes | Dauertherapie oder in Form intermittierender Behandlungszyklen |

**PRAXIS** Ähnlich wie bei der Therapie mit Antibiotika sollte eine Zytostatikatherapie nicht primär mit einer zu niedrigen Dosierung begonnen werden, da dies die Entwicklung von Resistenzen fördert.

**Akute Nebenwirkungen:** Zytostatika hemmen die Proliferation aller Zellen mit hoher Teilungsrate. Akute Nebenwirkungen manifestieren sich daher v. a. an **schnell proliferierenden Geweben** (Tab. 3.5). Sie werden durch die **meisten Zytostatika** ausgelöst (allgemeine Toxizität) und sind i. d. R. **reversibel**, da sich die Gewebe nach Absetzen der Zytostatika regenerieren können. Ein akut lebensbedrohlicher Zustand ist das **Tumorlysesyndrom**, das durch den raschen Zerfall (meist bei chemotherapeutischer Behandlung) eines Tumors mit hohem Anfall intrazellulärer Metaboliten und Elektrolyten verursacht ist. Klinisch macht sich das Tumorlysesyndrom durch Rhythmusstörungen (Hyperkaliämie, Hypokalzämie), akutes Nierenversagen (Hyperurikämie) und Muskelkrämpfe (Hypokalzämie, Hyperphosphatämie) bemerkbar.

Tab. 3.5 **Allgemeine akute Zytostatikanebenwirkungen**

| Gewebe | Nebenwirkungen |
|---|---|
| Knochenmark | Myelosuppression mit (Angabe in der Reihenfolge des Auftretens):<br>▪ Leukopenie: erhöhte Infektanfälligkeit<br>▪ Thrombopenie: erhöhte Blutungsneigung<br>▪ Erythropenie: Anämie* |
| Schleimhäute | Mukositis (Stomatitis, Enterokolitis) mit Übelkeit, Erbrechen, Durchfall |
| Haarfollikel | Alopezie |

* Die Erythrozyten sind aufgrund ihrer langen HWZ von 100 Tagen erst spät betroffen.

**Späte Nebenwirkungen:** Von den späten Nebenwirkungen (**Tab. 3.6**) sind häufig das Herz, das Nervensystem, die Lunge, die Niere und die Fortpflanzungsorgane betroffen. Sie treten i. d. R. substanzspezifisch auf (spezifische Toxizität). Anders als die akuten Nebenwirkungen sind die späten Nebenwirkungen häufig irreversibel. Alle Zytostatika können zu Mutationen in den Keimzellen führen und wirken damit potenziell **karzinogen** (→ **Induktion** eines **Zweittumors**).

> **LERNTIPP**   !
>
> Die wichtigsten Nebenwirkungen der verschiedenen Zytostatika sollten Sie kennen, denn die sind ziemlich wichtig für das IMPP. Gehen Sie **Tab. 3.6** deshalb gut durch – hier finden Sie die NW noch einmal nach Organsystemen geordnet.

Um jungen Frauen nach Abschluss einer Chemotherapie trotzdem eine Schwangerschaft zu ermöglichen, werden entweder Eizellen (nach Stimulation) oder makroskopisch möglichst unauffälliges Ovargewebe (per Laparoskopie) entnommen. Die Zellen bzw. das Gewebe werden **kryokonserviert**. Sollte nach der onkologischen Therapie die Ovarialfunktion zum Erliegen kommen, kann das Gewebe reimplantiert bzw. die Eizellen im Rahmen einer Kinderwunschbehandlung befruchtet und eingesetzt werden.

Tab. 3.6  **Späte Zytostatikanebenwirkungen**

| Gewebe | Nebenwirkungen | auslösende Zytostatika |
|---|---|---|
| Herz | Kardiomyopathie, Herzinsuffizienz | Anthrazykline (Daunorubicin, Doxorubicin), Mitoxantron |
| Nervensystem | Polyneuropathie, paralytischer Ileus | Vincaalkaloide (Vincristin, Vinblastin) |
| | Ototoxizität | Cisplatin |
| | degenerative ZNS-Veränderungen | Taxane |
| Lunge | Lungenfibrose | Busulfan, Bleomycin, MTX |
| Niere und harnableitendes System | tubuläre Nierenschädigung | Cisplatin |
| | hämorrhagische Zystitis | Alkylanzien (Cyclophosphamid, Ifosphamid) |
| Haut | Hyperkeratosen an Händen und Füßen | Bleomycin |
| Fortpflanzungsorgane | Azoospermie, sekundäre Amenorrhö Einschränkung bzw. Verlust der Fertilität teratogene Wirkung (Feto- und Embryopathien) mutagene Wirkung (Induktion von Zweittumoren) | fast alle Zytostatika |

### 3.1.3 Hormontherapie

Hormone spielen für das Wachstum hormonsensitiver Tumoren (z. B. Prostata- und Mammakarzinom) eine entscheidende Rolle. Hieraus ergeben sich Indikationen für ihren Einsatz in der Tumortherapie (**Tab. 3.7**).

Die lymphoklastische und proliferationshemmende Wirkung von **Kortikosteroiden** (z. B. Dexamethason) macht man sich bei der Therapie von Lymphomen und Leukämien zunutze. Eine weitere Indikation für den Einsatz von Kortikosteroiden in der Tumorbehandlung sind Hirnfiliae mit perifokalem Ödem (Senkung des Hirndrucks mit Fortecortin).

### 3.1.4 Immuntherapie

Die Immuntherapie maligner Erkrankungen hat sich nach anfänglich bescheidenden Erfolgen in den vergangenen 10 Jahren zusehends in der Tumorbehandlung etabliert. Das komplex aufgebaute Immunsystem bietet mehrere Möglichkeiten der therapeutischen Einflussnahme. Die 2 wichtigsten sind:

**Zytokintherapie:** Die Behandlung zielt auf die gemeinsame Aktivierung inflammatorischer und zytotoxischer Komponenten des Immunsystems (Aktivierung von T-Helferzellen, NK-Zellen, Signalkaskaden). Aufgrund der unspezifischen Aktivierung des Immunsystems kommt es jedoch häufig zu **schweren Nebenwirkungen**, die den Einsatz von Zytokinen bisher stark einschränken. Fest etabliert haben sich bislang die **Interferon-α-Therapie** bei myeloproliferativen Erkrankungen und die Interleukin-2-Therapie beim Nierenzellkarzinom.

**Antikörpertherapie:** Die Entwicklung monoklonaler Antikörper (**Tab. 3.8**) gegen Tumorantigene ermöglicht eine gezielte Therapie, z. B. Antikörper gegen das **CD-20-Antigen** (Rituximab) bei Lymphomen oder **Anti-HER2/neu** (Trastuzumab) beim Mammakarzinom. Ein Beispiel für den unspezifischeren Einsatz von Antikörpern in der Krebstherapie ist die Hemmung der tumorassoziierten Gefäßproliferation bzw. Angioneogenese durch Antikörper

**Tab. 3.7 Hormontherapie**

| Form | Prinzip | Anwendungsgebiete | Nebenwirkungen |
|---|---|---|---|
| additive Hormontherapie | Zufuhr von Sexualhormonen | Östrogene beim Prostatakarzinom | Wasserretention, Hyperkalzämie |
| ablative Hormontherapie | Blockade zellulärer Hormonrezeptoren | Antiöstrogene beim metastasierten Mammakarzinom | klimakterische Beschwerden, erhöhtes Risiko von Endometriumkarzinom und Thrombosen |
| | | Antiandrogene beim metastasierten Prostatakarzinom | Gynäkomastie, Libido- und Potenzverlust |
| | Unterdrückung der zellulären Hormonumwandlung von Androstendion in Östron | Aromatasehemmer beim metastasierten Mammakarzinom | Symptome des Hormonentzugs |
| | Unterdrückung der körpereigenen Hormonproduktion („medikamentöse Kastration") | LHRH-Agonisten, -Analoga beim metastasierten Mamma- oder Prostatakarzinom | Symptome des Hormonentzugs |

**Tab. 3.8 Indikationen, unerwünschte Wirkungen und Charakteristika der monoklonalen Antikörper in der antineoplastischen Therapie**

| Wirkstoff | Eigenschaften | Indikationen | unerwünschte Wirkungen |
|---|---|---|---|
| Rituximab | ▪ gegen CD20 | ▪ chemotherapieresistente Lymphome | ▪ Immunsuppression |
| Alemtuzumab | ▪ gegen CD52 | ▪ chronische lymphatische Leukämie | ▪ Immunsuppression |
| Cetuximab | ▪ gegen HER1 | ▪ kolorektales Ca<br>▪ Plattenepithelkarzinom (Kopf, Hals) | ▪ akneiforme Hautreaktionen |
| Trastuzumab | ▪ gegen HER2/neu | ▪ Mamma-Ca<br>▪ Magen-Ca | ▪ kardiotoxisch |
| Bevacizumab | ▪ gegen VEGF (verhindert Rezeptorbindung) | ▪ kolorektales Ca<br>▪ Mamma-Ca<br>▪ nichtkleinzelliges Bronchial-Ca<br>▪ Nierenzell-Ca | ▪ arterielle Hypertonie<br>▪ gastrointestinale Perforation<br>▪ Hämorrhagien<br>▪ arterielle Thromboembolien |
| Panitumumab | ▪ gegen HER1 | ▪ kolorektales Ca | ▪ akneiforme Hautreaktionen |

gegen **VEGF**. Relativ neu und noch nicht endgültig klinisch erforscht ist der Einsatz von Antikörpern, die mit Radionukleiden (Radioimmuntherapie) oder Zellgiften konjugiert sind (z. B. Lymphomtherapie).

### 3.1.5 Weitere Therapieansätze

**Gentherapie:** In die Gentherapie maligner Erkrankungen wurden große Hoffnungen und viel wissenschaftliches Engagement investiert. Denkbare Ansatzpunkte sind die Manipulation des Immunsystems, eine Verbesserung der Wirksamkeit von Chemotherapien oder die Beeinflussung von Tumorsuppressor- und Onkogenen. Aufgrund technischer Schwierigkeiten (z. B. Suche nach einem geeigneten Vektorsystem für den Gentransfer) und ethischer Bedenken finden sich die meisten Präparate noch in der Entwicklungsphase und wurden – wenn überhaupt – bisher nur an wenigen Patienten getestet.

**Hyperthermie:** Der Einsatz von Hyperthermie in Kombination mit einer Radio- und/oder Chemotherapie findet zusehends klinische Verbreitung. Die Hyperthermie (40–44 °C) hat durch die Temperaturerhöhung einen direkten zytotoxischen Effekt und wirkt zusätzlich strahlen- und chemosensibilisierend. Näheres siehe Kap. Strahlentherapie (S. 22).

**Zielgerichtete Therapien (Targeted Therapies):** Auch diese neueren Formen der medikamentösen Krebstherapie werden – allein oder in Kombination mit Chemo-, Strahlen- oder chirurgischer Therapie – zunehmend erfolgreich eingesetzt. Sie richten sich gezielt gegen Tumoreigenschaften, die das Wachstum der Krebszellen fördern, und hemmen somit dieses Wachstum. Im Umkehrschluss können Patienten nur von einer zielgerichteten Therapie profitieren, wenn der Tumor entsprechende Eigenschaften bzw. Angriffspunkte besitzt (z. B. Philadelphia-Chromosom-positive Leukämien sowie bestimmte Nieren-, Darm-, Lungen-, Brust- und Hautkrebsarten). Aufgrund teilweise gravierender Nebenwirkungen (betroffen sind v. a. Haut, Herz Blutdruckregulation, Schilddrüse, Leber und Magen-Darm-Trakt) müssen die Patienten gut selektiert und verlaufskontrolliert werden. Folgende Wirkprinzipien werden bei den zielgerichteten Therapien genutzt:

- **Signaltransduktionshemmung:**
  - 1. Ansatzpunkt Rezeptoren (→ **monoklonale Antikörper**, siehe Kap. Immuntherapie (S. 20))
  - 2. Ansatzpunkt intrazelluläre Signalübertragung (→ Hemmung von Kinasen, z. B. **Tyrosinkinaseinhibitoren** oder **mTOR-Kinaseinhibitoren**)
- **Hemmung der Nährstoffversorgung:** Blockade des vaskulären Endothelwachstumsfaktors VEGF (→ **Angiogeneseinhibitoren**)
- **Blockade der Abfallstoffentsorgung:** Hemmung des Proteasoms, eines Enzymkomplexes zum Abbau überflüssiger Eiweißmoleküle (→ **Proteasominhibitoren**)

- **Unterbinden von Reparaturmechanismen:** Hemmung des DNA-Reparaturemzyms PARP (Poly-ADP-Ribose-Polymerase) (→ **PARP-Inhibitoren**)
- **Aktivierung des Immunsystems:** u. a. Auslösen einer Immunreaktion gegen mit Antikörper markierte Tumorzellen (→ **monoklonale Antikörper**, siehe Kap. Immuntherapie (S.20))

### 3.1.6 Stammzelltransplantation

#### Allogene Stammzelltransplantation

**Prinzip:** Die kranken Stammzellen des Patienten werden durch die eines gesunden Spenders ersetzt.

**Indikationen:** Behandlung **hämatoonkologischer Erkrankungen**.

**Durchführung:** heute i. d. R. als **periphere Stammzelltransplantation**. Dabei erhält der Spender einige Tage vor der geplanten Spende G-CSF (Granulocyte-Colony Stimulating Factor). Dieser stimuliert die Bildung von Stammzellen, so dass diese dann ins periphere Blut abgegeben werden. Mithilfe einer Art Dialysemaschine werden die Stammzellen dann dem Spender entnommen. Im Gegensatz zur **konventionellen Knochenmarktransplantation**, bei der die Stammzellen direkt aus dem Knochenmark entnommen werden, ist keine Knochenmarkpunktion mehr notwendig.

Nach intravenöser Applikation der Spenderzellen siedeln sich diese im Knochenmark des Empfängers an. Leukämiezellen, die die Konditionierungstherapie „überlebt haben", werden dabei im Idealfall durch das neue transplantierte Immunsystem zerstört.

**Nebenwirkungen:** Die Indikation zu einer allogenen Stammzelltransplantation sollte stets mit größter Sorgfalt gestellt werden, da es zu schwersten Nebenwirkungen kommen kann:

- **Abstoßungsreaktionen** (S.52)
- schweren opportunistischen Infektionen aufgrund der **Immunsuppression**.

#### Autologe Stammzelltransplantation

**Prinzip:** Schaffung eines „Reserveknochenmarks" im Rahmen einer Hochdosis-Chemotherapie.

**Indikationen:** Im Vorfeld einer myeloablativen Hochdosis-Chemotherapie oder Strahlentherapie.

**Durchführung:** Vor Einleitung der eigentlichen Hochdosis-Chemotherapie bzw. Radiatio erfolgt eine **konventionelle Zytostatikagabe**. Anschließend wird eine „**Mobilisierungstherapie**" mit dem granulozytenkoloniestimulierenden Faktor **G-CSF** durchgeführt. Ziel ist die Auswanderung der hämatopoetischen Stammzellen aus dem Knochenmark in das periphere Blut. Mithilfe der **Stammzellapherese** lassen sich die Stammzellen aus dem Blut gewinnen und werden bis zu ihrem Einsatz tiefgefroren. Nach der myeloablativen Hochdosis-Chemotherapie werden die **Stammzellen reinfundiert**. So bildet sich nach einer Aplasiephase von ca. 14 Tagen ein neues, funktionsfähiges Knochenmark aus.

### 3.1.7 Strahlentherapie

#### Prinzip und Richtlinien

Das Prinzip der Strahlentherapie beruht darauf, Tumorzellen durch elektromagnetische Röntgenstrahlen (Röntgen- und Gammastrahlung) oder Teilchenstrahlung (v. a. Elektronenstrahlen, Neutronen) so zu schädigen, dass sie untergehen. Das umgebende Gewebe sollte dabei so weit wie möglich geschützt werden. Basierend auf Staging, Grading und Untersuchung des Patienten kann die Indikation zur Radiatio gestellt und ein Behandlungsplan erarbeitet werden, der Informationen über die Art der Therapie (kurative oder palliative Intention), die Gesamtdosis, die zeitliche Dosisverteilung und die Bestrahlungstechnik enthält. Der Behandlungsplan sollte auch die psychosoziale Betreuung des Patienten, Konzepte für die Therapie möglicher Nebenwirkungen (z. B. parenterale Ernährung, stationärer Aufenthalt) und die Planung der Nachsorge beinhalten. Für die allgemeine Beurteilung des Erfolgs der strahlentherapeutischen Behandlung und die Einschätzung der Nebenwirkungen ist die Dokumentation des Behandlungsverlaufes in klinischen Krebsregistern essenziell.

#### Strahlensensibilität und Tumordosis

Voraussetzung für den Erfolg der Strahlentherapie ist die Strahlensensibilität des Tumors. Als **strahlensensibel** gilt ein Tumor, der ohne (allzu große) Beeinträchtigung des umliegenden Gewebes durch die Bestrahlung heilbar ist. Die Strahlenempfindlichkeit ist abhängig von:

- der Tumorgröße (je größer, desto schlechter)
- der Sauerstoffversorgung des Tumors (Hypoxie senkt die Strahlensensibilität → verminderte Bildung freier Radikale)
- dem Differenzierungsgrad (G3 und G4 sind am strahlenempfindlichsten).

Die Strahlensensibilität kann durch Radiosensitizer (fördern Bildung freier Radikale z. B. Misonidazol), strahlensensibilisierende Zytostatika oder lokale Hyperthermie bzw. Sauerstoffüberdruckbeatmung (Verbesserung der Durchblutung) erhöht werden.

Sind die Strahlenempfindlichkeiten von Normal- und Tumorgewebe nahezu gleich oder zeigt das gesunde Gewebe sogar eine höhere Radiosensibilität, spricht man von **Strahlenresistenz**.

Die **Tumorbestrahlungsdosis** (Abb. 3.1) ist abhängig von:

- der Art (Histologie), Größe und Lokalisation des Tumors
- der Sauerstoffversorgung des Tumors
- der Behandlungsabsicht (kurativ oder palliativ)
- der geplanten Behandlungsstrategie: räumlicher und zeitlicher Dosisverteilung (Bestrahlungstechnik und Einzeitbestrahlung vs. Fraktionierung).

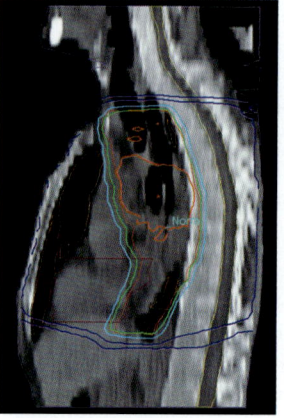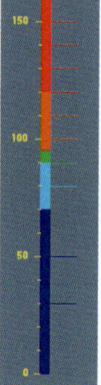

**Abb. 3.1 Dosisverteilung zur Bestrahlung eines Ösophaguskarzinoms.** Perkutane Radiotherapie mit einem Sicherheitsabstand von 5–8 cm sowohl nach proximal als auch nach distal, um eine mögliche submuköse Ausbreitung mitzuerfassen. [aus Reiser, Kuhn, Debus, Duale Reihe Radiologie, Thieme, 2017]

## Therapieziele und Indikationen der radioonkologischen Behandlung

**Alleinige Strahlentherapie:** Eine alleinige Strahlentherapie ist bei **ausreichend strahlensensiblem Tumor** indiziert, wenn die gleichen Heilungsaussichten wie bei einer Radikaloperation bestehen (z. B. HNO-Tumoren, Prostata- und Analkarzinom, Hautmalignome an exponierten Körperstellen). Häufig lassen sich durch die Radiatio bessere funktionelle und kosmetische Ergebnisse erzielen.

**Kombinierte Radiochemotherapie:** Die Indikation zu einer kombinierten Radiochemotherapie ergibt sich aus der Art des Tumors, seiner Ausbreitung und Histologie. Sie empfiehlt sich u. a.

- bei Tumoren, die auch schon in **sehr frühen Stadien zur Metastasierung neigen** (z. B. kleinzelliges Bronchialkarzinom, Weichteilsarkome)
- bei **primär disseminierten Tumoren**, bei denen durch zytostatische Therapie keine Remission erreicht werden kann (z. B. bei ZNS-Befall im Rahmen einer ALL, Hodgkin-Lymphome im fortgeschrittenen Stadien)
- zur **Strahlensensibilisierung** durch simultanen Einsatz von Zytostatika (z. B. Blasenkarzinom, Analkarzinom, HNO-Tumoren).

**Präoperative (neoadjuvante) Strahlentherapie:** Ziele:

- Verkleinerung großer oder schlecht abgrenzbarer Tumoren, um eine kurative R0-Resektion zu ermöglichen
- Verringerung des Lokalrezidivrisikos bei infiltrativ wachsenden Tumoren mit Ausläufern ins Nachbargewebe
- Risikoreduktion einer intraoperativen Tumorzellverschleppung.

**Postoperative (adjuvante) Strahlentherapie:** Ziele:

- Beseitigung evtl. im Operationsgebiet verbliebener Tumorreste
- Devitalisierung verstreuter Zellen
- Ausschaltung möglicher okkulter oder bereits manifester Tumorabsiedlungen in der Umgebung des Primärtumors.

**Prophylaktische Strahlentherapie:** Durch eine prophylaktische Strahlentherapie bestimmter Körperkompartimente oder Organsysteme kann das Risiko einer Ausbreitung maligner Erkrankungen reduziert werden (z. B. ZNS-Bestrahlung bei ALL).

**Palliative Strahlentherapie:** Der Strahlentherapie kommt in palliativen Behandlungskonzepten große Bedeutung zu: Grob geschätzt werden etwa 70 % der Patienten mit unheilbaren Krebserkrankungen palliativ bestrahlt. In der Regel werden aufgrund der schweren Begleiterscheinungen niedrigere Gesamtdosen als bei einer kurativen Intention eingesetzt. Einsatzgebiete der palliativen Strahlentherapie sind z. B. die Bestrahlung schmerzhafter und frakturgefährdeter Knochenmetastasen oder von Tumoren bzw. Metastasen, die auf lebenswichtige Organe drücken (z. B. notfallmäßige Bestrahlung bei oberer Einflussstauung durch Kompression der Vena cava superior, Rückenmarkkompression mit Querschnittsymptomatik, Liquorzirkulationsstörungen bei Hirnmetastasen).

## Nebenwirkungen der Strahlentherapie

**Akute Strahlenschäden:** Akute Folgen einer Strahlentherapie treten per definitionem **innerhalb von 90 Tagen** auf und sind i. d. R. rasch **reversibel**. Sie werden meist durch einen Untergang somatischer Stammzellen verursacht – das betroffene Gewebe verliert für einige Zeit seine Regenerationsfähigkeit. Meist sind **rasch proliferierende Gewebe** betroffen:

- **„Strahlenkater"**: Anorexie, Schwächegefühl, Erbrechen, Kopfschmerzen
- **Knochenmarksuppression** bei großvolumiger Bestrahlung mit Leukopenie (→ erhöhte Infektanfälligkeit), Thrombozytopenie (→ erhöhte Blutungsneigung), Erythrozytopenie (→ Anämie)
- **Schleimhautentzündungen**: Ösophagitis (Dysphagie), Gastritis, Enterokolitis, Proktitis (blutiger Durchfall, Erbrechen, Übelkeit), Paradontitis
- **Haarausfall**
- akute **Strahlenpneumonitis**
  - Frühzeichen: Abfall des Sauerstoffpartialdrucks ($p_aO_2$) im Sinne einer respiratorischen Partialinsuffizienz unter körperlicher Belastung, Dyspnoe, trockener Husten
- **Strahlendermatitis**: am häufigsten als Hautrötungen (ähnlich einem Sonnenbrand), bei schwerer Schädigung Hautnekrosen
- **Schädigung von Nerven** oder Defekten in der Gefäßwand von Kapillaren mit Störungen der Permeabilität (→ Ödembildung).

**Chronische Strahlenfolgen:** Chronische Folgen der Strahlentherapie treten erst **nach > 90 Tagen auf** und sind i. d. R. **schlecht reversibel**. Sie treten meistens an **Geweben** mit **niedriger Proliferationsrate** auf. Auch bei der chronischen Schädigung spielt der Verlust von Stammzellen eine Rolle. Daneben kann v. a. die versorgende Mikrovaskularisation strukturellen und funktionellen Schaden nehmen. Im Rahmen von Reparaturvorgängen kommt es dann zur **bindegewebigen Umstrukturierung**:

- **kardiopulmonale Schäden:** Lungenfibrose, Herzinsuffizienz, Kardiomyopathie
- Schädigung der Speicheldrüsen mit **Mundtrockenheit**
- **Fertilitätsstörungen**
- bleibende **Hautveränderungen** (Röntgenoderm): Hautinduration und Verlust der Hautanhangsgebilde
- Radioosteonekrosen
- **Schilddrüsenfunktionsstörungen**
- Strahlenkatarakt
- Strahlenulkus
- strahleninduzierter **Zweittumor**: Ionisierende Strahlung gehört zu den Karzinogenen und kann die Entstehung von Zweitmalignomen induzieren. Besonders gefährdet sind Knochenmark, Brust, Magen-Darm-Trakt und Lunge. Meist relativ lange Latenzzeit (Leukämien 5–10 Jahre, solide Tumoren 10–30 Jahre).

> **LERNTIPP** !
>
> Merken Sie sich häufige akute Nebenwirkungen und chronische Folgeerscheinungen von Bestrahlungen. Konkret hat das IMPP bereits gefragt, welche Strahlenschäden nach einer lokalen Bestrahlung eines Zervixkarzinoms auftreten können. Hierzu gehören u. a.:
> - Vaginalstenose
> - radiogene Zystitis und Proktitis
> - Fistelungen.
>
> Typischerweise finden sich Nebenwirkungen der Strahlentherapie an Geweben, die (mit)bestrahlt werden.

## 3.1.8 Supportive Therapie

Supportive Therapiemaßnahmen richten sich nicht primär gegen den Tumor, sondern zielen auf die Prophylaxe und Behandlung von Komplikationen und Nebenwirkungen der Tumortherapie.

**Schmerztherapie:** 60–70 % der Tumorpatienten leiden im fortgeschrittenen Krankheitsstadium an starken Schmerzen. Die medikamentöse Tumorschmerztherapie richtet sich nach dem

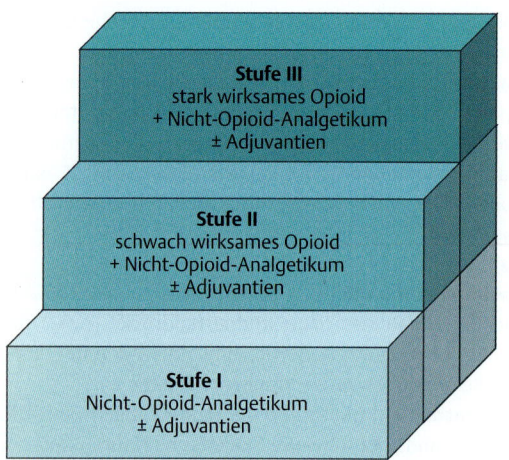

**Abb. 3.2 WHO-Stufenschema der Schmerztherapie.** [aus Luippold, Mündliche Prüfung Pharmakologie, Thieme, 2010]

**WHO-Stufenschema (Abb. 3.2).** Zu den nichtmedikamentösen Therapiemaßnahmen zählen z. B. die Bestrahlung bei Knochenschmerzen oder die Sympathikusblockade bei therapieresistenten Rückenschmerzen (z. B. Pankreaskarzinom). Ziel sollte die Schmerzfreiheit bei erhaltenem Bewusstsein und bestmöglicher Mobilität und Selbstständigkeit sein.

**Antiemese:** Übelkeit und Erbrechen sind häufige akute Nebenwirkungen einer Chemo- oder Strahlentherapie. Sie treten i. d. R. kurz nach Therapiebeginn auf. Selten (z. B. Cisplatin und Carboplatin) kommt es zu einer verzögerten Emesis, die sich noch Tage nach der Therapie manifestiert. Der Einsatz der medikamentösen Antiemetika richtet sich nach der emetogenen Potenz der Zytostatika (**Tab. 3.9**).

**PRAXIS** Da die Erwartungsangst bei den Patienten oft sehr groß ist, treten Übelkeit und Erbrechen häufig bereits vor der ersten Zytostatikaapplikation auf (sog. antizipatorische Emesis). Daher sollte mit der antiemetischen Therapie (inkl. Sedativum) bereits vor Start der Chemotherapie begonnen werden.

**Infektprophylaxe:** Zu den wichtigsten Maßnahmen der Infektprophylaxe zählen:

- Schaffung einer keimarmen Umgebung, ggf. Isolation des Patienten
- allgemeine Hygienemaßnahmen (Händedesinfektion, Mundschutz, kein Kontakt zu erkrankten Personen)
- Stomatitisprophylaxe (s. u.)
- selektive Darmdekontamination
- Vermeidung häufig kontaminierter Nahrungsmittel (z. B. Wurst, Schimmelkäse, Joghurt, rohe Eier, Salat)
- regelmäßige Kontrolle der Infektparameter
- Kontrolle und regelmäßige Desinfektion peripherer und zentraler Zugänge
- Vermeidung offener Wunden und Blutungen
- Einsatz von G-CSF und Antibiotikagabe bei ausgeprägter Granulozytopenie.

**Therapie bei Knochenmarkdepression:**
- **Anämie:** Erythrozytentransfusion, Stimulation der Blutbildung (Erythropoetin)
- **Granulozytopenie:** allgemeine Infektprophylaxe (s. o.), Granulozytensubstitution, Gabe von G-CSF, bei Auftreten von Fieber Antibiose
- **Thrombozytopenie:** Transfusion von Thrombozytenkonzentrat
- **Antikörpermangel-Syndrom:** Substitution von Immunglobulinen.

**Tab. 3.9** Antiemetische Prophylaxe und Therapie

| emetogenes Risiko | ursächliche Zytostatika (Auswahl)* | Antiemetika bei akuter Emesis | Antiemetika bei verzögerter Emesis |
|---|---|---|---|
| **hoch** (> 90 %) | Cisplatin, Cyclophosphamid ≥ 1500 mg/m², Streptozocin, Carmustin, Dacarbazin | 5-HT$_3$-Rezeptor-Antagonist (z. B. Granisetron) + Dexamethason + Aprepitant | Dexamethason + Aprepitant |
| **moderat** (30–90 %) | Oxaliplatin, Cytarabin > 1000 mg/m², Carboplatin, Ifosfamid, Cyclophosphamid < 1500 mg/m², Doxo-, Dauno-, Epi-, darubicin, Alemtuzumab | | |
| | • Antrazyklin/Cyclophosphamid-(AC) basierte Chemotherapie | 5-HT$_3$-Rezeptor-Antagonist + Dexamethason + Aprepitant | Aprepitant |
| | • Nicht-AC-Chemotherapie | 5-HT$_3$-Rezeptor-Antagonist + Dexamethason | Dexamethason |
| **gering** (10–30 %) | Paclitaxel, Mitoxantron, Etopsid, Methotrexat, Permetrexed, Gemcitabin, Mitomycin, Cytarabin < 1000 mg/m², 5-Fluorouracil, Bortezomid, Trastuzumab | 5-HT$_3$-Rezeptor-Antagonist oder Dexamethason oder Dopamin-Rezeptor-Antagonist | keine Routineprophylaxe |
| **minimal** (< 10 %) | Bleomycin, Fludarabin, Vinblastin, Vincristin, Bevacizumab | keine Routineprophylaxe | keine Routineprophylaxe |

*emetogenes Risiko bei i. v.-Gabe

Metoclopramid wird nur mehr als Rescue-Medikament bei Therapieversagern verwendet (keine First-Line-Prophylaxe).

**Stomatitisprophylaxe und -therapie:** Entscheidend sind eine gute Zahn- und Mundhygiene:

- Zähneputzen nach jeder Mahlzeit
- Gurgeln mit desinfizierenden Lösungen
- regelmäßige Mundspülung mit Chlorhexidinlösung
- absolute Alkohol- und Nikotinkarenz
- bei manifester Stomatitis säurearme, weiche Kost, ggf. vorübergehende parenterale Ernährung und flüssige Oberflächenanästhetika zur Schmerzstillung
- bei Belägen antimykotische Therapie mit Amphotericin-B-Suspensionen (Ampho-Moronal)
- bei Herpes labialis Aciclovir.

**Alopezieprophylaxe:** Eine vorbeugende Therapie des Haarausfalls ist schwierig. Als prophylaktische Maßnahme wird (bei fehlenden Kontraindikationen) die Skalphypothermie diskutiert.

**Therapie der Mangelernährung:** Grundsätzlich gilt: Es sollte so lange wie möglich versucht werden, den Patienten oral zu ernähren, da hierdurch Lebensqualität und Mobilität gesteigert werden. Zum Einsatz kommen hochkalorische Nahrungspräparate („Astronautenkost"), Vitamin- und Nährstoffzusätze. Eine Sonden- oder parenterale Ernährung sollte erst nach Ausschöpfen aller anderen Möglichkeiten eingeleitet werden.

**Prophylaxe des Tumorlysesyndroms:**
- ausreichende Flüssigkeitszufuhr
- Harnalkalisierung
- Allopurinol.

---

**PRÜFUNGSHIGHLIGHTS**                                           ✖

- ! **periphere Stammzelltransplantation**: Entnahme von Stammzellen aus dem Blut nach Gabe von G-CSF (Granulocyte-Colony Stimulating Factor). **Konventionelle Knochenmarktransplantation**: Entnahme von Stammzellen direkt aus dem Knochenmark
- !! **Nebenwirkungen** der Strahlentherapie ergeben sich überwiegend an (mit-)bestrahlten Geweben, z. B. Ösophagitis bei Mediastinalbestrahlung.
- ! Ein Abfall des Sauerstoffpartialdrucks ($p_aO_2$) im Sinne einer respiratorischen Partialinsuffizienz unter körperlicher Belastung ist als **Frühzeichen einer akuten Strahlenpneumonitis** zu werten.
- ! Antiemetika bei **akuter Emesis: 5-HT$_3$-Rezeptor-Antagonist** (z. B. Granisetron) + Dexamethason + Aprepitant
- ! Bei **schwerer Leukopenie** unter einer Chemotherapie kann rekombinanter **G-CSF** gegeben werden.

---

### 3.1.9 Beurteilung des Therapieerfolgs

**Komplette Remission: Verschwinden sämtlicher bekannter Tumormanifestationen**. Sie muss durch zwei Untersuchungen bestätigt werden, die mindestens 4 Wochen auseinanderliegen sollten. Bei der zweiten Beurteilung dürfen keine neuen Krankheitsmanifestationen aufgetreten sein. Die histopathologische Remission (z. B. durch Knochenmarkpunktion gesichert) besitzt einen höheren Aussagewert als die klinisch beurteilte Remission.

**Partielle Remission:** Rückgang aller messbaren Tumorparameter (z. B. Größe, Blastenzahl) um mindestens 50 % der initial ermittelten Werte. Auch sie sollte durch zwei mindestens 4 Wochen auseinanderliegende Untersuchungen gesichert sein. Neue Krankheitsmanifestationen dürfen nicht diagnostiziert werden.

**No change:** Rückbildung des Tumors unter Therapie um weniger als 50 % oder Zunahme der messbaren Tumormarker um weniger als 25 %.

**Progression:** Tumorzunahme um mindestens 25 % oder Auftreten neuer Tumormanifestationen.

**Rezidiv:** = erneutes Auftreten der Krebserkrankung nach einer zeitweilig erfolgreichen Behandlung. Kommt es nach der chirurgischen Entfernung eines Malignoms an derselben Stelle erneut zur Tumormanifestation, spricht man von einem **Lokalrezidiv**. Da jeder Tumor prinzipiell infiltrativ und diskontinuierlich wachsen kann, schließt auch die R0-Resektion ein Verbleiben vereinzelter Tumorzellen jenseits der Schnittränder und damit das Risiko eines Lokalrezidivs nicht sicher aus.

**Metachroner Tumor:** Abzugrenzen von einem Rezidiv ist das Auftreten eines weiteren Tumors (Zweitkarzinoms) zu einem späteren, getrennten Zeitpunkt (Abstand > 6 Monate). Ein solcher metachroner Tumor entsteht unabhängig vom Primärtumor. Am häufigsten betroffene Organe sind Darm und Haut.

## 3.2 Chirurgische Tumortherapie

### 3.2.1 Radikaloperation

> **DEFINITION** Die radikale Operation beinhaltet die Resektion des Tumors unter Einhaltung eines Sicherheitsabstands (**R0-Resektion**) zum gesunden Gewebe und die **Mitentfernung** des **regionalen Lymphabflussgebiets** (z. B. Neck-Dissection bei HNO-Tumoren).

Um die Ausschwemmung von Tumorzellen während der Operation zu vermeiden, werden die Tumoren in „**No-touch-Technik**" entfernt, d. h., Arterien und Venen werden möglichst früh zentral ligiert und der Tumor sowie die Lymphknoten en bloc entnommen. Oft ist dazu die partielle oder totale Entfernung eines Organs nötig (z. B. Gastrektomie, Hemikolektomie). Bei der **erweiterten Radikaloperation** entfernt man nicht nur den Primärtumor und sein regionales Lymphabflussgebiet, sondern auch juxtaregionale Lymphknoten oder – wenn eine Infiltration durch den Tumor nicht ausgeschlossen werden kann bzw. wahrscheinlich ist – auch angrenzende Organe, z. B. Whipple-Operation beim Pankreaskopfkarzinom.

Zeigen sich bei der histopathologischen Beurteilung (häufig durch Schnellschnitt) noch Tumorreste, spricht man von einer **R1-Resektion**. Sind nach der Resektion noch makroskopisch erkennbare Tumorreste vorhanden, spricht man von einer **R2-Resektion**. Ein Tumorrest von 4 mm bedeutet dabei z. B., dass der maximale Durchmesser des größten der Tumorresiduen 4 mm beträgt. Wichtig: Nur durch eine sichere R0-Resektion lässt sich das Risiko für ein Lokalrezidiv oder eine systemische Ausbreitung des Tumors entsprechend senken.

Unter **Second-Look-Operationen** versteht man den erneuten operativen Eingriff in einem früheren Operationsgebiet, um Lokalrezidive möglichst frühzeitig erkennen und behandeln zu können. Sie werden z. B. durchgeführt, wenn im Rahmen der Tumornachsorge ein markanter Anstieg der Tumormarker auffällt.

### 3.2.2 Lokal-ablative Therapie

Wenn Tumoren und/oder Metastase(n) noch relativ klein sind, besteht in ausgewählten Fällen die Option, sie deutlich schonender durch einen rein lokalen Eingriff zu entfernen. Methoden, die hierbei zur Anwendung kommen, sind z. B.:

- Radiofrequenz(thermo)ablation (RFTA)
- Mikrowellenablation (MWA)
- Kryotherapie (KRYO)
- laserinduzierte interstitielle Thermoablation (LITT)
- transarterielle Chemoembolisation (TACE)
- selektive intraarterielle Radiotherapie (SIRT)
- perkutane Ethanol- (PEI) oder Essigsäureinjektion (PAI).

### 3.2.3 Palliative Operationen

Ist eine komplette Tumorentfernung unmöglich oder liegen bereits Fernmetastasen vor, kann ein chirurgischer Eingriff für den Patienten vor einem palliativen Hintergrund von Vorteil sein:

- **Reduktion von Symptomen oder Komplikationen**, die durch den Tumor verursacht werden, z. B. Ileostoma bei Dickdarmileus.
- **Tumor-Debulking:** Resektion bzw. Verkleinerung monströser Tumoren (z. B. Ovarialkarzinom) zur Minderung lokaler Beschwerden und Schaffung besserer Voraussetzungen für eine Chemo- oder Radiotherapie.
- **Entfernung von Metastasen**, um durch sie verursachte Symptome und Komplikationen zu mindern, z. B. Verbundosteosynthese bei frakturgefährdeten Knochenmetastasen.

## 3.3  Tumornachsorge

Während die onkologische Nachsorge für den Arzt meist unter dem Aspekt der Früherkennung von Rezidiven oder Zweittumoren erfolgt, stehen für den Patienten häufig psychosoziale Faktoren wie die Wiedereingliederung in den Beruf oder die Bewältigung der Krankheit und ihrer Folgen im Vordergrund. Eine optimale Nachsorge beinhaltet daher nicht nur eine regelmäßige klinische Untersuchung inkl. krankheitsspezifischer Diagnostik, sondern auch eine umfassende Betreuung durch medizinisches Fachpersonal (z. B. Beratung von Stomapatienten, Logopädie bei Tracheostoma, Prothesenversorgung), Psychotherapeuten, Sozialarbeitern und Selbsthilfegruppen. Das Zeitintervall, in dem die Nachsorgeuntersuchungen erfolgen, richtet sich nach der Art der Erkrankung und dem Zeitraum, der seitdem vergangen ist (anfangs engmaschig, danach z. B. nur noch halbjährlich oder jährlich). Neben der obligatorischen körperlichen Untersuchung kommt bei der Nachsorge u. a. folgende Diagnostik zum Einsatz:

- **bildgebende Verfahren:** Röntgen-Thorax (Lungenmetastasen bei Mammakarzinom, Hodenmalignom?), Sonografie (z. B. Lebermetastasen bei kolorektalem Karzinom?), Endoskopie (z. B. Rezidiv bei kolorektalem Karzinom?), CT (z. B. bei Z. n. Osteosarkom), MRT (z. B. Lokalrezidiv Weichteilsarkom?), Skelettszintigrafie (z. B. bei V. a. Knochenmetastasen)
- **Tumormarker:** z. B. AFP (hepatozelluläres Karzinom), CEA (kolorektales Karzinom), CA 125 (Ovarialkarzinom), PSA (Prostatakarzinom)

- **Laborparameter:** insbesondere bei hämatologischen Neoplasien
- **Knochenmarkbiopsie:** bei hämatologischen Erkrankungen.

Eine aufwendige, engmaschige Nachsorge inkl. Bildgebung und Laborkontrolle sollte insbesondere **bei Tumoren erfolgen, deren Rezidiv noch gut kurativ behandelt werden kann**, z. B. akuten Leukämien, Lymphomen, malignen Hodentumoren oder Neoplasien im Kindesalter. Auch Tumoren, bei denen durch die Entfernung eines Lokalrezidivs eine **Verlängerung der Überlebenszeit erzielt** werden kann (z. B. Kolonkarzinom) oder deren metastasiertes Stadium gut chemotherapeutisch beeinflussbar ist (z. B. Mamma-Ca), sollten regelmäßig nachuntersucht werden.

## 3.4  Prognosefaktoren bei Malignomen

Die Prognose einer malignen Tumorerkrankung ist von vielen Faktoren abhängig. Die therapeutische Einflussnahme auf die Prognose wird dabei entscheidend vom **Stadium** der Ausbreitung, von dem **histologischen Typ**, der **Differenzierung** und dem **allgemeinen Gesundheitszustand** des Patienten bestimmt. Die Prognosen der einzelnen Tumorerkrankungen finden sich beim jeweiligen Krankheitsbild. Es sollte jedoch nicht vergessen werden, dass eine **optimale Therapie** (unter Berücksichtigung aller zur Verfügung stehenden Therapiemodalitäten) auch in fortgeschrittenen Stadien noch positive Effekte (kurative wie palliative) für den Patienten haben kann und daher in die Hände eines erfahrenen Onkologen oder in ein entsprechendes Zentrum (z. B. Brustzentrum) gehört. Die Prognose einer Krebserkrankung ist generell als schlechter einzustufen bei:

- **Fernmetastasierung:** Metastasierte Tumoren gelten – mit wenigen Ausnahmen wie pulmonal metastasierenden Hodentumoren oder Lebermetastasen bei kolorektalem Karzinom – als nicht heilbar. Es wird daher meist ein palliatives Therapiekonzept verfolgt, das aber durchaus eine Lebensverlängerung zum Ziel haben kann.
- **Tumoren mit niedrigem Differenzierungsgrad:** infauste Prognose, z. B. anaplastisches Schilddrüsenkarzinom (G4) oder Glioblastom (WHO Grad 4)
- **schlechtem Allgemein-** bzw. **Gesundheitszustand** des Patienten (Karnofsky-Index (S. 12)).

> **PRAXIS** Entscheidend für die Prognose einer Tumorerkrankung ist die **rechtzeitige Diagnosestellung**, z. B. im Rahmen einer Vorsorgeuntersuchung.

> **PRÜFUNGSHIGHLIGHTS**
>
> – **‼ R0-Resektion:** Es besteht kein mikroskopischer Resttumor am Präparatrand.
> – **! Histopathologie:** Ein postoperativer Tumorrest von 4 mm bedeutet z. B., dass der maximale Durchmesser des größten der Tumorresiduen 4 mm beträgt.

# Chirurgisches Grundwissen

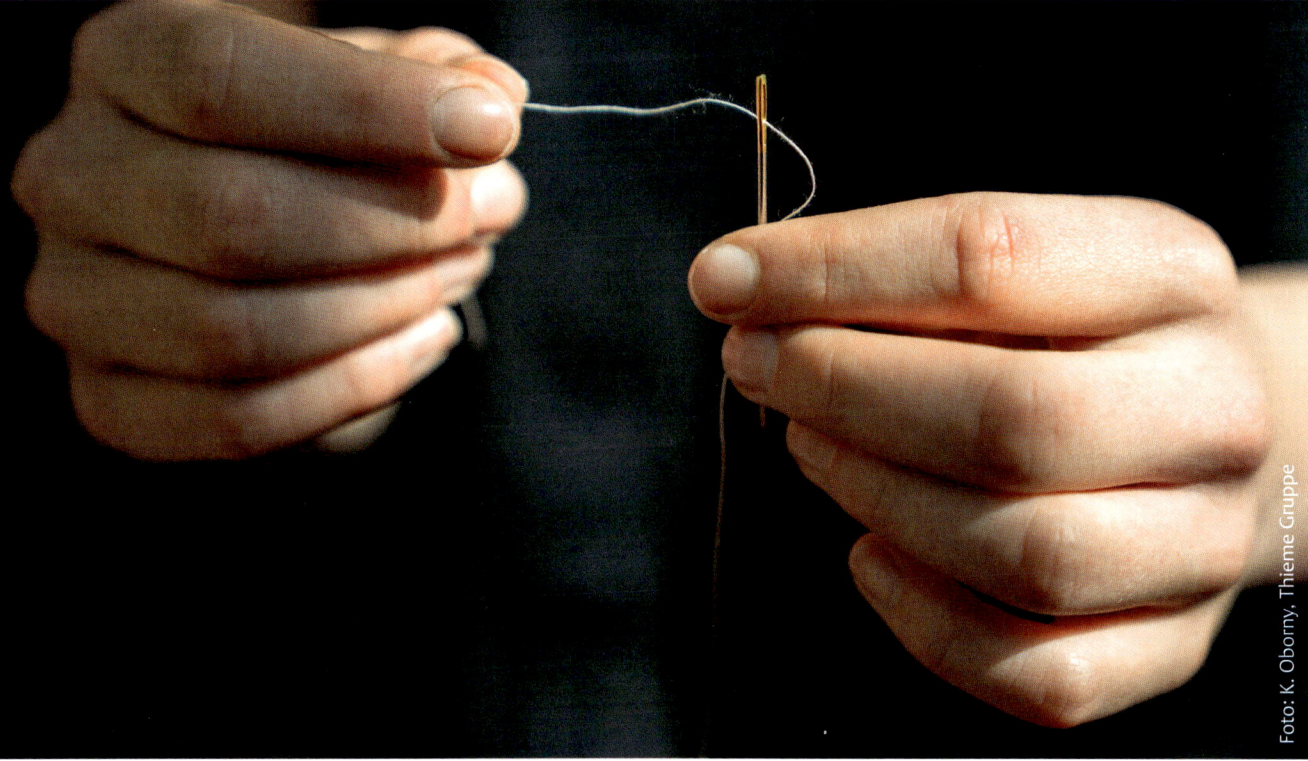

Foto: K. Oborny, Thieme Gruppe

# 4 Allgemeine Chirurgie, prä- und postoperative Phase

## 4.1 Überblick

> **LERNTIPP** !
>
> Dieses Kapitel gibt Ihnen einen Einblick in die Allgemeine Chirurgie, die prä- und postoperative Phase, Operationstechniken, Materialien und Instrumente, Wundinfektionen, die Transplantationschirurgie sowie auch in die speziellen OP-Techniken der einzelnen Fachgebiete. Die speziellen Techniken haben Sie größtenteils schon im Rahmen der einzelnen Krankheitsbilder in den übrigen Skripten gelernt. Hier finden Sie aber alle chirurgischen Inhalte noch einmal gesammelt, sodass Sie die Chirurgie auch separat lernen können, wenn Sie das lieber möchten. Die Lernpakete sind so berechnet, dass Sie das bereits Gelernte hier nur mehr wiederholen.

## 4.2 Wichtige Grundbegriffe der Chirurgie

- **Amputation**: Absetzung von Gliedmaßen. Man unterscheidet die operative Amputation als Ultima Ratio bei nichtrekonstruierbaren Verletzungen, schweren arteriellen Durchblutungsstörungen oder Tumorleiden von der traumatisch bedingten, totalen oder subtotalen Durchtrennung anatomischer Strukturen.
- **Anastomose**: operativ angelegte Verbindung zwischen Blut- oder Lymphgefäßen oder zwischen Hohlorganen; unterschieden werden:
  - **End-zu-End-Anastomose**: Verbindung von Hohlorganstümpfen nach Teilresektion.
  - **End-zu-Seit-Anastomose**: Ein endständiger Hohlorganstumpf wird seitlich in einen Organabschnitt eingenäht.
  - **Seit-zu-Seit-Anastomose**: Verbindung von seitlich eröffneten Hohlorganabschnitten.
- **Bypass**: Umgehung hochgradig stenosierter oder obliterierter (Koronar-)Gefäße mittels autologer (z.B. Beinvenen, A. mammaria, A. radialis) oder alloplastischer (Kunststoff) Prothesen. In der gastrointestinalen Chirurgie bezeichnet man auch eine

Kurzschlussverbindung zur Umgehung z. B. des Magens (Roux-en-Y-Magenbypass) oder von inoperablen Tumoren als Bypass.

- **Ektomie**: totale operative Entfernung eines Organs; zumeist in Zusammensetzung mit dem griechischen Namen des betroffenen Organs benutzt (z. B. Cholezystektomie, Prostatektomie).
- **interventionelle Endoskopie**: Nach Einbringen eines Endoskops in das Operationsgebiet können mit Schneide- und Greifwerkzeugen, die über einen Führungskanal vorgeschoben werden, Operationen vorgenommen werden; bei Einführen des Endoskops durch Körperöffnungen vermeidet man kutane Wundflächen (z. B. Polypektomie).
- **Enterostomie**: Anus praeternaturalis = Anus praeter: Anlage einer perkutan ausleitenden Fistel des Magen-Darm-Traktes. Je nach Lokalisation spricht man u. a. von einem Ileostoma, Kolostoma oder Transversostoma.
- **Enterotomie**: Eröffnung eines Darmanteils mit anschließendem Wiederverschluss durch eine Naht; ähnlich wie der Begriff Ektomie meist als Zusammensetzung (-tomie) gebräuchlich (z. B. Gastrotomie, Arteriotomie, Phlebotomie).
- **Enukleation**: operative Ausschälung eines Organs oder Tumors aus seiner Kapsel, z. B. Entfernung des Prostataadenoms aus der prostatischen Kapsel.
- **Exhairese**: s. Resektion; auch: Fremdkörperentfernung oder Entfernung länglicher Organbereiche (z. B. Venenexhairese).
- **Exstirpation**: chirurgische Entfernung eines pathologisch veränderten Organs, eines Organabschnittes oder eines gut abgrenzbaren Tumors, wobei keine gesonderte Rekonstruktion des entfernten Bereiches durchgeführt wird.
- **Exzision**: Entfernung von Gewebe ohne Beachtung der Organgrenzen oder Gewebestrukturen.
- **Gefäßdesobliteration**: gefäßchirurgisches Verfahren zur Rekanalisierung von durch Thromben oder Kalkablagerung verstopfter (obliterierter) Gefäßabschnitte; unterschieden werden: *Intraluminale Desobliteration:* Dabei wird der Thrombus entfernt, ohne „Berührung" der Gefäßwand (z. B. Herausziehen eines frischen Thrombus = Thrombektomie). *Intramurale Desobliteration* (Thrombendarteriektomie): Hier wird der Thrombus oder die Kalkablagerung entfernt unter Einbeziehung der Gefäßwand (meist Intima und Media)
- **Gewebeersatz**: Einsatz von autologem oder artifiziellem Gewebe zur Sanierung von Gewebedefekten, z. B. Netzimplantation bei Bauchdeckendefekten.
- **Implantation**: Einbringen körperfremder Materialien in den Körper, z. B. in der Endoprothetik.
- **Injektion**: Einspritzung; Eingabe von Medikamenten in Gefäße oder Gewebeschichten.
- **Inzision**: Einschnitt in Gewebe oder Eröffnung eines pathologischen Hohlraumes.
- **Minimalinvasive Chirurgie (MIC)**: Operation über kleine Einstichkanäle (Laparoskopie, Thorakoskopie)
- **Osteosynthese**: operative Methode zur Wiederherstellung der Funktionsfähigkeit frakturierter Knochen mittels anatomischer Reposition und Stabilisierung der Fraktur, z. B. durch Einbringen von Kirschnerdrähten, Platten, Schrauben, Marknagel.
- **Punktion**: Mithilfe einer Punktionskanüle werden Gefäße, Organe oder Hohlräume aufgesucht (z. T. unter Röntgen-, Ultraschall- oder endoskopischer Kontrolle). Die Punktion kann diagnostischen (z. B. Blutentnahme, Gewebebiopsie, aber auch Kontrastmittelapplikation) und/oder therapeutischen Zwecken dienen (z. B. Entlastungspunktion, Applikation von Medikamenten).
- **Rekonstruktion**: Wiederherstellung von Funktion und Aussehen einzelner Körperteile, z. B. in der plastischen Chirurgie

durch Wiederherstellung der äußeren Form mittels Lappenplastiken oder in der Endoprothetik durch Einbringen von Fremdmaterial.

- **Resektion**: chirurgische partielle Entfernung eines pathologisch veränderten Organs, z. B. Blasenteilresektion, Leberresektion.
- **Sklerosierung**: Verhärtung von Gewebe als Folge vermehrten Kollagengehalts.
- **Transplantation**: therapeutische Übertragung von Gewebe, Organen oder Zellen von einem Spender auf einen Empfänger (z. B. Herztransplantation, Knochenmarktransplantation) oder von einer Körperstelle zu einer anderen (z. B. Hauttransplantation).
- **Trepanation**: Eröffnung der Schädelkalotte mit einem pneumatischen Bohrer. Der Trepan (Bohrer) kuppelt bei Durakontakt selbst aus.

> **PRÜFUNGSHIGHLIGHTS**
>
> – **! alloplastische Abdeckung** = Wundabdeckung aus Kunststoff.

## 4.3 Präoperatives Management

### 4.3.1 Grundlagen, Indikationsstellung, Inoperabilität, OP-Fähigkeit

#### Einwilligung

Die **Einwilligung in eine Operation** ist ein obligater Bestandteil der präoperativen Vorbereitung bei geplanten Eingriffen. Dieses Vorgehen leitet sich von den ersten beiden Artikeln des deutschen Grundgesetzes ab, in denen die Unantastbarkeit der Würde und das Recht auf Leben und körperliche Unversehrtheit garantiert werden.

Ein **volljähriger Patient** mit voller Befähigung zur Willensbildung und -äußerung kann jeden ärztlichen Eingriff – auch lebensrettende Maßnahmen – ablehnen („Salus aegroti suprema lex")!

Bei **minderjährigen Patienten** entscheiden i. d. R. die Eltern oder Personen, denen das Sorgerecht obliegt. Sollte hierbei eine Entscheidung zuungunsten der Gesundheit des Minderjährigen getroffen werden (z. B. Verweigerung der Bluttransfusion bei den Zeugen Jehovas), kann das Vormundschaftsgericht – auch kurzfristig – miteinbezogen werden.

Bei Patienten, die **nicht zur Willensäußerung befähigt** sind (z. B. bewusstlose, komatöse Patienten), muss der Arzt nach Dringlichkeit entscheiden und ggf. lebensrettende Maßnahmen einleiten. Dies gilt für den Notfall oder ohne vorherige Kenntnis der Anamnese.

> **PRAXIS** Die Pflicht zur Aufklärung nimmt mit der Dringlichkeit des Krankheitsbildes ab.

Ein **erzwungener Eingriff** ist in der Chirurgie selten, kann aber unter bestimmten Bedingungen notwendig sein (rechtliche Grundlagen z. B. § 81a StPO, Verdacht auf strafbare Tat).

#### Aufklärung

Der Einwilligung selbst – schriftlich festgehalten in Form der Unterschrift des Patienten – muss eine **Aufklärung** vorangehen, die **Sinn, Risiken, Umfang, Konsequenzen** und **Erfolgsaussichten** darstellt und erläutert. Die Aufklärung ist hier Conditio sine qua non für eine rechtlich gültige Einwilligung und Pflicht des Arztes, der sicherstellen muss, dass der Patient das Gesagte korrekt verstanden hat. Die Durchführung einer Operation nach Einwilligung des Patienten ohne korrekte Aufklärung wird als Körperverletzung verstanden!

Eine korrekte Aufklärung umfasst neben Detailinformationen zum geplanten Eingriff auch die Aufklärung über die Wahrscheinlichkeit und Risiken einer **Bluttransfusion** (Transfusionszwischenfall und Infektion) und **alternative Behandlungsmöglichkeiten**. Der Patient wird außerdem über die in Frage kommenden **Anästhesieverfahren** (Ablauf, Lagerung, Technik), deren Vor- und Nachteile, typische Risiken und über **präoperative Verhaltensregeln** informiert (z. B. **Nahrungskarenz** ab 6 h vor Allgemeinanästhesie, Trinken klarer Flüssigkeiten bis 2 h vor der Operation erlaubt, Nikotinkarenz, Medikamenteneinnahme). Der **Zeitpunkt der Aufklärung** ist wichtig für ihre rechtliche Gültigkeit. Generell gilt: Je größer die Bedenkzeit für den Patienten zwischen Aufklärung und Operation, desto sicherer ist die Situation für den Arzt. Als Faustregel kann man sich merken: Je elektiver der Eingriff, desto früher sollte die Aufklärung erfolgen. Eine kurzfristigere Aufklärung als 24 h vor dem Eingriff ist nur bei Notfällen oder kleineren Eingriffen mit geringem Risiko zulässig.

> **LERNTIPP**    !
>
> Ab 6 h vor einer Allgemeinanästhesie darf der erwachsene Patient aufgrund der Aspirationsgefahr nichts mehr essen. Kaffee ohne Milch und Zucker darf der Patient bis 2 h vor der OP trinken, unmittelbar präoperativ sollte – sofern nötig – Flüssigkeit parenteral zugeführt werden.

### Fachliche Grundlagen

Sie sind Basis der Indikationsstellung. Hierbei zieht der Chirurg aus präoperativ gewonnenen Untersuchungsergebnissen und der Anamnese (insbesondere auch der Sozialanamnese) ein Fazit für und wider die Operation. Die Vor- und Nachteile von operativen Interventionen müssen gegen einen konservativen Behandlungsplan abgewogen werden. Als fachliche Grundlagen gelten also die **Kenntnis der Diagnose**, die **Prognose der Behandlung**, der **Status der Operabilität des Patienten** und die Kenntnis weiterer **Risikofaktoren** oder **Kontraindikationen**.

### Indikationsformen

- **absolute Indikation**: Die Operation ist das einzige Verfahren zur sinnvollen Behandlung (z. B. Laparotomie bei Ileus oder Hohlorganperforation).
- **relative Indikation:** Es sind auch andere Therapieverfahren von gleicher oder ähnlicher Wirksamkeit bekannt (z. B. Fundoplicatio bei Refluxerkrankung).
- **kosmetische Indikation:** i. d. R. Wunsch des Patienten, sein Äußeres operativ zu verändern
- **soziale Indikation**: zur Reintegration des Patienten in ein soziales Umfeld; eine solche Indikation beinhaltet nicht nur äußerliche Veränderungen, sondern beispielsweise auch Eingriffe an der Wirbelsäule zur Erhaltung der Arbeitsfähigkeit.
- **medizinische Indikation:** Ein Eingriff kosmetischer oder sozialer Natur bringt einen medizinischen Nutzen mit sich (z. B. Behandlung von chronischen Hautinfektionen bei Fettschürze).
- **diagnostische Indikation:** Eine Operation ist notwendig, um detailliertere Informationen über eine Erkrankung zu gewinnen (z. B. Exzision vergrößerter Halslymphknoten) oder prinzipiell einen Krankheitsherd feststellen zu können (z. B. explorative Laparoskopie bei akutem Abdomen).
- **prophylaktische Indikation:** bei subakutem oder nicht akut behandlungsbedürftigem Befund (z. B. Sanierung einer nicht inkarzerierten Leistenhernie) nach genauer Abwägung von Vor- und Nachteilen des Eingriffs
- **Kontraindikation:** OP-Risiko (Versterben während oder an den Folgen einer Operation) wiegt schwerer als der Nutzen einer Operation bzw. Operation hat ein größeres Risiko als eine gleichberechtigte konservative Methode.

### Operationsziele

Prinzipiell lassen sich 2 Formen für die Intention ärztlich-chirurgischen Handelns darstellen:

- Ein **kurativer Eingriff** führt zur Heilung der Grundkrankheit, im Idealfall sogar zur Restitutio ad integrum.
- Ein **palliativer Eingriff** führt zur Symptomfreiheit oder mindestens zur Besserung stark einschränkender Symptome (z. B. Wiederherstellung verloren gegangener Funktionalität, Linderung von Schmerzen) unter Belassung der Grunderkrankung (z. B. Gastroenterostomie bei Pankreaskopfkarzinom mit Magenausgangsstenose).

### Inoperabilität

- **lokale Inoperabilität** (Irresektabilität): Sie wird durch das eigentliche chirurgische Krankheitsbild bestimmt (z. B. Tumorerkrankungen mit Infiltration von lebenswichtigen Nachbarorganen).
- **allgemeine Inoperabilität:** Das Risiko während einer Operation oder in deren Folge ist für den Patienten größer als seine Grunderkrankung. Eine allgemeine Operabilität stellt der Chirurg fest, indem er alle diagnostischen und anamnestischen Daten in Zusammenschau mit seiner klinischen Erfahrung berücksichtigt.
- **funktionelle Operabilität**: Hierfür entscheidend ist die Einsekundenkapazität ($FEV_1$, forciertes exspiratorisches Volumen). Geplante Eingriffe am Thorax sind mit einem deutlich höheren Risiko behaftet bzw. sogar kontraindiziert, wenn diese deutlich vermindert ist. Ab einem $FEV_1 > 2,5\,l$ sind alle Eingriffe zulässig, also auch die Entfernung einer Lunge, ab Werten von $FEV_1 > 1,5\,l$ ist eine Segmentresektion zulässig. Bei einem $FEV_1 < 1,5\,l$ wird zusätzlich eine Lungenperfusionsszintigrafie erforderlich, um das Ausmaß des Parenchymverlustes festzustellen und den postoperativ zu erwartenden $FEV_1$-Wert voraussagen zu können. Bei einem $FEV_1$ von $< 1,0\,l$ ist eine Pneumektomie, unter $0,8\,l$ eine Lobektomie bzw. Segmentresektion kontraindiziert.

Die Feststellung der Operabilität und die Verantwortung für die Indikation liegt beim Chirurgen; bei schwerkranken, multimorbiden Patienten sollte sie jedoch im Dialog mit Anästhesie und Spezialisten (z. B. Kardiologe, Nephrologe usw.) erfolgen. Eine Vorbehandlung zur Reduktion bestehender Risikofaktoren muss bei allen Patienten der operativen Therapie vorangeschaltet sein.

### Operationszeitpunkt

Auch die Festlegung des Operationszeitpunktes liegt beim Chirurgen und richtet sich nach der Dringlichkeit des Krankheitsbildes.

- Eine **Sofortoperation** ist immer dann indiziert, wenn das Leben des Patienten akut bedroht ist (z. B. rupturiertes Bauchaortenaneurysma mit massiver Blutung) und es keine Alternativbehandlung gibt (**Notfalleingriff**). Die Indikation zur Sofortoperation sollte außerdem gestellt werden, wenn das Auslassen einer operativen Maßnahme rasch zum Verlust körperlicher Funktionalität führt (z. B. Hodentorsion oder akuter Gefäßverschluss in der Extremität).

- Ein **dringlicher Eingriff** setzt ein Krankheitsbild voraus, das einen Aufschub von wenigen Stunden zulässt (z. B. akute Appendizitis).
- Ein **elektiver (Wahl-)Eingriff** lässt Operateur und Patient Spielraum bei der Festlegung eines geeigneten Operationszeitpunktes, da die Erkrankung keine akute, vitale Bedrohung darstellt.

## Prognose

Die Prognose in der **Chirurgie** bezeichnet die Abschätzung des individuellen Behandlungsergebnisses. Die Prognose einer **Erkrankung** dagegen ist die Vorhersage des Krankheitsverlaufes aufgrund statistischer Daten. Um eine valide Aussage treffen zu können, müssen Behandlungsergebnisse dokumentiert werden und Informationen zum Spontanverlauf einer Krankheit bekannt sein.

Risikofaktoren verschlechtern die Prognose; die operative Erfahrung eines Chirurgen und hohe Fallzahlen einzelner Eingriffe in einem Krankenhaus können die Prognose positiv beeinflussen.

## Multimodale Therapie

Die strikte Trennung von Chirurgie und Innerer Medizin hinsichtlich therapeutischer Ansätze weicht zusehends auf. Multimodale Therapiekonzepte finden sich in jedem Teilbereich der Chirurgie und setzen immer interdisziplinäre Kooperation und

ein grundsätzliches (vom Fach gelöstes) Verständnis pathologischer Prozesse voraus.

Am besten etabliert sind diese Therapiekonzepte in der **onkologischen Chirurgie**. Hierbei werden Methoden anderer medizinischer Gebiete angewendet, um den generellen Heilerfolg zu erhöhen, zu erhalten oder erst zu ermöglichen: Strahlen-, Chemo-, Hormon- und Immuntherapie (S. 14).

> **PRÜFUNGSHIGHLIGHTS**
>
> – **!!** Ein deutlich **eingeschränktes FEV$_1$** spricht **gegen** eine **Operation**.

## 4.3.2 Präoperative Diagnostik und Anästhesie

### Präoperative Anamnese

Im Rahmen der **Prämedikationsvisite** wird u. a. nach früheren Operationen (Anästhesieverfahren, deren Verträglichkeit bzw. Komplikationen, Probleme bei der Narkoseeinleitung oder Intubation), Transfusionen, ggf. Dauer und Ursachen einer vorangegangenen Intensivtherapie, Medikamenteneinnahme, Allergien und Gerinnungsstörungen gefragt. Wichtig sind auch **Allgemeinerkrankungen**, v. a. wenn sie die **kardiovaskuläre und respiratorische Situation** des Patienten beeinflussen (**Tab. 4.1**).

**Dauermedikation:** Bei Patienten, die eine medikamentöse Dauertherapie erhalten, geht man abhängig von der Medikation unterschiedlich vor:

Tab. 4.1 **Begleiterkrankungen und ihr anästhesiologisches Risiko**

| | Komplikationen | prä- bzw. intraoperative Maßnahmen |
|---|---|---|
| **Herzinsuffizienz** | akute kardiale Dekompensation | optimale kardiale Rekompensation |
| **KHK** | Myokardischämien | anxiolytische Prämedikation, β-Blocker, kein Pausieren von antianginöser Dauertherapie und ASS |
| **Z. n. Myokardinfarkt** | perioperative Reinfarkte | wie bei KHK; elektive Eingriffe frühestens 6 Wochen nach einem Myokardinfarkt |
| **arterielle Hypertonie** | perioperative Blutdruckschwankungen | Senkung des arteriellen Blutdrucks vor elektiven Eingriffen < 180/110 mmHg, kein Pausieren der antihypertensiven Therapie |
| **obstruktive und restriktive Lungenerkrankungen** | perioperative respiratorische Insuffizienz | Nikotinkarenz, Atemgymnastik, Lungenfunktionsprüfung, Optimieren der respiratorischen Therapie, ggf. O$_2$-Therapie; Vorsicht bei Gabe von Benzodiazepinen! |
| **chronische Niereninsuffizienz** | Blutdruckabfälle, Hyperkaliämie, Aspirationsgefahr, perioperative Lagerungsschäden | Dialyse |
| **Lebererkrankungen** | perioperativ akutes Leberversagen | Meiden hepatisch metabolisierter Medikamente, ggf. Ausgleich von Gerinnungsfaktoren |
| **Diabetes mellitus** | metabolische Azidose, Hypoglykämien | Operation möglichst frühmorgens, intraoperativ Glukose- und Insulinsubstitution, ggf. Pausieren von Metformin |
| **Hyperthyreose** | thyreotoxische Krise | Thyreostatika, Benzodiazepine, β-Blocker |
| **Hypothyreose** | Myxödemkoma | Hormonsubstitution, ggf. i. v. |
| **Struma** | Trachealverlagerung, Trachealkollaps bei Tracheomalazie | keine Muskelrelaxanzien bei Verdacht auf Tracheomalazie |
| **Epilepsie** | stumme Anfälle während der Allgemeinanästhesie | kein Pausieren der Antiepileptika, Bevorzugen von Regionalanästhesie, EEG-Monitoring |
| **Alkoholabhängigkeit** | Elektrolytentgleisungen, Krampfanfälle | Delirprophylaxe mit Clonidin |

Medikamente, die unbedingt auch **am Tag der Operation noch eingenommen** werden sollten:

- Antihypertensiva
- Thyreostatika
- Glukokortikoide
- Medikamente zur Behandlung einer Herzinsuffizienz, eines Morbus Parkinson, einer Epilepsie und eines Asthma bronchiale.

Medikamente, die **pausiert** werden müssen:

- **orale Antidiabetika:** Metformin sollte aufgrund der Gefahr einer perioperativen Laktatazidose 48 h vor der Operation abgesetzt werden. Alle anderen oralen Antidiabetika werden am Operationstag pausiert.
- **Cumarine** müssen meist aufgrund des hohen Blutungsrisikos 5–7 Tage vor der Operation abgesetzt werden, zur Antikoagulation wird i. d. R. niedermolekulares **Heparin** in prophylaktischer Dosierung gespritzt („Bridging"). Ein Quick-Wert > 50–60 % (bzw. INR ≤ 1,5) ist zur Operation ausreichend, ggf. kann dies durch die Gabe von Konakion beschleunigt werden. Im Notfall, also bei sehr dringender OP-Indikation, werden Prothrombinkomplexkonzentrate (PPSB) gegeben, welche die durch einen Vitamin-K-Antagonisten verringerten Gerinnungsfaktoren II, VII, IX und X enthalten. Am Operationstag wird das Heparin pausiert. Je nach Blutungsrisiko wird ab dem 2.–3. postoperativen Tag wieder mit Cumarinen begonnen, nach Erreichen des erwünschten INR wird das Heparin abgesetzt.
- **Thrombozytenaggregationshemmer:** Acetylsalicylsäure soll bei Patienten mit KHK perioperativ nicht pausiert werden (erhöhtes Risiko myokardialer Ischämien!), ansonsten wird es 3 Tage vor dem Eingriff abgesetzt. Auch bei Clopidogrel ist das Blutungs- gegen das Ischämierisiko abzuwägen, bei hohem Blutungsrisiko wird es mindestens 5 Tage vor dem Eingriff pausiert (Ticagrelor 9 Tage, Prasugrel 7 Tage).
- **Glukokortikoide:** Bei chronischer Therapie oberhalb der Cushing-Schwelle und bei Substitutionstherapie bei Morbus Addison muss die Dosis erhöht werden, um eine Addison-Krise zu vermeiden.

> **LERNTIPP** !
>
> Prägen Sie sich ein, welche Medikamente der Patient auch am OP-Tag noch einnehmen darf und welche unbedingt pausiert werden müssen. Das IMPP fragt in diesem Zusammenhang sehr gerne nach dem Vorgehen bei Patienten, die Cumarine einnehmen. Merken Sie sich: Cumarine müssen perioperativ abgesetzt und die Patienten auf niedermolekulares Heparin umgestellt werden. Auch für rückenmarksnahe Punktionen gelten bestimmte Regeln (**Tab. 4.2**).

## Präoperative Untersuchungen

- **körperliche Untersuchung:** bei allen Patienten Auskultation von Herz und Lunge, Inspektion der peripheren Venen, Inspektion des Mund- und Rachenraums (Intubierbarkeit?) und Palpation der Pulse. Bei geplanter Regionalanästhesie Inspektion der entsprechenden Regionen. Außerdem: Körpergröße, -gewicht und -temperatur, Herzfrequenz und Blutdruckamplitude dokumentieren.

**Tab. 4.2** Zeitabstände zwischen der Gabe von Medikamenten zur Thromboembolieprophylaxe und rückenmarksnahen Punktionen oder Katheterentfernungen

| Medikament | letzte Gabe vor Punktion/Katheterentfernung | nächste Gabe nach Punktion/Katheterentfernung |
|---|---|---|
| UFH | 4 h (Prophylaxe) bzw. 4–6 h (Therapie) | |
| NMH | 12 h (Prophylaxe) bzw. 24 h (Therapie) | |
| Fondaparinux | 36–42 h | |
| Danaparoid | möglichst keine rückenmarksnahe Anästhesie | |
| Argatroban | 4 h | 2 h |
| Rivaroxaban | 22–26 h | 4–6 h |
| ASS (100 mg) | keine Pause notwendig | |
| Clopidogrel | 5 d | nach Katheterentfernung |
| Ibuprofen, Diclofenac | keine Pause notwendig | |
| Vitamin-K-Antagonisten | INR < 1,4 | nach Katheterentfernung |

- **radiologische Untersuchungen: Röntgen-Thoraxaufnahme** (p.-a. und seitlich, im Stehen, in maximaler Inspiration) bei kardiopulmonalen Auffälligkeiten, pulmonalen Beschwerden, Traumapatienten (v. a. bei Verletzungen im Thoraxbereich), thorakalen Eingriffen und Strumektomien.
- **EKG:** Indikationen sind eine auffällige Untersuchung oder Anamnese, bekannte Herzerkrankungen, Einnahme von Antiarrhythmika und kardiale Beschwerden.
- **Labor:** abhängig von Anamnese, klinischer Untersuchung, Lebensalter und geplantem Eingriff. Häufig bestimmt man Hämoglobin, Blutbild, Hämatokrit, $Na^+$, $K^+$, $Ca^{2+}$, Glukose, Kreatinin, Harnstoff und Gerinnungsstatus sowie vor abdominellen Eingriffen Bilirubin, γ-GT und AP. Vor größeren Eingriffen ist eine Blutgruppenanalyse mit Kreuzprobe indiziert.
- **Blutgasanalyse und Spirometrie:** sinnvoll vor kardiopulmonalen Eingriffen und bei pulmonalen Vorerkrankungen.

## Risikoeinschätzung

Das am häufigsten verwendete System zur präoperativen Risikoeinschätzung ist das **Scoring-System der ASA** (American Society of Anesthesiologists, **Tab. 4.3**), das dem Anästhesisten hilft, das Risiko der **perioperativen Letalität** (bis zum 7. postoperativen Tag) auszuloten.

Tab. 4.3 ASA-Klassifikation

| Stadium | Definition | Letalität |
|---|---|---|
| ASA 1 bzw. P1 | außer der Operationsindikation gesund | < 0,1 % |
| ASA 2 bzw. P2 | leichte Systemerkrankung (z. B. leichte Bronchitis, Adipositas, Varikosis, mäßige Hypertonie, gut eingestellter Diabetes mellitus) | < 0,5 % |
| ASA 3 bzw. P3 | schwere Systemerkrankung (z. B. erhebliche Anämie, manifeste Hyperthyreose, KHK, Z. n. Herzinfarkt, ausgeprägtes Lungenemphysem) | < 5 % |
| ASA 4 bzw. P4 | schwere Systemerkrankung mit konstanter Lebensbedrohung (z. B. dekompensierte Herz-, Lungen- oder Niereninsuffizienz, Schock) | < 25 % |
| ASA 5 bzw. P5 | moribunder Patient, Überleben ohne Operation innerhalb der nächsten 24 h unwahrscheinlich (z. B. fulminante Lungenembolie, Aortenruptur) | ca. 50 % |
| P6 | hirntoter Patient, der für die Organspende vorgesehen ist | 100 % |

### Auswahl des Anästhesieverfahrens

Es gibt verschiedene Anästhesiemöglichkeiten, wobei man prinzipiell zwischen einer Allgemein- und einer Regionalanästhesie unterscheidet (**Tab. 4.4**). Bei der Auswahl des richtigen Verfahrens sollte immer auf die **größtmögliche Patientensicherheit** geachtet und auf die **spezifischen Erfordernisse des Eingriffs** (z. B. Art, Lokalisation, Dauer und Dringlichkeit) eingegangen werden.

- Bei sehr kurzen Eingriffen (bis ca. 5 min) → konventionelle **Maskennarkose** (mit einer Larynxmaske sind Eingriffe über mehrere Stunden möglich).
- bei länger dauernden Thorax-, Abdomen- und 2-Höhlen-Eingriffen sowie bei Eingriffen in Bauchlage → **Intubationsnarkose**
- an der oberen Extremität → oft **Leitungs-** oder **Regionalanästhesie**
- **rückenmarknahe Regionalanästhesie** (z. B. Spinal- oder Periduralanästhesie) → bei vielen Operationen an den unteren Extremitäten, im Unterbauch (z. B. Sectio caesarea) und in der Leistenregion (vorteilhaft v. a. bei Patienten mit kardiopulmonalen Vorerkrankungen).
- **verwirrte Patienten** → Allgemeinanästhesie
- bei **laparoskopischen Operationen** → Allgemeinanästhesie mit Intubationsnarkose wegen der Notwendigkeit einer Muskelrelaxierung (Pneumoperitoneum!).

### Prämedikation

Unter Prämedikation versteht man die präoperative Gabe (z. B. am Vorabend der Operation) von Medikamenten zur Unterstützung oder Vorbereitung der eigentlichen Narkose. Reflexe und Kooperationsfähigkeit des Patienten sollen erhalten bleiben. Sie wird v. a. durchgeführt zur:

- **Anxiolyse** (Stressreduktion, verbesserte Kooperationsfähigkeit, verminderte Kortisolausschüttung)
- **vegetativen Dämpfung** (Herz-Kreislauf-Stabilisierung, Reduktion der Magensaftproduktion)
- **anterograde Amnesie**.

Häufig eingesetzte Medikamente sind Benzodiazepine (Vorsicht bei Patienten mit COPD), Neuroleptika, Antihistaminika, Para-

sympatholytika, Clonidin, 5-HT$_3$-Antagonisten, Protonenpumpeninhibitoren, Opioide, β-Blocker sowie evtl. Medikamente zur Endokarditisprophylaxe. Patienten mit Schädel-Hirn-Trauma, respiratorischer oder kardialer Insuffizienz oder im Schockzustand sollten präoperativ nicht sediert werden.

**PRÜFUNGSHIGHLIGHTS**

- **!** **Medikation:** Cumarine müssen perioperativ abgesetzt und die Patienten auf niedermolekulares Heparin umgestellt werden.
- **!** Bei sehr dringender OP-Indikation erhalten Patienten mit Cumarintherapie **präoperativ PPSB**.
- **!!** Bei **laparoskopischen Operationen** (wie z. B. einer laparoskopischen Cholezystektomie mit Anlage eines Pneumoperitoneums) ist eine Allgemeinanästhesie mit Intubationsnarkose notwendig.

### 4.3.3 Antibiotikaprophylaxe

Die Antibiotikaprophylaxe in der Chirurgie dient der Verhinderung von Infektionen im Zuge der Operation. Sie ist Standard bei **kontaminierten Eingriffen** (Eingriffe am Darm) und Implantationen von **Prothesen** (Gelenkersatz).

Idealerweise wird das Antibiotikum bei der Narkoseeinleitung als sog. **Single-Shot-Prophylaxe** gegeben, damit es bereits vor dem Schnitt im Gewebe vorliegt (**Cave:** Insbesondere bei Vorgehen unter Blutsperre/Blutleere auf eine frühzeitige Applikation achten!). Je nach Halbwertszeit muss bei längeren Operationen auch eine 2. Injektion in Erwägung gezogen werden. Ziel ist es, einen konstanten Wirkungsspiegel im Gewebe über die gesamte Zeit der Operation zu halten. Möchte man ein anfälliges Operationsgebiet über einen längeren Zeitraum schützen, kann man eine lokale Antibiose mithilfe von **Depotpräparaten** (z. B. Ketten, Zusätze zu Knochenzement) durchführen.

Die Wahl des geeigneten Medikaments orientiert sich an den häufigsten (nosokomialen) Erregern und dem Operationsgebiet. In der Regel werden **Cephalosporine** der 1. und 2. Generation und/oder **Amoxicillin/Clavulansäure** appliziert. Eine **Endokarditisprophylaxe** (Einzeldosis 2 g Amoxicillin 30–60 min vor dem Eingriff) wird nur bei Patienten mit erhöhtem Endokarditisrisiko (z. B. Personen mit künstlichem Klappenersatz, vorausgegangener infektiöser Endokarditis) vor blutigen zahnärztlichen Eingriffen empfohlen (z. B. vor Manipulationen an der Gingiva und der periapikalen Zahnregion wie Zahnsteinentfernungen sowie bei Perforationen der oralen Mukosa).

### 4.3.4 Thromboseprophylaxe

**LERNTIPP**   **!**

Im Frühjahr 2020 legte das IMPP einen Schwerpunkt auf die Thromboseprophylaxe – auch hinsichtlich des Umgangs mit schwierigen Patienten und Leitlinienempfehlungen!

Abhängig von der Art und Dauer des Eingriffs, dem Alter des Patienten und individuellen Risikofaktoren (Wells-Score, s. Skript Gefäße) ergibt sich ein vorbestehendes Thromboserisiko. Generell gilt: je älter der Patient und je länger die Operation, desto höher das Risiko. Bei Eingriffen an Hals und Gesicht ist das Risiko geringer als bei orthopädischen und traumatologischen Operationen an der unteren Extremität (**Tab. 4.5**).

Tab. 4.4 **Überblick über die verschiedenen Narkoseverfahren**

| Narkoseverfahren | Indikation | Prinzip | weitere Bemerkungen |
|---|---|---|---|
| **Allgemeinanästhesie** | | | |
| **Intubations-narkose**[1] | erhöhte Aspirationsgefahr, pulmonale Erkrankungen, laparoskopische Eingriffe | endotracheale Intubation | sicherster Aspirationsschutz |
| ▪ balancierte Narkose | langdauernde Thorax-, Abdomen- und 2-Höhlen-Eingriffe, Eingriffe in Bauchlage | kombinierter Einsatz von Injektions- (z. B. Propofol, Etomidat) und Inhalationsanästhetika (z. B. Desfluran), hochpotenten Opioiden (z. B. Fentanyl), Muskelrelaxanzien (z. B. Suxamethomium, Mivacurium) und evtl. Benzodiazepinen oder Neuroleptika | Verringerung der Einzeldosen und damit auch der NW durch die kombinierte Anwendung, gezielte Bolusgabe zur situativen Anpassung der Narkosetiefe |
| ▪ totale intravenöse Anästhesie | lange OP-Dauer, Patient soll postoperativ schnell erwachen | Applikation mittels Perfusor, um konstante Plasmaspiegel zu erreichen, Verwendung von Wirkstoffen mit kurzer HWZ (Hypnotikum: Propofol, Opioid: Remifentanil, Muskelrelaxans: Mivacurium) | gute Steuerbarkeit! |
| **Maskennarkose** | | | |
| ▪ mittels Gesichtsmaske (konventionelle Maskennarkose) | nüchterner Patient, OP-Dauer < 5 min und OP in Rückenlage (z. B. Abszessspaltung) | Einlage eines Guedel-Tubus, Einleitung mittels i. v.-Hypnotikum (Propofol) sowie Opioid, Weiterführung mittels Inhalationsnarkotikum | Gefahr: Aspiration, Eigenatmung bleibt erhalten (→ kein Muskelrelaxans) |
| ▪ mittels Larynxmaske | nüchterner Patient, Alternative zur endotrachealen Intubation | blindes Einführen der Larynxmaske bei überstrecktem Kopf bis in den tiefen Hypopharynx, Aufblasen des Cuffs (umschließt Larynxeingang), Narkoseeinleitung wie bei konventioneller Maskennarkose | relativ guter Aspirationsschutz Unterschied zur konventionellen Maskennarkose: Dauer bis zu 3 h, Eingriffe in Bauch- und Seitenlage sowie maschinelle Beatmung möglich |
| **Regionalanästhesie** | | | |
| Oberflächen-anästhesie | diagnostisch (z. B. Laryngoskopie) oder therapeutisch (z. B. Katarakt-OP) | Applikation eines Lokalanästhetikums (Spray, Tropfen oder Salbe) | – |
| Infiltrations-anästhesie | Eingriffe der „kleinen" Chirurgie (z. B. Wundversorgung, Abszessdrainage) | Applikation eines Lokalanästhetikums inkl. Vasokonstriktor (s. c., intradermal oder i. m.) | abgeschwächte Wirksamkeit bei Infiltration in entzündliche Stellen |
| periphere Leitungsanästhesie | lokale Eingriffe mit Blockade einzelner Nerven, des Plexus brachialis (OP an Schulter, Oberarm, Schlüsselbein) oder des Plexus lumbosacralis (z. B. Oberschenkel, Bein) | Lokalanästhetikum wird in die Nähe eines Nervs bzw. Nervenplexus gebracht und unterbricht sensible (bei hohen Dosen auch motorische) Weiterleitung von Aktionspotenzialen distal der Punktionsstelle | – |
| Spinalanästhesie | OP der unteren Extremität, des Genital- und Perianalbereichs und des unteren Abdomens (Sectio caesarea), bei Kathetereinsatz auch längere OPs und postoperative Schmerztherapie | Einbringen eines Lokalanästhetikums nach Lumbalpunktion (LWK 3–4) in den Subarachnoidalraum | rascher Anästhesieeintritt |
| Periduralanästhesie (PDA) | wie Spinalanästhesie, inkl. Einsatz in der Geburtshilfe | Einbringen eines Lokalanästhetikums in den Epiduralraum über eine Tuohy-Nadel, Punktionshöhe abhängig vom Eingriff: thorakal BWK 4–8, lumbal LWK 3–4. | Wirkeintritt erst nach 20–30 min höhere Dosis notwendig, da Lokalanästhetikum z. T. über den Venenplexus (systemische NW) und die Foramina intervertebralia (paravertebraler Nervenblock) verloren geht |
| Kaudalanästhesie | chirurgische Eingriffe unterhalb des Bauchnabels bei Kindern (z. B. Zirkumzision) | Applikation des Lokalanästhetikums in den Periduralraum über den Hiatus sacralis | Einsatz v. a. in der Kinderchirurgie |

[1] Bei erwartet schwierigen Intubationsbedingungen (z. B. eingeschränkte Beweglichkeit der HWS) ist die fiberoptische Intubation indiziert. Der Tubus wird dabei über ein fiberoptisches (flexibles) Endoskop gestülpt und meist nasal bis zur Trachealbifurkation vorgeschoben.

**Tab. 4.5** Perioperatives Thromboserisiko

| Risiko | Eingriff |
|---|---|
| niedrig | kurze Eingriffe < 45 min, unkomplizierte Operationen an der oberen Extremität, keine persönlichen Risikofaktoren* |
| mittel | kurze Eingriffe < 45 min (mit persönlichen Risikofaktoren*), allgemeinchirurgische Eingriffe > 45 min (keine persönlichen Risikofaktoren*), Immobilisierung der unteren Extremität |
| hoch | Polytrauma, Operationen an Wirbelsäule, Becken, Hüfte, Knie, große Operationen an Bauch oder Thorax, Operationen mit mittlerem Risiko und zusätzlichen persönlichen Risikofaktoren*. Z. n. Lungenembolie oder Thrombose |

*persönliche Risikofaktoren: Immobilität, Rauchen, Schwangerschaft, Einnahme von oralen Kontrazeptiva, Übergewicht, Alter > 60 Jahre, akute Infektionen, Z. n. Thromboembolie, Thrombophilie, Malignome

**PRAXIS** Jeder Patient, der älter als 16 Jahre ist und das Risiko einer Thrombose aufweist, erhält eine medikamentöse Prophylaxe.

Die chirurgische Thromboseprophylaxe ruht auf 2 Säulen:
- **physikalische Maßnahmen:** frühzeitige Mobilisierung (→ Aktivierung der Muskulatur) und Kompressionsstrümpfe („Kann-Maßnahme" laut aktuellen AWMF-Leitlinien 2013, in der Praxis jedoch sehr häufig)
- **medikamentöse Behandlung:** perioperative (also bereits präoperativ damit beginnen) Gabe von **niedermolekularem Heparin** (gewichts- und risikoadaptiert). Alternativen zu NMH sind unfraktioniertes Heparin (UFH), Fondaparinux, Argatroban, Danaparoid sowie die neuen oralen Antikoagulanzien wie Rivaroxaban. **Tab. 4.6** gibt eine Übersicht über die verschiedenen Antikoagulanzien.
- Mit Phenprocoumon antikoagulierte Patienten werden perioperativ gewichtsadaptiert auf niedermolekulares Heparin (NMH) umgestellt. Bei einem Quick-Wert von 50 % bzw. einer INR < 1,5 kann operiert werden. Am Morgen der Operation wird die

**Tab. 4.6** Übersicht über die verschiedenen Antikoagulanzien

| | Indikation | Wirkmechanismus | Dosierung | Kontrolle |
|---|---|---|---|---|
| NMH | peri- und postoperative Prophylaxe (Mittel der Wahl) und Therapie | selektive Inaktivierung von Faktor Xa (in geringem Maß auch von Thrombin) | (Beispiel Enoxaparin): geringes/mittleres Risiko: 1 · 20 mg s. c., hohes Risiko: 1 · 40 mg s. c. (Prophylaxe) bzw. 2 · 1 mg/kg s. c. (Therapie) | Thrombozytenzahl, Anti-Xa-Aktivität bei Niereninsuffizienz, Kindern und Schwangeren |
| UFH | Prophylaxe (low dose) und Therapie (high dose) | Inaktivierung von Thrombin und Faktor Xa | • Prophylaxe: 5000–7000 IE alle 8–12 h s. c. <br>• Therapie akuter Myokardinfarkt: 5000 IE als Bolus i. v., dann max. 1000 IE/h i. v. <br>• Therapie der LE: initial 5000–10 000 IE als Bolus i. v., dann 300–600 IE/kg KG/d | Thrombozytenzahl, aPTT bei Therapie |
| Fondaparinux | Prophylaxe und Therapie | selektive Inaktivierung von Faktor Xa | • Prophylaxe: 1 · 2,5 mg/d s. c. <br>• Therapie TVT, Lungenembolie: 1 · 7,5 mg/d s. c. (bis INR 2,0–3,0, mind. jedoch 5 d) <br>• NSTEMI ohne PCTA: 1 · 2,5 mg/d s. c. <br>• STEMI mit Lyse oder konservatives Vorgehen: 1 · 2,5 mg i. v., dann 1 · 2,5 mg/d s. c. | anti-Faktor-Xa-Aktivität |
| Argatroban | Antikoagulation bei HIT II | direkte Inaktivierung von Thrombin | 2 µg/kg/min i. v. | aPTT |
| Danaparoid | Prophylaxe und Antikoagulation bei HIT II oder Heparinunverträglichkeit | Heparinoid | • Prophylaxe akute HIT II (ohne Thromboembolie): 2–3 · 750 IE s. c. (wenn ≤ 90 kg), 2–3 · 1250 IE s. c. (wenn > 90 kg), jeweils für 7–10 d <br>• Therapie HIT II (mit frischer Thromboembolie): 2500 IE i. v. als Bolus, dann: 400 IE über 4 h, 300 IE über 3 h, anschließend Erhaltungsdosis 100–200 IE/d i. v. über 5–7 d | Anti-Faktor-Xa-Aktivität |
| neue orale Antikoagulanzien (Beispiel Rivaroxaban) | Thromboembolieprophylaxe nach Hüft- bzw. Knie-TEP, Therapie der TVT, Vorhofflimmern | selektiver, direkter Xa-Inhibitor | • Prophylaxe nach Totalendoprothese (TEP): 1 · 10 mg/d p. o. <br>• TVT (Therapie): 2 · 15 mg/d für 3 Wochen, dann 1 · 20 mg/d p. o. <br>• Vorhofflimmern: 1 · 20 mg/d p. o. | keine regelmäßigen Gerinnungskontrollen |
| Phenprocoumon | Thromboembolieprophylaxe, TVT, Lungenembolie, Klappenfehler bzw. -ersatz | Hemmung der Vitamin-K-abhängigen Gerinnungsfaktoren (II, VII, IX, X) | • 1. Tag: 2–3 Tabletten (1 Tabl. ≙ 3 mg) <br>• 2. Tag: 2 Tabletten <br>• 3. Tag: Dosis abhängig vom INR (INR < Zielbereich: 1½ Tabletten; INR = Zielbereich: 1 Tablette; INR > Zielbereich: ½ Tablette; INR > 4,5: Pausieren) <br>• Erhaltungsdosis, wenn INR eingestellt ½–1½ Tabletten | Therapiekontrolle über INR (bzw. Quick) |

NMH-Gabe kurzzeitig unterbrochen und am Abend wieder begonnen. Ab dem 2.–3. Tag kann in Abhängigkeit vom Blutungsrisiko wieder Phenprocoumon angesetzt werden. Nach Erreichen der Ziel-INR wird das NMH wieder abgesetzt. Alternativen zu NMH sind Fondaparinux oder Danaparoid (v. a. bei HIT II).

---

**PRÜFUNGSHIGHLIGHTS** ✗

- !! Eine allgemeine **perioperative Antibiotikagabe** ist bei **infektionsgefährdenden Eingriffen**, z. B. am Darm, indiziert.
- !! Patienten mit erhöhtem Thromboserisiko sollten **perioperativ niedermolekulares Heparin** zur **Thromboseprophylaxe** erhalten.
- ! Mit Phenprocoumon behandelte Patienten werden **perioperativ** auf **niedermolekulare Heparine (NMH) umgestellt**.
- ! **Alternativen** zu NMH sind **Danaparoid** oder **Fondaparinux**.

---

## 4.4 Im Operationssaal

### 4.4.1 Lagerung im OP

Nach der stationären Patientenvorbereitung (Ablegen von Schmuck, Anziehen spezieller Operationsbekleidung, anästhesiologische Prämedikation usw.) wird der Patient der Anästhesie übergeben. Ist die Einleitung der Narkose beendet, wird der Patient im eigentlichen Operationssaal auf den Eingriff vorbereitet.

Der erste Schritt ist die **korrekte Lagerung**. Ziel ist ein optimaler Zugang zum Operationsbereich mit guter Erreichbarkeit aller Instrumente und Geräte, wobei gleichzeitig einige Faktoren zum Schutz des Patienten beachtet werden müssen: Körperpartien, die prädisponiert für Lagerungsschäden sind, müssen gepolstert und geschützt werden. Beispielsweise birgt eine dauerhafte Abduktion des Armes über 90° die Gefahr einer Plexus-brachialis-Überdehnung; ein ungepolsterter Ellenbogen kann zu einer N.-ulnaris-Läsion führen. Die gesamte Lagerung muss immer durch Gurte und Stützen gesichert werden.

Die Lagerung wird forensisch als Teil der Operation verstanden. Regressansprüche verantworten Chirurg und Anästhesist, je nachdem, ob ein lagerungsbedingter Schaden als Folge eines chirurgischen oder anästhesiologischen Lagerungsmanövers begründbar ist.

Die wichtigsten Lagerungen sind:

- **Rückenlagerung:** die häufigste Lagerung bei viszeralchirurgischen Eingriffen. Übermäßige Reklination des Kopfes muss vermieden werden!
- **Seitlagerung:** bei Thorax- oder retroperitonealen Niereneingriffen. Die dem Tisch aufliegende Axilla muss besonders gepolstert werden!
- **Steinschnittlagerung:** bei gynäkologischen, perianalen und perinealen Eingriffen. Der Patient liegt auf dem Rücken, Beine in Hüfte und Knie um 90° gebeugt und in Beinhaltern gelagert. **Cave:** Gefahr einer Peroneuslähmung, darum Polsterung des Fibulaköpfchens! Bei Patienten mit einer pAVK sollte eine längere Steinschnittlagerung vermieden werden (**Cave:** Kompartmentsyndrom am Unterschenkel).
- **Bauchlagerung:** wird insgesamt seltener angewendet, z. B. bei Zugang zu Rektum, Wirbelsäule oder der unteren Extremität. Kopf und Becken müssen mit Schaumstoffpolstern geschützt werden.
- **Strumalagerung:** Anwendung in der Schilddrüsenchirurgie. Der Kopf des Patienten wird rekliniert (**Cave:** Vorsicht bei eingeschränkter Mobilität in der HWS!).

### 4.4.2 Sterilität

**DEFINITION**
- **Asepsis:** absolute Keimfreiheit (Sterilisation)
- **Antisepsis:** Keimreduktion (Desinfektion).

Man unterscheidet **aseptische** (sterile) Eingriffe (z. B. Schilddrüse), **kontaminierte** Eingriffe (z. B. Kolonchirurgie) und **septische** Eingriffe (Abszessspaltung).

**Desinfektion des Operationsgebiets:** Die Desinfektion des Operationsgebiets erfolgt nach der Lagerung des Patienten. Das Desinfektionsmittel (s. u.) trägt man bei aseptischen Eingriffen in mehreren Durchgängen kreisförmig oder gerade von innen nach außen auf, dabei darf man nicht vom Rand wieder in den bereits desinfizierten Bereich zurückstreichen. Bei jedem Durchgang jeweils einen Randbereich aussparen, um die Desinfektion nicht zu beeinträchtigen. Anschließend wird der Patient mit sterilen Tüchern abgedeckt. Bei septischen Eingriffen (infizierte Wunden) wischt man in die umgekehrte Richtung (von außen nach innen).

**Antiseptische Lösungen:**

- **Iod** ist bakterizid, virizid und fungizid. Der Wirkungsmechanismus ist unbekannt, vermutet wird eine toxische Wirkung über Denaturierung bakterieller Eiweiße. Reine Iodtinktur (Tinctura iodi) wird aufgrund lokaler Toxizität nicht mehr als Antiseptikum verwendet.
- **Polyvinylpyrrolidon (= PVP)-Iod:** An PVP gebundenes Iod wird langsam aus einem Depot abgegeben. In 10 %iger Verdünnung liegt PVP-Iod als wässrige Lösung oder Salbe (z. B. Betaisodona) vor. Bei der Desinfektion des Operationsfeldes wird es in höheren Verdünnungen (1:5–1:100) als alkoholische Lösung angewendet.

**Kontraindikationen** für die Anwendung iodhaltiger Antiseptika sind eine bekannte Iod-Überempfindlichkeit, Hyperthyreose sowie die Anwendung bei Neugeborenen (Schilddrüsenfunktionsstörungen!). Bei diesen Patienten sollte man auf quartäre Ammoniumverbindungen, halogenierte Verbindungen oder Phenolderivate ausweichen.

**Händedesinfektion:** Die Händedesinfektion ist ein wichtiger Bestandteil der täglichen Arbeit in einer Klinik und essenziell für die Verhinderung nosokomialer Infektionen.

- Die **hygienische Händedesinfektion** wird nach jedem Kontakt mit Patientensekret (Sputum, Blut, Ausscheidungen usw.) oder infektiösem Material durchgeführt: Reinigung mit einem alkoholischen Desinfektionsmittel (mindestens 30 s). Starke Verschmutzung wäscht man vorher mit Seife ab. Diese Maßnahme dient der Reduktion der **transienten Hautflora** aus Kontakt- und Anflugkeimen.
- Die **chirurgische Händedesinfektion** sollte je nach Desinfektionsmittel 3–5 min dauern. Bei der ersten Desinfektion werden die Fingernägel zunächst mit einer Bürste und Seife gereinigt, anschließend Vorwaschung von Händen und Unterarmen bis zur Ellenbeuge mit einer Waschlotion und Wasser. Die Hände dann mit Einmalhandtüchern abtrocknen. Um eine korrekte Desinfektion zu gewährleisten, gilt es einige Punkte zu beachten: Den Hebel des Spenders betätigt man nur mit dem Ellenbogen, Hände und Unterarme desinfiziert man schrittweise (zuerst Hände und Unterarme, dann Hände und untere $2/3$ der Unterarme, abschließend Hände und unteres Drittel der Unterarme). Die Hände sind bei der ganzen Prozedur über Ellenbo-

genniveau und mit genügend Abstand vom Körper wegzuhalten. Die chirurgische Händedesinfektion dient der Reduktion sowohl der **transienten Hautflora** als auch der **residenten Hautflora**. Bei korrekt durchgeführter Desinfektion wird die residente Hautflora um 99,99 % reduziert.

**Antiseptische Lösungen:**

- **Alkohole:** Ethanol, n-Propanol oder Isopropanol in 60–90 %iger Lösung. Die meisten Präparate kombinieren den Alkohol mit einem weiteren Antiseptikum (z. B. mit PVP-Iod oder Chlorhexidin). Die Lösung wirkt bakterizid, fungizid und virizid, ist jedoch unwirksam gegen Bakteriensporen!
- **Ethacridinlactat** (z. B. Rivanol) wird aufgrund rascher Diffusion durch das Gewebe häufig bei Infektionen knapp unter der Körperoberfläche verwendet (Insektenstiche, Thrombophlebitis, phlegmonöse Prozesse). Es wirkt gegen Strepto- und Staphylokokken, Chlamydien, Pilze und Protozoen.
- **Octenidindihydrochlorid** (z. B. Octenisept) wird bei der antiseptischen Wundbehandlung eingesetzt, aber auch zur Desinfektion bei kurzen Eingriffen, z. B. Urethrakatheteranlage, Eingriffe im Anogenitalbereich. Es wirkt bakterizid, virizid und fungizid.
- **Taurolidin** (z. B. Taurolin): Anwendung z. B. als Instillation nach Herdsanierung bei Peritonitis. Taurolidin wirkt bakterizid und fungizid. Außerdem kann es frei werdende Bakterientoxine inaktivieren.

**Cave:** Octenidin und Taurolidin sollten nicht mit PVP-Iod gemischt werden. Octenidin und PVP-Iod können braunviolette Verfärbungen auf der Haut bilden. Taurolidin reagiert mit PVP-Iod unter Bildung von Ameisensäure (→ Azidosegefahr).

### 4.4.3 Instrumente

**Instrumente zur Gewebedurchtrennung:** Bei weicherem Gewebe finden **Schere, Skalpelle**, Ultraschalldissektoren und elektrische Hochfrequenzmesser Anwendung. Ein **Ultraschalldissektor** arbeitet mit einer in Schwingung versetzten Klinge. Hierdurch werden mit mechanischer Energie weiche Gewebe (z. B. Leber) durch Aufspaltung von Wasserstoffbrücken zerstört. Kanalikuläre Strukturen bleiben unbeschädigt. Das **elektrische Hochfrequenzmesser** arbeitet entweder **monopolar oder bipolar** (Diathermie). Beide Verfahren arbeiten mit thermischer Energie, die durch Proteindenaturierung Gewebe zerstört. Bei der monopolaren Anwendung wird eine Neutralelektrode vor der Operation auf die Haut des Patienten aufgeklebt, da der hochfrequente Strom über das Messer durch den Patienten fließt. Bei der bipolaren Schere fließt der Strom nicht durch den Patienten, sondern wird über die zweite Seite der Schere oder Pinzette abgeleitet. Die Anwendung elektrischer Schneidewerkzeuge ist insgesamt blutschonend, da kleine Blutgefäße bei Durchtrennung des Gewebes sofort verschlossen werden.

Für Knochen und harte Gewebestrukturen stehen **Sägen, Schneidezangen** und **Knochenmeißel** zur Verfügung.

**Fassende oder statische Halteinstrumente:** In die Gruppe der **fassenden Halteinstrumente** gehören Pinzetten, Klemmen und Zangen. Üblicherweise unterscheidet man zwischen **anatomischen, chirurgischen** und **atraumatischen** Pinzetten. Repositions- und Knochenhaltezangen werden bei der Osteosynthese angewendet. Klemmen werden zur Ligatur oder Abklemmung von Gefäßen, Fixierung von Gewebe oder Bauchtüchern eingesetzt.

**Statische Halteinstrumente** sind Haken und große Halter, mit deren Hilfe freie Sicht auf den Operationssitus gewährleistet wird.

**Instrumente zur Blutstillung:** Siehe unten.

**Gewebevereinigung:** Siehe Abschnitt Chirurgischer Naht- und Wundverschluss (S. 42).

## 4.4.4 Operationstechniken

### Schnittführung

Ein chirurgischer Schnitt sollte gewebeschonend angesetzt werden und daher möglichst kurz sein, gleichzeitig allerdings auch einen guten Überblick über das Operationsfeld ermöglichen.

Um das Entstehen einer auffälligen, starren Narbe (Keloid, Kontraktur) zu verhindern, muss die Schnittführung in **Richtung der Hautspaltenlinien** (Langer-Linien, **Abb. 4.1**) erfolgen. Hierdurch verhindert man Zugspannung auf die Narbe und die Wundränder lassen sich spannungsfrei adaptieren. Die Narbenbildung hängt allerdings immer auch von individuellen Faktoren ab (z. B. Adipositas, hormonell-metabolische Faktoren). An Gelenken wird zickzackförmig geschnitten, um Kontrakturen zu vermeiden (niemals senkrecht zur Gelenkachse!). Anschließend erfolgt ein möglichst spannungsfreier Wundverschluss bei sauberen Wundverhältnissen.

Die Schnittführungen und Zugangswege in der Viszeral- und Thoraxchirurgie sind in **Abb. 4.2** dargestellt.

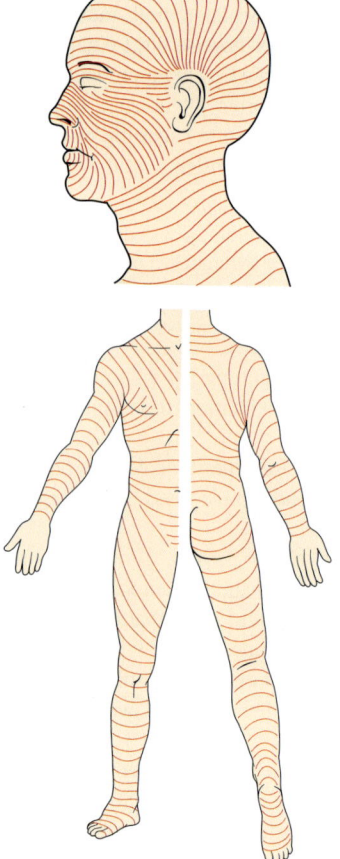

**Abb. 4.1 Hautspaltlinien.** [aus Schumpelick et al., Kurzlehrbuch Chirurgie, Thieme, 2010]

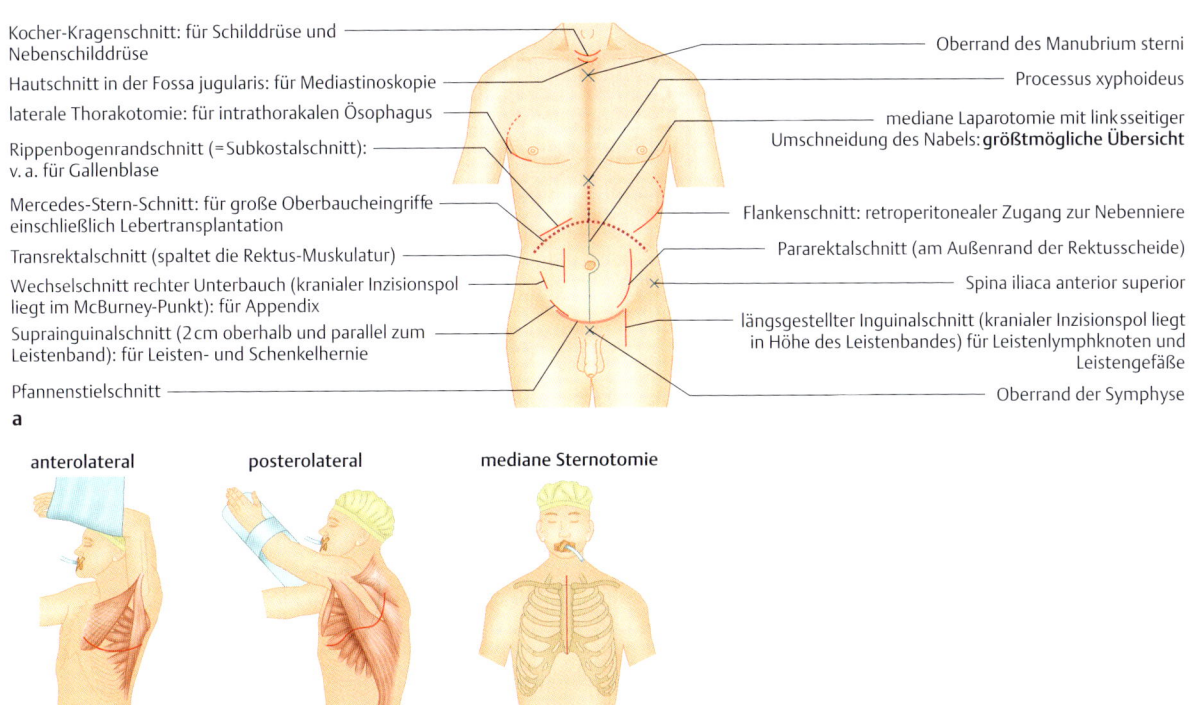

Kocher-Kragenschnitt: für Schilddrüse und Nebenschilddrüse

Hautschnitt in der Fossa jugularis: für Mediastinoskopie

laterale Thorakotomie: für intrathorakalen Ösophagus

Rippenbogenrandschnitt (=Subkostalschnitt): v. a. für Gallenblase

Mercedes-Stern-Schnitt: für große Oberbaucheingriffe einschließlich Lebertransplantation

Transrektalschnitt (spaltet die Rektus-Muskulatur)

Wechselschnitt rechter Unterbauch (kranialer Inzisionspol liegt im McBurney-Punkt): für Appendix

Suprainguinalschnitt (2 cm oberhalb und parallel zum Leistenband): für Leisten- und Schenkelhernie

Pfannenstielschnitt

Oberrand des Manubrium sterni

Processus xyphoideus

mediane Laparotomie mit linksseitiger Umschneidung des Nabels: **größtmögliche Übersicht**

Flankenschnitt: retroperitonealer Zugang zur Nebenniere

Pararektalschnitt (am Außenrand der Rektusscheide)

Spina iliaca anterior superior

längsgestellter Inguinalschnitt (kranialer Inzisionspol liegt in Höhe des Leistenbandes) für Leistenlymphknoten und Leistengefäße

Oberrand der Symphyse

**a**

anterolateral          posterolateral          mediane Sternotomie

**b**

Abb. 4.2 **Zugangswege. a** In der Viszeralchirurgie. **b** In der Thoraxchirurgie. [aus Hirner, Weise, Chirurgie, Thieme, 2008]

## Blutstillung

Bei isolierter Blutung aus einem Gefäß wird eine sog. **Ligatur** durchgeführt. Man greift das entsprechende Gefäß mit einer Klemme und verschließt es mit einem Faden. Lässt es sich nicht gut isolieren (z. B. bei Parenchymblutung), nimmt man mittels **Umstechungsligatur** umliegendes Gewebe in die Ligatur auf und stoppt die Blutung so durch indirekte Kompression. Durch **Diathermie/Elektrokoagulation** (s. o.) können kleinere Gefäßstümpfe verödet werden.

Diffus blutende Flächen werden unter Kompression mit Gaze bedeckt. Diese **Tamponade** wird noch verstärkt, wenn die Gaze mit prothrombotischen Pharmaka präpariert ist. Intraabdominell werden zur Vorbeugung einer Rezidivblutung manchmal (absichtlich!) **Bauchtücher** belassen. Diese erkennt man in der postoperativen Bildgebung an den in den Bauchtüchern eingenähten linearen röntgendichten Streifen.

## Punktion/Biopsie

Zur Beurteilung der Dignität von malignomverdächtigen Arealen stehen verschiedene bioptische Verfahren bereit:
- Feinnadelpunktion (es werden lediglich Zellen für eine Zytologie gewonnen)
- Stanzbiopsie
- offene Biopsie.

Bei der Stanzbiopsie werden ganze Gewebezylinder entnommen, die offene Biopsie wird bei frustranem Verlauf der beiden ersten Verfahren angewendet.

Je nach Verdachtsdiagnose kann eine Biopsie auch kontraindiziert sein, wenn die Gefahr von Stichkanalmetastasen, Verletzung von Nachbarorganen oder Blutgefäßen gegeben ist! Eine weitere wichtige Kontraindikation – beispielsweise für perkutane Leber- oder Nierenbiopsien – besteht bei einer erhöhten Blutungsneigung: verlängerte Prothrombinzeit, Thrombozytopenie (< 50/nl), Einnahme von ASS innerhalb der letzten 7 Tage. Biop-

sien und Punktionen sollten grundsätzlich nur bei therapeutischen Konsequenzen erfolgen. Näheres zur Gewebeentnahme s. Skript Pathologie.

## 4.4.5 Einlegen von Kathetern, Sonden und Drainagen

### Drainagen

Drainagen sorgen postoperativ für den Abfluss von Wundsekret. Des Weiteren erlauben sie auch eine Einschätzung möglicher postoperativer Komplikationen (z. B. Blutung, Infekt, Anastomoseninsuffizienz).

- **Gummilaschen-Drainagen** werden nach operativer Spaltung tiefer Weichteilinfektionen verwendet; Sekret fließt über eine Drainage in einen Mullkompressenverband.
- **Easy-Flow-Drainagen:** Die Drainage besteht aus weichem Silikon und wird in einen auf die Haut geklebten Beutel geleitet (Beutelwechsel).
- **Redon-Drainagen** bilden ein geschlossenes System, das Wundsekret in angeschlossene Unterdruckflaschen absaugt. Lage i. d. R. subkutan.
- **Robinson-Drainagen** arbeiten ohne Sog nach dem Schwerkraftprinzip. Einlage nach Eingriffen in der Bauchhöhle.
- **Bülau-Drainagen** (s. u.) sind mit kontrolliertem Sog ausgestattet und werden in den Pleuraspalt eingeführt.

### Thoraxdrainage

**Synonym:** Pleuradrainage

**Bülau-Drainage:** Sie dient zur Entlastung eines Hämato- oder Pneumothorax. Nach Lokalanästhesie und Desinfektion erfolgt bei Pneumothorax die Inzision am Oberrand der Rippe des 3.–5. ICR in der vorderen Axillarlinie (Gefäße und Nerven verlaufen unter der Rippe), bei Hämatothorax dorsolateral und tiefer (5.–7. ICR).

Anschließend wird stumpf mit Finger und Schere bis in den Pleuraraum präpariert (**Abb. 4.3**) und die Drainage in den Pleuraraum vorgeschoben. Nach Fixation und Wundverschluss verbindet man die Drainage mit einem <mark>Wasserschloss, um das Eindringen von Luft in den Pleuraraum ventilartig zu verhindern.</mark> Zudem wird <mark>über einen Sog ein Unterdruck von ca. –20 cm Wassersäule</mark> aufgebaut, wodurch dann das Wasserschloss eigentlich unerheblich wird und nur mehr Sicherungszwecken dient (**Abb. 4.4**). Wenn sich die Lunge ausgedehnt hat und nach Abklemmen der Drainage kein Rezidiv auftritt, wird sie wieder gezogen.

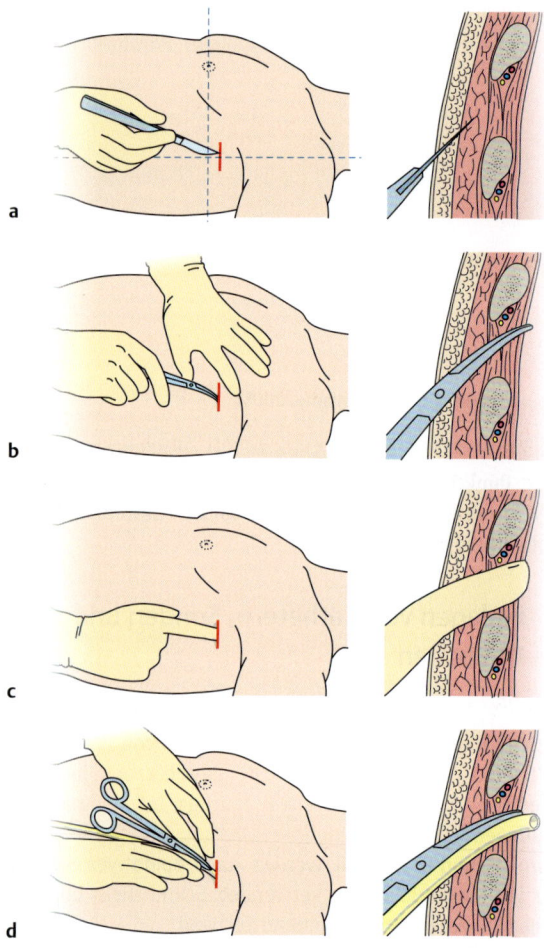

a

b

c

d

**Abb. 4.3 Legen einer Thorax-Drainage.** Erläuterung s. Text. [aus Hinkelbein, Genzwürker, Notfallmedizin kompakt, Thieme, 2011]

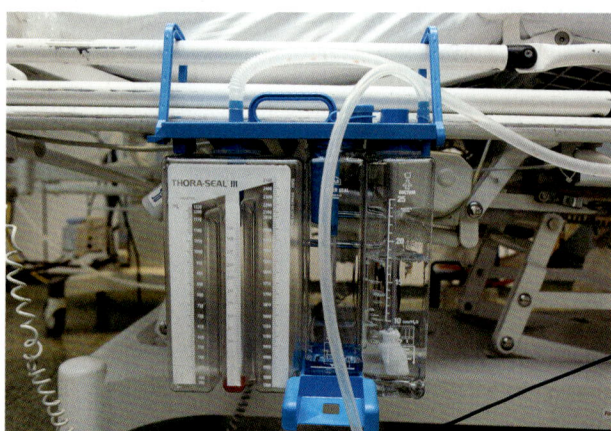

**Abb. 4.4 Saugkanistersystem mit Wasserschloss.** (Foto: K. Oborny, Thieme Gruppe)

**Komplikationen** sind Verletzungen von Lunge (Gefahr von Fisteln), Herz, Nerven (evtl. mit persistierendem Taubheitsgefühl über der Einstichstelle), Gefäßen und Abdominalorganen (Leber und Milz). Gerinnungshemmende Medikamente sollten rechtzeitig vor dem Eingriff abgesetzt werden.

**Monaldi-Drainage:** Die Monaldi-Drainage erfolgt zur notfallmäßigen Entlastung eines Spannungspneumothorax. Hierzu wird der 2. ICR in der Medioklavikularlinie mit einem großlumigen Zugang punktiert.

> **LERNTIPP**                                                    !
>
> Merken Sie sich die unterschiedlichen Zugangswege:
> – **2. ICR** in der **Medioklavikularlinie**: notfallmäßig bei **Spannungspneumothorax**
> – **3.–5. ICR** in der vorderen **Axillarlinie** zur Entlastung eines Pneumothorax
> – **5.–7. ICR dorsolateral** bei **großen Ergüssen**
> Um weder Gefäße noch Nerven zu verletzen, führt man den Katheter am Oberrand der Rippe ein.

## Harnblasenkatheter und suprapubische Blasenpunktion

**Indikationen: Vorübergehende** oder **dauerhafte Sicherstellung** der **Urindrainage** bei:
- Blasenentleerungsstörungen oder Obstruktion distal der Blase (z. B. Prostataadenom)
- Trauma der ableitenden Harnwege
- akuten Entzündungen (z. B. Epididymitis, Prostatitis)
- intensivpflichtigen Patienten.

### Vorgehen:
**Transurethraler Harnblasendauerkatheter:**
- **beim Mann** (**Abb. 4.5**): Vorhaut zurückstreifen, Glans penis steril reinigen → Penis am Schaft mit der linken Hand fassen und strecken → mit der rechten Hand ein lokal anästhesierendes Gleitgel auf die Urethraöffnung aufbringen, anschließend Gleitgel in die Harnröhre instillieren → danach Katheter vorsichtig (!) in die Harnröhre und in die Blase einführen.
- **bei der Frau:** Beine anwinkeln und spreizen → Labien spreizen, Harnröhrenöffnung mit einem Schleimhautantiseptikum reinigen → Gleitgel auf das distale Katheterende aufbringen → Katheter mit der rechten Hand vorsichtig in die Harnröhre und in die Blase einführen.

> **PRAXIS** Niemals die Einlage eines transurethralen Katheters beim Mann erzwingen (→ Gefahr der Via falsa der Harnröhre). Nach einem Harnröhrentrauma ist die „blinde" Katheterisierung übrigens absolut kontraindiziert.

**Komplikationen:** Via falsa („falscher Weg") mit iatrogener Harnröhrenverletzung, Harnröhrenstriktur und katheterinduzierter Harnwegsinfekt.

**Suprapubischer Harnblasenkatheter** (**Abb. 4.6**): Vor der Punktion sollte die Harnblase gefüllt sein (ggf. Blase über einen transurethralen Katheter retrograd mit NaCl-Lösung füllen). Die Anlage erfolgt in Rückenlage nach Rasur und Hautdesinfektion. Zur Lokalanästhesie sticht man unter sterilen Bedingungen etwa 2 Querfinger über der tastbaren Symphyse mit einer langen Kanüle leicht nach kranial, bis Urin aspiriert werden kann (→ sicherer

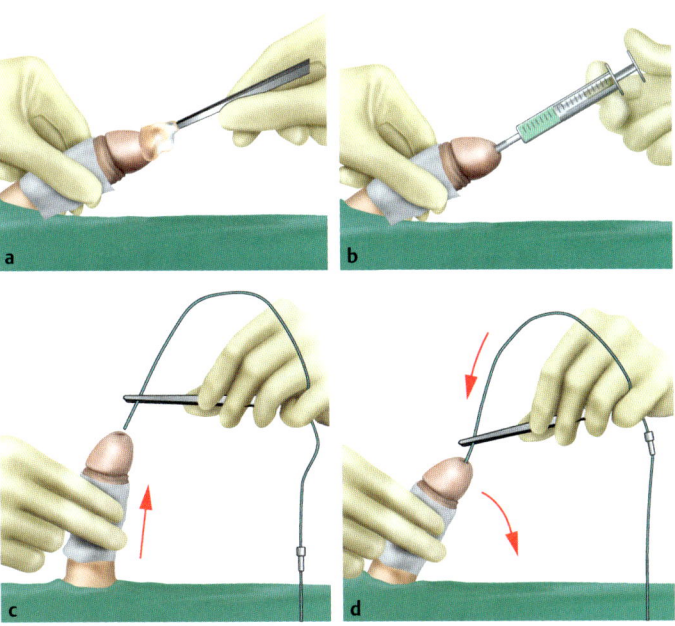

**Abb. 4.5 Anlage eines transurethralen Blasenkatheters beim Mann.** Erläuterung s. Text. [aus Schewior-Popp, Sitzmann, Ullrich, Thiemes Pflege, Thieme, 2012]

Hinweis für korrekte Punktionsrichtung). Danach: Stichinzision an der Punktionsstelle, Punktion mit der Katheterkanüle (Stahlkanüle) und Vorschieben des Katheters in die Blase. Rückführen des Katheters, nachdem sich Urin über den Katheter entleert hat (→ korrekte Katheterlage).

**Kontraindikationen:**
- bekanntes Harnblasenkarzinom (Tumorzellverschleppung)
- Schrumpfblasen (Blase muss für den Eingriff deutlich gefüllt sein)
- hämorrhagische Diathese und ausgeprägte Unterbauchnarben (relative Kontraindikationen).

**Komplikationen:** iatrogene Darmperforation bei ungenügender Blasenfüllung vor Punktion, Blutungen durch Gefäßpunktion und katheterinduzierter Harnwegsinfekt.

**Pflegehinweise für Katheterdauerträger:**
- suprapubischer Katheter: tägliche Reinigung und Hautpflege
- Katheterwechselintervalle individuell festlegen. Faustregel: transurethraler Dauerkatheter: alle 3–4 Wochen, suprapubischer Katheter: alle 5–6 Wochen
- Inkrustationsprophylaxe: ausreichende Flüssigkeitszufuhr, ggf. zusätzlich Harnansäuerung, Verwendung von Silikon als Kathetermaterial; dauerhafte Low-dose-Antibiose vermeiden.

## Magensonde

### Indikationen:
- Entlastung des Magens (postoperativ, bei Ileus, akute Pankreatitis, Bewusstlosigkeit)
- Ernährung
- Spülung bei GI-Blutung.

**Durchführung:** Patienten aufklären → falls vorhanden, Zahnprothese entfernen → Patient soll halb sitzend gelagert werden und den Kopf leicht nach vorne beugen → intranasale und orale Applikation von einem Lokalanästhetikum (Lidocain-Spray) → Gel auf die Sonde aufbringen → Sonde durch die Nase einführen, der Patient soll mehrmals schlucken, während die Sonde vorsichtig vorgeschoben wird (ca. 45 cm) → anschließend Lagekontrolle mittels Luftapplikation über die Sonde (auskultatorisches Blubbern im Magen) → Sonde fixieren. Beim bewusstlosen Patienten wird die Sonde in Rückenlage gelegt.

**PRAXIS** Wenn der Patient plötzlich Luftnot hat und hustet, die Sonde sofort zurückziehen (→ Trachealintubation!).

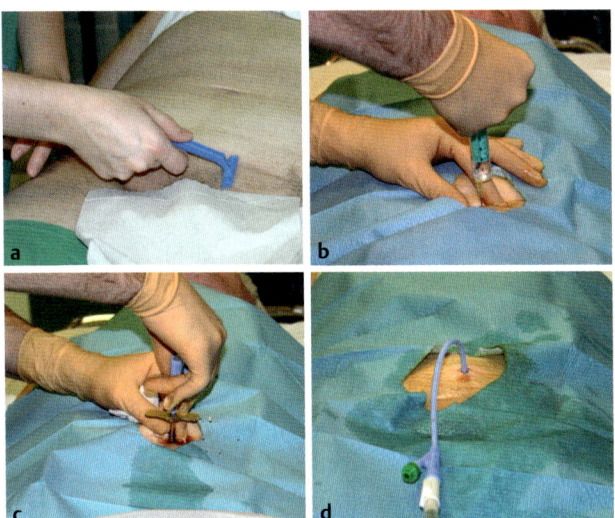

**Abb. 4.6 Anlage eines suprapubischen Blasenkatheters beim Mann.** **a** Rasur. **b** Lokalanästhesie und Aspiration von Urin. **c** Punktion mit Stahlkanüle (Urin fließt zurück). **d** Vorschieben des Katheters über die Katheterkanüle. [aus Hengesbach et al., Checkliste Medical Skills, Thieme, 2013]

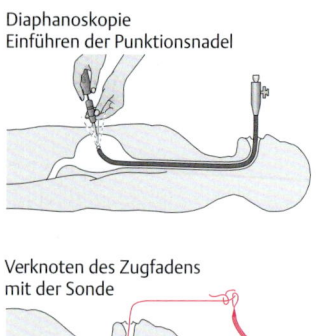

Diaphanoskopie
Einführen der Punktionsnadel

Verknoten des Zugfadens
mit der Sonde

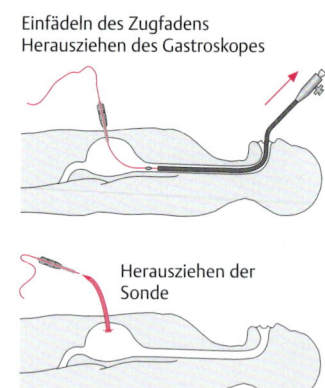

Einfädeln des Zugfadens
Herausziehen des Gastroskopes

Herausziehen der
Sonde

**Abb. 4.7 Perkutane endoskopische Gastrostomie** (PEG-Sonde). [aus Largiadèr et al., Checkliste Chirurgie, Thieme, 2016]

## PEG-Sonde (Perkutane endoskopische Gastrostomie)

**Indikationen:** zur enteralen Ernährung: v. a. bei nichtresektablen Kardiatumoren, Kontraindikationen für eine perorale Ernährung, länger andauernder Dysphagie und Tumorkachexie.

**Durchführung** (**Abb. 4.7**): Gastroskopie mit Absaugen von Mageninhalt und anschließender Einbringung von Luft. Diaphanoskopie bei verdunkeltem Raum und perkutane Punktion des Magens an der hellsten Stelle in Lokalanästhesie. Einführen eines Führungsfadens und Zurückziehen des Fadens durch den Mund. Fixieren der PEG-Sonde am Faden und Herausziehen der Sonde.

> **PRÜFUNGSHIGHLIGHTS** ✖
>
> – ! Werden intraabdominell zur Blutstillung **Bauchtücher** belassen, erkennt man diese in der postoperativen Bildgebung an den **linearen röntgendichten Streifen**.
> – ! **Kontraindikation** für eine **Nierenbiopsie**: Thrombozytopenie
> – ! **Bülau-Drainage**: Man punktiert im 3.–5. ICR in der vorderen Axillarlinie am Oberrand der Rippe. Das angelegte Wasserschloss und der Sog (–20 cm $H_2O$) sorgen dafür, dass keine Luft in den Pleuraraum eindringt.
> – ! **Kontraindikation** für einen **suprapubischen Katheter** ist eine Schrumpfblase, da die Blase für den Eingriff deutlich gefüllt sein muss.

## 4.4.6 Prinzip minimalinvasiver und mikrochirurgischer Verfahren

> **DEFINITION** Operationsverfahren, die Zugang zum Operationssitus durch vorbestehende Körperöffnungen oder minimale Einstichkanäle erhalten (Schlüssellochchirurgie).

**Minimalinvasiv** bezieht sich also auf die Integrität der Körperoberfläche (Zugangstrauma) und nicht den Schweregrad der Operation. Minimalinvasive Techniken kommen v. a. im Rahmen von Operationen in großen Körperhöhlen zum Einsatz (**Laparoskopie** und **Thorakoskopie**), die entweder diagnostisch oder therapeutisch genutzt werden. Sie erfordern eine Intubationsnarkose und kontrollierte Beatmung, da der Patient ausreichend relaxiert werden muss, damit ein Pneumoperitoneum angelegt werden kann.

**Mikrochirurgie:** In der Mikrochirurgie wird im Gegensatz zur minimalinvasiven Chirurgie nicht in Körperhöhlen gearbeitet, sondern ein offenes Operationsfeld dargestellt. Der Operateur arbeitet hierbei mit stark vergrößernden Sehhilfen. Lichtmikroskope werden intraoperativ auf den Operationsbereich gerichtet und Spezialgeräte zur Schnitt- und Nahtführung ermöglichen das nötige Handling auf minimalem Raum.

> **LERNTIPP** !
>
> Bei einer **laparoskopischen** OP ist eine **Intubationsnarkose** notwendig, wenn ein Pneumoperitoneum angelegt wird.

## Endoskopische Eingriffe

**Laparoskopie:** Klassisches Beispiel ist die laparoskopische Cholezystektomie. Die technische Ausstattung beinhaltet:

- $CO_2$-Insufflator
- Lichtquelle, Optik, Kamera mit Videogerät und Monitor
- Arbeitswerkzeuge (**Abb. 4.8**): Trokare (zum Einführen der Instrumente und zur Entfernung des Resektats), Thermo- und Elektrokoagulationselektroden, spezielles Nahtmaterial, Mikroinstrumente (Saug-Spül-Einrichtung, Scheren, Fasszangen etc.), Endostapler-Instrumente.

**Prinzip:** Nach Eröffnung der Bauchhöhle insuffliert man $CO_2$ in die Peritonealhöhle und baut so ein Kapnoperitoneum bis zu einem Druck von ca. 14 mmHg auf. Über einen Trokar wird die Optik in die Bauchhöhle vorgeschoben. Unter Sicht werden weitere Trokare für die Instrumente angebracht.

**Vorteil:** Verringerung postoperativer Schmerzen (frühere Mobilisierung möglich, verkürzter Krankenhausaufenthalt etc.), kosmetisch besseres Ergebnis sowie geringeres Infektionsrisiko durch den kleineren Hautschnitt.

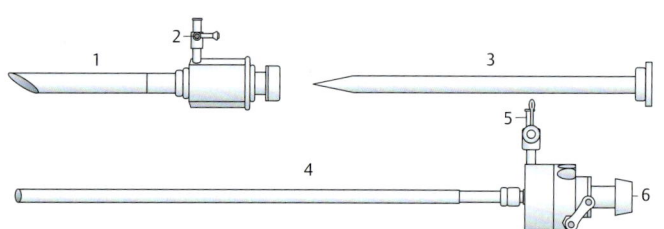

**Abb. 4.8 Arbeitswerkzeuge in der laparoskopischen Chirurgie.** 1 = Trokarhülse, 2 = $CO_2$-Anschluss, 3 = Trokardorn, 4 = 10-mm-Optik, 5 = Lichtkabel, 6 = Videokamera. [aus Hengesbach et al., Checkliste Medical Skills, Thieme, 2013]

**Nachteil:** technisch höherer Aufwand und höhere Kosten, eingeschränkte Palpation, 2-dimensionales Bild, schwierigere Blutstillung und Bergung größerer Resektate.

**Komplikationen:** Erhöhung des intraabdominellen Drucks durch die $CO_2$-Insufflation (auch Anstieg des $p_aCO_2$) u. U. mit Kompression der V. cava inferior oder anderen hämodynamischen Veränderungen, Gefäßpunktion, Gasembolie, Entstehung eines Pneumothorax, Beeinträchtigung der Atemmechanik, Verletzung von Hohlorganen.

**NOTES** (natural orifice transluminal endoscopic surgery): Es handelt sich um eine neuartige experimentelle Entwicklung, bei der das Endoskop über eine natürliche Körperöffnung (z. B. Mund, Vagina) eingeführt und zur Bauchhöhle geschoben wird. Äußerlich bleiben somit keine Narben sichtbar. Diese Technik bedarf allerdings noch weiterer Entwicklungen (z. B. bakterielle Kontamination mit Peritonitisgefahr beim Vorschieben des Endoskops in die Bauchhöhle).

**Single-Port-Technik** hierbei werden alle Instrumente über den Bauchnabel eingeführt.

> **PRÜFUNGSHIGHLIGHTS** ✖
>
> – **!** **Laparoskopische** Eingriffe erfordern eine **Intubationsnarkose** bei Anlage eines Pneumoperitoneums.

## 4.4.7 Blutersatz und Substitutionsbedarf

### Flüssigkeitsersatz

Bei jeder Operation ist ein intraoperativer **Flüssigkeitsersatz mit isotoner Vollelektrolytlösung** indiziert, da durch die präoperative Flüssigkeitskarenz, den Verlust von Flüssigkeit durch Verdunstung über dem OP-Situs, die Beatmung mit trockenen Gasen und die Abgabe von Flüssigkeit ins Wundgebiet meist ein Flüssigkeitsdefizit besteht. Der **Basisbedarf** eines Gesunden liegt bei 20–30 ml/kg KG/d, intensivpflichtige Patienten benötigen bis zu 40 ml/kg KG/d. Der **Flüssigkeitsbedarf hängt ab vom Ausmaß des Eingriffs und dem Operationsgebiet** (z. B. Oberbaucheingriffe: 10 ml/kg KG/h, „mittlere" Eingriffe wie Appendektomie: 4 ml/kg KG/h, kleine Eingriffe wie Adenotomie: 2 ml/kg KG/h).

#### Anhaltspunkte für einen hohen Blutverlust:

- Abfall des Blutdrucks
- Anstieg der Herzfrequenz
- Abfall der $O_2$-Transportkapazität ($DO_2 = HZV \cdot CaO_2$, normal: 1000 ml/min, kritisch: < 400 ml/min)
- $O_2$-Sättigung < 70 %.

**PRAXIS** Der Hämoglobinwert verändert sich bei akutem Blutverlust erst verzögert!

#### Vorgehen bei Transfusionsbedarf:

- kristalloide und kolloidale **Volumenersatzprodukte** → bei Plasma- oder Blutverlusten bis zu ca. 30 %
- **Erythrozytenkonzentrate** → ab einem Volumenverlust von **30–40 %** (Richtwert: 3 ml EK/kg KG erhöhen den Hb-Wert um 1 g/dl)
- zusätzlich **Frischplasma** (FFP) → ab Verlusten > 40–60 % des Volumens: Pro 2 EKs erhält der Patient 1 FFP.
- **Thrombozytenkonzentrate** → bei Abfall der Thrombozytenzahl unter 50/nl.

> **LERNTIPP** !
>
> Besonders beliebt sind IMPP-Fragen zu **Transfusionen**, i. d. R. geht es dabei um polytraumatisierte Patienten. Wichtig ist, dass Sie sich merken, ab wann der Einsatz von **Thrombozytenkonzentraten** (Thrombos < 50/nl) und von **Frischplasma** (bei größeren Blutverlusten, da reine Erythrozytenkonzentrate keinen Plasmaanteil enthalten) notwendig wird. Für den Einsatz von Frischplasma können Sie sich als Faustregel merken: Ab einer Gabe von 4 EKs transfundiert man zusätzlich FFP (pro 2 EKs 1 FFP), um einem Mangel an Gerinnungsfaktoren vorzubeugen. Die benötigte Menge orientiert sich an den Gerinnungsparametern (ATIII, Quick-Wert, aPTT).

Bei elektiven Eingriffen mit erwartet hohem Blutverlust oder hohem Risiko der Notwendigkeit von Bluttransfusionen sind **präoperative Eigenblutspenden** möglich. Eine weitere Option ist die **intraoperative Autotransfusion**: Verloren gegangenes Blut kann intraoperativ aufgefangen, aufbereitet und rücktransfundiert werden (500–800 ml Blut ergeben ca. 200–300 ml transfundierbares Blutvolumen). Ist im Rahmen einer Notfall-OP eine Bluttransfusion nötig, der Blutgruppen-Status aber noch unklar (z. B. plötzlich rupturiertes Aortenaneurysma), transfundiert man AB-Rhesus-negative FFPs und 0-Rhesus-negative Erythrozytenkonzentrate.

### Korrektur des Säure-Basen-Haushalts

Lösungen zur Säure-Basen-Korrektur sollten, da sie hyperosmolar sind, über einen ZVK appliziert werden. Die Therapie orientiert sich an der arteriellen **Blutgasanalyse** (pH-Wert, $pCO_2$, Standardbikarbonat, Pufferbasen, Basenüberschuss). Die errechnete Menge wird zunächst nur zur Hälfte substituiert, um Überkorrekturen vorzubeugen. Engmaschige Blutgasanalysen sind erforderlich!

### Therapie von Gerinnungsstörungen

Wichtige Ursachen von Gerinnungsstörungen im Rahmen der Anästhesie sind **Blutverluste** (Zusammenwirken von Thrombozytopenie durch Blutverlust, Verdünnungskoagulopathie durch Volumensubstitution mit Hämodilution und Verbrauchskoagulopathie durch überschießende Aktivierung des Gerinnungssystems), die **disseminierte intravasale Gerinnung** (DIC), **Thrombozytopenien** durch erhöhten Plättchenumsatz, **Thrombozytopathien** und zunehmend auch der Einsatz **niedermolekularer Heparine**.

> **PRÜFUNGSHIGHLIGHTS** ✖
>
> – **!!** **Notfalltransfusion:** Gefrierplasma der Blutgruppe AB und Erythrozytenkonzentrate der Blutgruppe 0 Rhesus-negativ.
> – **!** Besteht beim polytraumatisierten Patienten trotz bisheriger Transfusionstherapie immer noch ein Gerinnungsfaktormangel, muss weiter **FFP** transfundiert werden.
> – **!!** Fallen die Thrombozyten kritisch ab (< 50/nl), ist die Gabe von **Thrombozytenkonzentraten** indiziert.

## 4.4.8 Chirurgische Naht und Wundverschluss

### Nahtmaterial

Chirurgisches Nahtmaterial muss sich durch hohe Fadenreißfestigkeit, Knotenreißfestigkeit, Gewebeverträglichkeit und ggf. Resorbierbarkeit auszeichnen.

#### Resorbierbare Fäden:

- **Katgut**: natürlich resorbierbarer Faden aus Kollagenfasern aus dem Schafsdarm. Die Resorption erfolgt in 8–12 Tagen. In chromierter Form verlängert sich die Resorptionszeit auf 20 Tage (**Cave**: häufiger entzündliche Hautreaktionen!).
- **Polyglykolsäure-/Polydioxanonfäden** (PGS/PDS): synthetische, hydrolytisch spaltbare Fäden, Resorption bei PGS nach 40 Tagen, PDS 90 Tage.

#### Nichtresorbierbare Fäden:

- **synthetische Kunststofffäden** aus Polyamid, Polypropylen, Polyester usw. sind reißfest und gewebeverträglich, allerdings nicht knotenfest (monofil!).
- **Seide und Zwirn** sind reißfest, knotensicher, können allerdings zur Entstehung von Fremdkörpergranulomen führen und werden daher von synthetischen Materialien abgelöst.
- **Metalldraht** wird bei der Zuggurtung von Sehnen, Muskelfaszien oder Sternum angewendet.

**Fadenaufbau:** Man unterscheidet monofile (also aus einer Faser bestehende) von polyfilen (geflochtenen) Fäden. **Monofile** eignen sich gut zum Gewebedurchzug, haben aber die schlechteren Knoteneigenschaften. **Polyfile** Fäden lassen sich hingegen besser knoten, sind aber aufgrund ihrer rauen Oberfläche traumatischer für das Gewebe.

**Fadenstärke:** Die Fadenstärke kann man entweder metrisch in $^1/_{10}$ mm (europäische Pharmakopöe) oder – in der Klinik üblich – nach der USP (amerikanische Pharmakopöe; kein Zusammenhang mit der Fadenstärke) angeben: X–0 → Je höher X, desto dünner sind die Fäden (z. B. 7–0, 10–0). Beim Erwachsenen verwendet man für die Hautnaht im Gesicht eine Fadenstärke von 5–0 und am Körper von 3–0.

#### Verweildauer der Nähte:

- Gesicht: ca. 5 Tage (Kind: 3–5 Tage)
- Rumpf/Leiste: ca. 8–10 Tage (Kind: 5–7 Tage)
- Extremitäten: > 10 Tage.

### Nahttechniken

Die Nahttechnik (**Abb. 4.9**) richtet sich nach Form und Lokalisation der Wunde. **Rückstichtechniken** bieten eine gute Adaptation bei langen Hautquerschnitten. **Einzelknopfnähte** kommen bei kleineren Hautweichteilverletzungen zur Anwendung (z. B. an den Fingern oder beim Varizenstripping). **Intrakutan-** und **Koriumnähte** bieten das beste kosmetische Ergebnis und werden deshalb im Gesicht, am Hals und in der plastisch-rekonstruktiven Chirurgie eingesetzt.

### Nadeln

Chirurgische Nadeln sind kreisförmig gebogen und in verschiedenen Größen und Krümmungsgraden verfügbar (**Abb. 4.10**). Man verwendet **scharfe Nadeln** bei derbem Gewebe (Narben, Faszien usw.) und **runde Nadeln** bei empfindlichem Gewebe (Darm, Nerven, Haut usw.). Der Stichkanal von **atraumatischen Nadeln** ist fein, da Nadel und Faden miteinander verschweißt sind. Im Gegensatz hierzu verursacht die **Nadel mit Nadelöhr** und 2-fach durchgezogenem Faden ein größeres Gewebetrauma. Zur besseren Führung wird ein Nadelhalter benutzt.

### Knoten

Wenn es das Operationsfeld zulässt, verwendet man einen **überkreuzten Knoten** in der **2-Hand-Technik**, in besonderen Situationen auch in 1-Hand-Technik. Der überkreuzte Knoten wird mehrmals gegenläufig geknüpft. Der **Instrumentenknoten** findet Anwendung, wenn z. B. die Fadenenden nur noch sehr kurz sind. Hierbei wird der Faden mehrfach um ein Halteinstrument gezogen und anschließend zusammengezogen. Auch diese Technik erfolgt mehrfach gegenläufig.

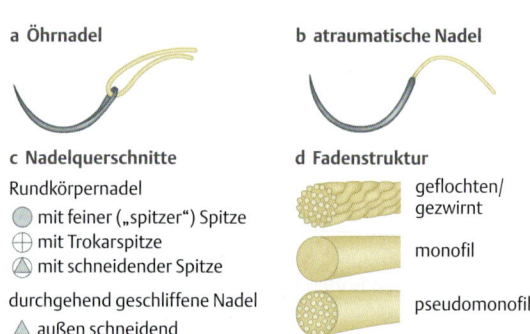

a Öhrnadel          b atraumatische Nadel

c Nadelquerschnitte          d Fadenstruktur

Rundkörpernadel
- mit feiner („spitzer") Spitze
- mit Trokarspitze
- mit schneidender Spitze

geflochten/gezwirnt

monofil

pseudomonofil

durchgehend geschliffene Nadel
- außen schneidend

**Abb. 4.10 Nadeln und Nahtmaterial.** [aus Hirner, Weise, Chirurgie, Thieme, 2008]

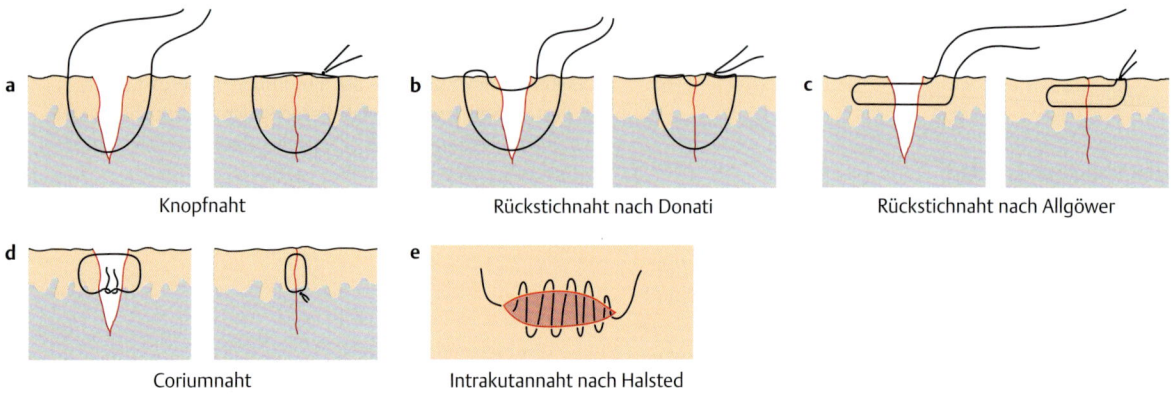

Knopfnaht          Rückstichnaht nach Donati          Rückstichnaht nach Allgöwer

Coriumnaht          Intrakutannaht nach Halsted

**Abb. 4.9 Nahttechniken.** [aus Henne-Bruns et al., Duale Reihe Chirurgie, Thieme, 2012]

## Klammern

Mit dem Klammergerät wird ein Hautverschluss durchgeführt. Die Wunde wird sozusagen „getackert". Mit einer Clipzange können Blutgefäße (aber auch z. B. der Ductus cysticus) durch Titanclips verschlossen werden. **Stapler**-Instrumente durchtrennen und verschließen Gewebe mithilfe von Klammermagazinen und eingebauten Skalpellen, z. B. bei der Reposition von hämorrhoidalem Gewebe. **Cave:** Klammergeräte niemals im Gesicht verwenden!

## Klebstoffe

Kleinere und oberflächliche Wunden kann man mit sog. **Steristrips** verschließen. Die Strips werden auf die trockene Haut quer zu den Wundrändern aufgeklebt.

**Gewebekleber** (z. B. Cyanoacrylat) bildet Wasserstoffbrücken durch Polymerisation. Der Klebstoff wird auf die adaptierte und trockene Wunde oberflächlich aufgetragen. Er findet auch Anwendung in der Verklebung von Magenfundusvarizen.

**Fibrinkleber** bestehen aus verschiedenen Gerinnungsfaktoren in einer Mischemulgation. Kleinere Wunden können mit diesem Präparat verschlossen werden; denkbar ist auch eine Anwendung bei Parenchymverletzungen (Verhinderung weiterer Traumata durch Nahtmaterial) oder in der Augenheilkunde (z. B. Verklebung neuer Linsen bei grauem Star).

# 4.5 Postoperatives Management

## 4.5.1 Allgemeine postoperative Komplikationen

### Postoperativer und posttraumatischer Energiestoffwechsel

Nach einem Trauma oder einer Operation versucht der Organismus, durch eine erhöhte Sympathikusaktivität und vermehrte Bereitstellung von Energieträgern seine Funktionsfähigkeit zu sichern (**Postaggressions-Syndrom**).

Der Energiebedarf wird im Postaggressionsstoffwechsel vorwiegend durch β-Fettoxidation gedeckt und Glukose aus Aminosäuren oder Laktat bereitgestellt. Durch die erhöhte Insulinresistenz wird zusätzlich der Glukoseverbrauch reduziert. Es kommt somit zu Störungen im Elektrolythaushalt (Wasser- und Natriumretention, Kaliumverluste) sowie im Glukose- (erhöhte Glukoneogenese mit Hyperglykämie, Glukosurie, verminderte Insulinwirkung), Protein- (Harnstoffbildung, negative Stickstoffbilanz, Eiweißkataboliten) und Fettstoffwechsel (Lipolyse, vermehrte Bildung freier Fettsäuren, Ketonkörperbildung bis hin zur Ketoazidose).

Im Gegensatz zum Hungerstoffwechsel ist der **Blutzucker erhöht**, eine exogene Zufuhr von Glukose kann daher aufgrund der peripheren Insulinresistenz zu Leberverfettung führen.

**Phasen des Postaggressions-Syndroms:**
- **Akut- oder Stressphase:** während der ersten Stunden
- **Postaggressionsphase** (auch adrenerg-kortikoide Phase): anschließend bis etwa zum 3. Tag (bei postoperativen Komplikationen auch deutlich länger)
- **anabole Phase:** abschließend zwischen dem 4. und 40. Tag mit Auffüllung der Glykogen- und Fettspeicher.

## Nachblutung

Eine Nachblutung tritt meist innerhalb der ersten Stunden nach der Operation auf. Ursachen sind Nahtinsuffizienzen, unzureichende Blutstillung und Gerinnungsstörungen.

Klinisch zeigen sich eine Tachykardie (unspezifisch!), eine arterielle Hypotonie sowie ein Abfall des Hämatokrit- und des Hämoglobinwertes. Diagnostisch sollte zusätzlich (insbesondere bei Abdominaloperationen) auch eine Oberbauchsonografie erfolgen. Therapeutisch stehen die **Schockbekämpfung** mit Volumensubstitution und die **Kontrolle der Blutung** (Druckverband, operative Revision) an erster Stelle.

## Wunddehiszenz

Ein Auseinanderweichen der Wundränder tritt bei generellen Wundheilungsstörungen (S. 47), Infektionen, hoher mechanischer Beanspruchung und mangelnder Ruhigstellung auf. Die Therapie erfolgt durch Ursachenbeseitigung, Wundreinigung und erneute Naht. Infolge von Infektionen kann es zur sekundären Wundheilung kommen. Ein Sonderfall ist der **Platzbauch** (Abb. 4.11). Hierunter versteht man eine insuffiziente Bauchnaht, die häufig durch intraabdominelle Druckerhöhung (Husten, Pressen), Infektion der Bauchdecke oder durch eine unter Spannung durchgeführte Fasziennaht hervorgerufen wird. Bei Vorfall der Darmschlingen spricht man vom kompletten Platzbauch.

## Übelkeit, Erbrechen

Übelkeit und Erbrechen in den ersten **Stunden nach Operation** bezeichnet man als **PONV** (**p**ost**o**perative **n**ausea and **v**omiting). Risikofaktoren sind weibliches Geschlecht, eine positive Anamnese hinsichtlich Reiseübelkeit, bereits erlebte postoperative Übelkeit und intraabdominelle Eingriffe. Auch eine lange Operationszeit, starke Schmerzen und die Verwendung von Opioiden und volatilen Anästhetika erhöhen das PONV-Risiko.

Erbrechen zu einem späteren Zeitpunkt kann durch Darmatonie (s. u.) oder einen Ileus ausgelöst werden und ist deshalb unbedingt abzuklären. Eine Magensonde und Antiemetika (z. B. Metoclopramid) können symptomatisch hilfreich sein, eine Magensonde reduziert zusätzlich die Gefahr einer Aspirationspneumonie.

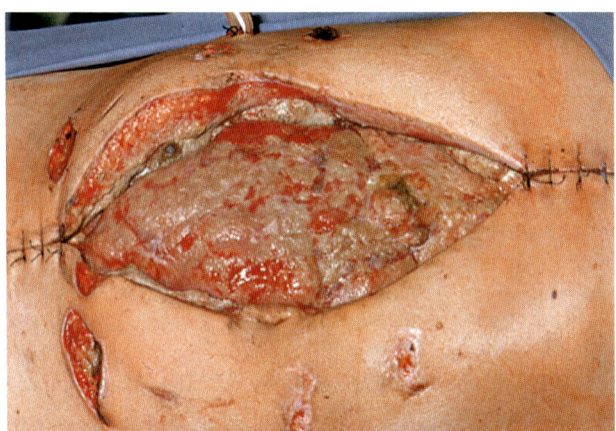

**Abb. 4.11 Platzbauch.** [aus Hirner, Weise, Chirurgie, Thieme, 2008]

### Anurie

> **DEFINITION**  Bei einer Urinmenge < 500 ml/d spricht man von einer **Oligurie**, bei < 100 ml/d von einer **Anurie**.

Ursachen für eine fehlende Urinausscheidung sind:

- eine **Spinal-** oder **Periduralanästhesie**: Durch die Betäubung verliert der Patient das Gefühl für den Füllungszustand der Blase. Achtet man postoperativ nicht auf die korrekte Flüssigkeitsbilanzierung, besteht die Gefahr der Harnblasenruptur.
- postrenal: ein **verstopfter Katheter**, Prostatahypertrophie mit Harnverhalt
- prärenal: ein **akutes Nierenversagen** (infolge einer Hypovolämie, arterieller Hypotonie, verminderten Herzzeitvolumens).

### Darmatonie

Die Darmatonie ist die häufigste postoperative Störung. Ursachen sind:

- Bettruhe und Immobilisation
- bestimmte Medikamente (Narkotika, Opiate, Sedativa)
- Beeinflussung des Nervensystems durch die Operation bzw. durch das Trauma
- Beeinflussung durch das Abdominaltrauma selbst
- Dehydratation, Diuretika und Hypokaliämie
- Darmwandödem durch Inflammation und Hypervolämie
- präoperativer Laxanzienabusus
- fehlende enterale Ernährung
- Morbus Parkinson, Diabetes mellitus.

Grundsätzlich ist die Darmatonie eine **normale Reaktion** auf einen operativen Eingriff und bedarf nicht zwingend einer Therapie. Eine **ausreichende Flüssigkeitszufuhr** sowie eine **frühe Mobilisation** und Nahrungsaufnahme stehen an erster Stelle. Stellt sich ab dem 3. postoperativen Tag keine Besserung ein (kein Stuhlgang), kann ein hoher Einlauf oder eine Therapie mit Bisacodyl, Metoclopramid oder Prostigmin versucht werden. Bei weiterhin therapieresistenter Darmatonie (insbesondere bei Übelkeit oder Erbrechen) sollte eine Magensonde zur Entlastung (keine Peristaltik bei vollem Magen) und Vermeidung lebensbedrohlicher Komplikationen (z. B. einer Aspirationspneumonie) gelegt werden.

Abgegrenzt werden muss sie vom **Ogilvie-Syndrom** (hypokaliämiebedingte Pseudoobstruktion des Darms mit Überblähung von Kolon und Zäkum); der Übergang zum paralytischen Ileus ist fließend.

### Harnwegsinfektion

Infektionen der Blase und/oder der Harnabflusswege treten meist 2–5 Tage nach Anlage eines Blasenkatheters auf. Harnabfluss- oder Blasenentleerungsstörungen (funktioneller oder anatomischer Ursache) sowie eine unzureichende Flüssigkeitszufuhr erhöhen das Risiko eines postoperativen Harnwegsinfekts (insbesondere in Verbindung mit Diabetes mellitus).

**Therapeutisch** ist nach Möglichkeit der Katheter zu entfernen und eine antibiogrammgerechte Therapie einzuleiten. Keimzahlen bis $10^5$/ml im Mittelstrahlurin ohne Symptomatik müssen nur in Ausnahmefällen (Gravidität, Immunsuppression, vesikourethraler Reflux oder eingeschränkte Nierenfunktion) behandelt werden. Prophylaktisch sollte der Katheter möglichst frühzeitig entfernt werden sowie eine ausreichende Flüssigkeitszufuhr sichergestellt sein. Ist eine längere Verweildauer absehbar, sollte ein suprapubischer Katheter bevorzugt werden.

### Postoperatives Fieber

Die Ursachen für postoperatives Fieber sind vielfältig und bedürfen **in jedem Fall** einer intensiven Abklärung:

- Postaggressionsstoffwechsel (Normalisierung bis zum 3. postoperativen Tag)
- Sepsis
- Pneumonie
- Harnwegsinfekt
- katheterbedingte Infektionen (u. a. venöse Zugänge)
- Wundinfektionen
- Anastomoseninsuffizienzen
- Phlebitiden und tiefe Beinvenenthrombosen.

> **PRAXIS**  Bei Fieber nach Operationen sollten stets die Wunde, eingebrachte Fremdkörper (Katheter, ZVK etc.) und die Beine untersucht, die Lunge auskultiert und der Urinstatus (Teststreifen) überprüft werden.

Die Therapie erfolgt nach **identifizierter Ursache** sowie **symptomatisch** mit Paracetamol oder Metamizol (Abb. 4.12).

### Weitere Komplikationen

- **kardiale** Komplikationen (Herzrhythmusstörungen, akutes Herz-Kreislauf-Versagen, dekompensierte Herzinsuffizienz)
- **pulmonale** Komplikationen (Pneumonie, respiratorische Insuffizienz, Pleuraerguss, Pneumothorax)
- **Durchgangssyndrom** mit Orientierungs-, Gedächtnis-, Schlaf- und Antriebsstörung sowie illusionärer Verkennung
- **Stressulkus**
- **Dekubitus** (Nekrose der Haut im Bereich der Auflagestelle, v. a. an Kreuzbein, Schulterblättern, Trochanteren)
- **tiefe Beinvenenthrombose** und **Lungenembolie**.

## 4.5.2  Kostaufbau, Mobilisation und Schmerztherapie

**Kostaufbau:** Eine **frühe enterale Ernährung** ist einer parenteralen Ernährung wenn möglich immer vorzuziehen. Sie reduziert die Störungen im Postaggressionsstoffwechsel (s. o.), fördert den Erhalt der natürlichen Mukosabarriere und reduziert die Rate postoperativer Infektionen. Indikation für eine parenterale Ernährung sind schwerste Stoffwechselstörungen, Sepsis und unzureichende Resorptionsfähigkeit des Darms. Indikation für eine enterale Sondenernährung sind hingegen Schluck- oder Passagestörungen sowie Operationen des oberen GI-Trakts und ein reduzierter Allgemeinzustand.

Grundsätzlich sollte aufgrund der Aspirationsgefahr nach jeder Vollnarkose für 6 h keine orale Nahrung zugeführt werden, danach kann bei extraabdominellen Eingriffen mit der Nahrungszufuhr begonnen werden.

**Mobilisation:** Eine frühzeitige Mobilisation reduziert das Risiko vieler postoperativer Komplikationen (TVT, Lungenembolie, Dekubitus, Pneumonie). Der Patient sollte deshalb **spätestens am 1. postoperativen Tag** – bei kleineren Operationen auch früher – aktiv oder passiv mobilisiert werden.

**Postoperative Schmerztherapie:** Schmerzen verhindern wichtige postoperative Maßnahmen wie Mobilisation, Atemtraining und eine frühzeitige Ernährung. Durch eine konsequente postoperative Schmerztherapie wird die Komplikationsrate daher ebenfalls reduziert. Details s. Skript Anästhesie.

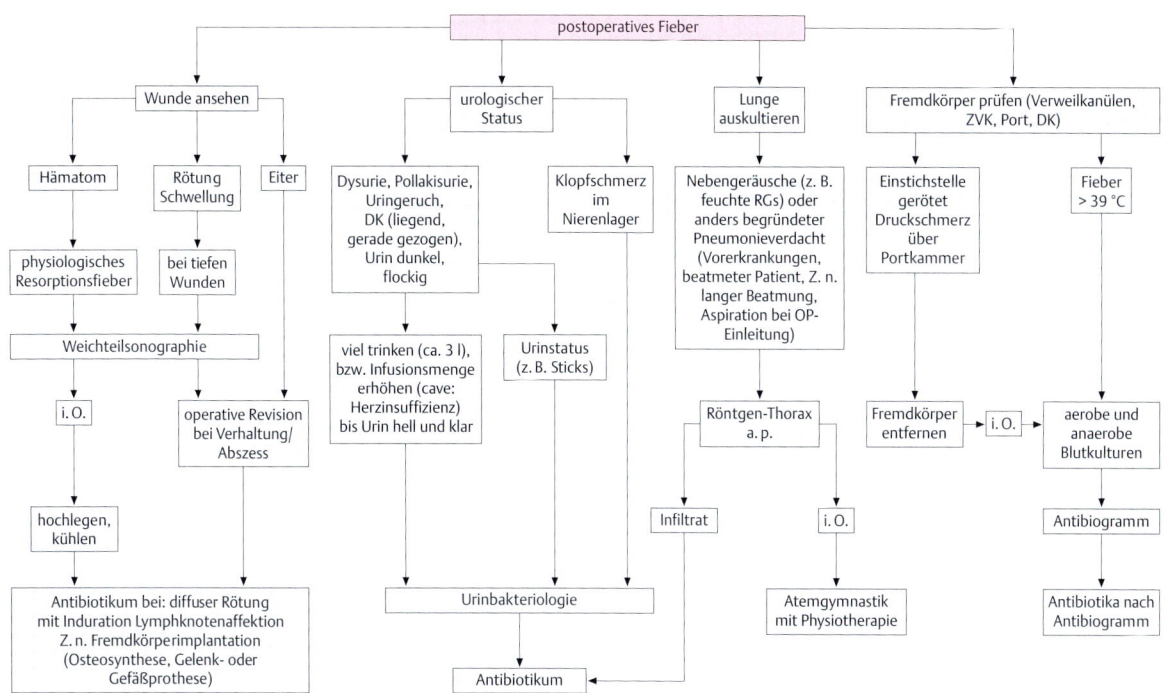

**Abb. 4.12 Vorgehen bei postoperativem Fieber.** [aus Largiadèr, Saeger, Trentz, Checkliste Chirurgie, Thieme, 2016]

## 4.6 Fasttrack-Konzept

Aus der Erkenntnis, dass viele postoperativ auftretende Kompli-kationen iatrogen sind, wurde das sog. Fasttrack-Konzept zum **Vorgehen** insbesondere bei der **Vor- und Nachbehandlung** von **kolorektalen Resektionen** entwickelt.

Vermieden werden sollen dadurch Komplikationen wie bei-spielsweise eine Darmatonie, intraoperative Hypothermie, post-traumatische Stressreaktion, Schmerzen, Immobilisation, Übel-keit und Erbrechen. Das Fasttrack-Konzept ist ein multimodales Konzept, das von Pflege, Chirurgie und Anästhesie getragen wer-den muss. Seine **Methoden** sind:

- thorakale Periduralanalgesie
- forcierte Mobilisation des Patienten
- Beginn des oralen Kostaufbaus am Operationstag
- Verwendung systemischer, nichtopioidhaltiger Basisanalgetika
- minimalinvasive Operationstechniken
- frühzeitige Entfernung von Drainagen
- Prophylaxe von postoperativer Übelkeit und Erbrechen (PONV)
- Verhinderung intraoperativer Auskühlung.

**Ziel** dieser Methoden ist eine frühe Mobilisierung und Verkür-zung der Hospitalisierungsphase. Hierdurch soll die gesamte Re-konvaleszenz vereinfacht und verkürzt und die Rate perioperati-ver Komplikationen gesenkt werden.

## 4.7 Chirurgische Begutachtung

Bei Arbeitsunfällen (Arbeitsunfähigkeit länger als 1 Tag, Behand-lung länger als 1 Woche) ist der Durchgangsarzt (**D-Arzt**) mit der Betreuung des Patienten zu beauftragen. D-Ärzte sind Fachärzte für Chirurgie mit dem Schwerpunkt Unfallchirurgie. Aufgaben des Durchgangsarztes sind die Diagnosefindung, die fachärztliche Erstversorgung, das Hinzuziehen weiterer Fachärzte bei Notwen-digkeit sowie das Erstellen des Durchgangsarztberichts für die Unfallversicherung.

## 4.8 Wunde

### 4.8.1 Wundarten

**DEFINITION** Als Wunde bezeichnet man eine umschriebene mor-phologische und funktionelle Schädigung der Integrität eines Ge-webes. Bleibt die Hautbarriere dabei intakt, spricht man von inne-ren Wunden (z. B. Verletzung eines inneren Organs ohne Haut-schädigung), andernfalls von offenen Wunden.

**Ätiologie:** Die Ursache für traumatische Wunden ist in den meisten Fällen mechanisch, sie können auch durch thermische, chemische Einwirkungen oder Strahlung hervorgerufen werden. **Mechanische Wunden** können unterschiedliche Auslöser sowie Ausprägungen haben und bringen verschiedene Gefahren mit sich:

- Schürfwunden: Abriss der Epidermis; Korium und Subkutis bleiben dabei aber intakt.
- Schnittwunden: glatte Wundränder, oft stark blutend.
- Stichwunden: glattrandig, Verletzung innerer Organe möglich, hohe Infektionsgefahr.
- Pfählungsverletzung: Sonderform der Stichwunde, häufig mit schweren Begleitverletzungen.
- Platzwunden (Riss-Quetsch-Wunden): unregelmäßige Wund-ränder, neigen zu Nekrosen und Infektionen; sie sind die häu-figsten Wunden überhaupt.
- Bisswunden: hohe Infektionsgefahr (Tetanus, Tollwut, Hepati-tis, evtl. HIV), Mischung aus Schnitt-, Riss- und Quetschwun-den.
- Schusswunden: relativ selten, Gefahr der Verletzung innerer Organe, große Infektionsgefahr.
- Amputationen: Abtrennung eines Körperteils, oft bedrohlich blutend.
- perforierende Verletzung: Wunde reicht bis in eine Körper-höhle hinein.

- Prellungen: geschlossene Verletzung durch Einwirkung stumpfer Gewalt. Gefahr der Verletzung innerer Organe insbesondere bei Prellungen im Rumpfbereich.

**Chemische Wunden** entstehen durch Säuren (Koagulationsnekrosen) oder Laugen (Kolliquationsnekrosen), **aktinische Wunden** durch ionisierende Strahlung (Röntgenstrahlen, UV-Licht, nuklearer Unfall). **Thermische Wunden** entstehen durch Hitze- und Kälteexposition sowie durch Strom.

### 4.8.2 Wundheilung

**Primäre Wundheilung (per primam intentionem):** Bei kleinen Wunden mit glatten, gut adaptierbaren Wundrändern ohne Infektion. Da nur eine geringe Gewebereparatur notwendig ist, verlaufen die verschiedenen Phasen der Wundheilung rasch. Insgesamt wird nur wenig Granulationsgewebe gebildet, die entstehende Narbe ist häufig kaum sichtbar (= Idealform der Wundheilung).

**Sekundäre Wundheilung (per secundam intentionem):** Bei größeren Defekten mit weit auseinanderklaffenden Wundrändern und Wundinfektion. Der Wundverschluss erfolgt durch Ausbildung eines Granulations- und (kosmetisch und funktionell störenden) Narbengewebes.

### 4.8.3 Wundversorgung

**Tetanusprophylaxe:** Nach jeder Verletzung muss zur Vermeidung einer Tetanusinfektion unbedingt der Impfstatus überprüft werden. Da keine ursächliche Therapie für Tetanus existiert, kommt der Impfung somit größte Bedeutung zu. **Tab. 4.7** zeigt das prophylaktische Vorgehen im Verletzungsfall.

---

**BEISPIEL**

Würden Sie im folgenden Fall eine Tetanusprophylaxe empfehlen? Und wenn ja, welche?

Eine Frau tritt auf einen rostigen Nagel, der eine tief blutende Wunde an der Fußsohle verursacht. Die Patientin händigt Ihnen ihren Impfausweis aus, dem Sie entnehmen, dass Sie in der Vergangenheit 3-mal gegen Tetanus geimpft wurde. Die letzte Impfung liegt 7 Jahre zurück.

**Antwort:** Ja, und zwar: Impfdosis mit Td zur aktiven Immunisierung. Wenn die Verletzung > 24 h zurückliegt, außerdem passive Immunisierung mit Tetanushyperimmunglobulin.

---

**Tab. 4.7 Tetanusprophylaxe im Verletzungsfall**

| Art der Verletzung | Tetanusprophylaxe |
|---|---|
| saubere, geringfügige Wunden | aktive Impfung mit Tetanustoxoid (Td)[1], keine Gabe von Tetanusimmunglobulin |
| tiefe oder verschmutzte Wunden | aktive Impfung mit Tetanustoxoid (Td)[2] und passive Immunisierung mit Tetanushyperimmunglobulin[3] |

[1] keine Td-Gabe (Td = Tetanustoxoid mit abgeschwächtem Diphtherietoxoid) bei sauberen Wunden, wenn mehr als 3 Tetanusimmunisierungen in der Vergangenheit stattgefunden haben, Ausnahme: letzte Impfung vor > 10 Jahren

[2] keine Td-Gabe bei tiefen, verschmutzen Wunden, wenn mehr als 3 Tetanusimmunisierungen in der Vergangenheit stattgefunden haben, Ausnahme: letzte Impfung vor > 5 Jahren

[3] keine Immunglobulingabe, wenn mehr als 2 Tetanusimmunisierungen in der Vergangenheit, es sei denn, die Verletzung liegt > 24 h zurück

**Primärversorgung frischer Wunden:** Die Versorgung frischer, maximal 6–8 h alter Wunden erfolgt in mehreren Schritten. Alle Maßnahmen der Wundversorgung müssen unter streng sterilen Bedingungen durchgeführt werden. Zunächst wird der betroffene Bereich mit einer lokalen **Infiltrationsanästhesie** betäubt oder, falls die Wunde zu groß oder zu schwerwiegend ist, eine **Allgemein- oder Leitungsanästhesie** eingesetzt. Anschließend wird die Wunde mit steriler NaCl- oder Ringerlösung **gereinigt**, die umliegende Haut desinfiziert und eine Blutstillung vorgenommen. Bei Verletzungen an Armen und Beinen kann eine verbesserte Übersicht mithilfe einer Blutsperre erreicht werden. Die Wunde wird vor der Naht durch eine **Wundausschneidung** (Exzision nach Friedrich) und evtl. ein **Débridement** (Entfernung nekrotischer Wundränder) vorbereitet und anschließend spannungsfrei **vernäht**.

**Offene Wundversorgung:** Eine primäre Wundheilung kann nur unter bestimmten Voraussetzungen erreicht werden. Falls die Wunde zu spät versorgt wird oder aus anderen Gründen ein hohes Infektionsrisiko besteht (Biss, Stich- oder Schussverletzung, hoher Verschmutzungsgrad, ungünstige Lokalisation oder Ischämie), wird eine offene Wundheilung unter Einleitung einer **sekundären Wundheilung** angestrebt. Eventuell kann eine verzögerte primäre Wundnaht (Verschluss der Wunde nach 3–6 Tagen bei Ausbleiben von lokalen und systemischen Entzündungszeichen) erwogen werden. Bei sehr alten Wunden (über 24 h) ist stets eine sekundäre Heilung angezeigt. Bei guter Bildung von Granulationsgewebe können nach etwa 2 Wochen eine Wundrandexzision und eine sekundäre Wundnaht zur Verkleinerung des Defekts erwogen werden.

Sekundär heilende Wunden neigen zu Infektionen und müssen regelmäßig gepflegt werden. Bei dieser **Wundreinigung** wird die Wunde gespült (mit NaCl, Ringerlösung oder einem Desinfektionsmittel bei infizierten Wunden) und mechanisch (durch chirurgisches Ausschaben, Débridement oder erneute Exzision) und/oder durch enzymatische Produkte gereinigt. Bei Wundinfektion sollten nur **systemische Antibiotika** eingesetzt werden, da eine lokale Anwendung rasch zu Resistenzen führt.

**Spezielle Wundversorgung:** Abgetrennte Gliedmaßen im Rahmen einer **traumatischen Amputation** sollten stets (auch bei Verschmutzung) steril verpackt und gekühlt (allerdings ohne direkten Kontakt mit dem Kühlmittel) in die Klinik mitgegeben werden. Da u. U. eine Replantation möglich ist, sollte bereits am Notfallort eine passende Spezialklinik (bei stabilen Kreislaufverhältnissen) ausgewählt werden.

**Handverletzungen** sollten in Spezialkliniken behandelt werden, insbesondere wenn motorische oder sensible Ausfälle vorliegen. Bei guter Wundheilung lassen sich verletzte Sehnen und Nerven auch noch nach einigen Wochen erfolgreich rekonstruieren.

Bei **Verletzungen im Gesicht** kann aufgrund der guten Durchblutung die 6–8-h-Grenze überschritten werden (maximal auf 12 h). Verletzungen der **Tränenwege** oder der **Augenlider** sollten sofort augenärztlich behandelt werden, um Folgeerkrankungen zu vermeiden.

Bei **freiliegenden Gefäßen, Sehnen, Nerven,** einer **eröffneten großen Körperhöhle** oder einem **Gelenk** sollte ein Hautverschluss (und keine offene Wundheilung) angestrebt werden, bei großen Verletzungen evtl. mit einer Hautplastik oder einer freien Gewebetransplantation (S. 75), um bedrohliche innere Infektionen (Pleuritis, Peritonitis etc.) zu vermeiden.

## 4.8.4 Wundheilungsstörungen

Zu den Faktoren, die die Wundheilung stören, gehören:
- Alter des Patienten
- Zustand der Wunde (z. B. Art, Tiefe, Lokalisation, Durchblutung, umgebendes Gewebe)
- Wundinfektion
- Ernährungszustand des Patienten (Kachexie, Adipositas)
- Begleiterkrankungen, die zur Gewebehypoxie führen (z. B. Diabetes mellitus, Arteriosklerose, chronische Veneninsuffizienz)
- Medikamente (v. a. Zytostatika, Glukokortikoide, NSAR, Antikoagulanzien)
- Nikotin-, Drogenkonsum.

Näheres zum Platzbauch s. Abschnitt **Wunddehiszenz** (S. 43).

**Serome** (Lymphe und Wundsekret) und **Hämatome** (unzureichende Blutstillung) können zu Blasen führen und so die Wundheilung beeinträchtigen. Solche Spannungsblasen müssen entlastet werden, da sie neben der Beeinträchtigung der Heilung ein guter Nährboden für Wundinfektionen sind. Alle Operationswunden, bei denen die Gefahr eines Seroms oder Hämatoms besteht, sollten vorsorglich mit Drainagen versorgt werden.

Die Gefahr einer **Wundinfektion** ist abhängig von der Art und Menge der eingedrungenen Keime, dem Immunstatus des Patienten und lokalen Gegebenheiten (Durchblutung etc.). Besondere Bedeutung hat die Infektion mit anaeroben Sporenbildnern (Clostridium perfringens, Clostridium tetani). Infizierte, primär versorgte Wunden müssen operativ behandelt (radikales Wunddébridement) und dem Patienten systemische Antibiotika verabreicht werden.

**Chronische Wunden** sind Wunden, die auch nach längerer, adäquater Therapie nicht abheilen. Ursachen für chronische Wundheilungsstörungen sind (Abb. 4.13): Mangeldurchblutung (Ischämie), infizierte Fremdkörper (Implantate), infizierte Nekrosen. Auch ein **Dekubitus** durch einen anhaltenden Druck auf eine Hautstelle, insbesondere bei immobilen Patienten, und das **Ulcus cruris venosum** sind chronische Wunden. Sie sind immer bakteriell besiedelt und schwierig zu therapieren. Als Behandlungsoptionen bieten sich neben allgemeinen Maßnahmen der Wundreinigung **Vakuumversiegelungen** an und der Einsatz von **Goldfliegenlarven**, welche proteolytische Enzyme sezernieren. Beim Dekubitus hat die Entlastung der betroffenen Stelle (z. B. Ferse schwebend hochlagern, Lagerung auf Wechseldruckmatratzen) höchste Priorität, beim Ulcus cruris die Therapie der venösen Insuffizienz. Bei der Behandlung von chronischen Wunden müssen die nekrotischen Stellen radikal entfernt werden, oft ist die Amputation die letzte Möglichkeit.

Bei der **Vakuumtherapie** (Vakuumversiegelung) sind folgende Effekte zu beobachten: eine Förderung der Angiogenese und damit auch der Gewebsneubildung (**Granulationsförderung**), ein permanenter Abtransport von Wundsekret und damit eine verbesserte **Wundreinigung**, eine Reduktion des Wundödems mit Verbesserung der Mikrozirkulation sowie eine Verkleinerung der Wunde.

**PRÜFUNGSHIGHLIGHTS** ✗

- ! **Ursachen** für **Wundheilungsstörungen**: Adipositas, Arteriosklerose, Diabetes mellitus, Antikoagulanzientherapie
- ! **Weibliches Geschlecht** ist Risikofaktor für **PONV** (**p**ostoperative **n**ausea and **v**omiting).
- !! **Tetanusprophylaxe:** Vorgehen bei tiefen, verschmutzten Wunden (z. B. Eintreten eines rostigen Nagels)
- ! **Therapie bei Wundinfektion**: dringliche operative Wundrevision (radikales Débridement) sowie systemische Antibiotikatherapie
- ! **Behandlung eines Dekubitus:** Ferse schwebend hochlagern, Lagerung auf Wechseldruckmatratze
- ! Die **Vakuumtherapie** (Vakuumversiegelung) dient einer Granulationsförderung und Wundreinigung.

# 4.9 Chirurgische Infektionen

## 4.9.1 Allgemeine putride Infektionen

**Ätiopathogenese:** Die putride Wundinfektion wird durch **Fäulniserreger** (oft in Kombination mit pyogenen Keimen) verursacht. Erreger sind obligat anaerobe Bakterien (z. B. Anaerobier, Proteus, Clostridien); Mischinfektionen (z. B. mit Staphylokokken, anaeroben und aeroben Streptokokken) können vorliegen. Es kommt zum nekrotischen Zerfall und zur Verflüssigung bzw. zur Verjauchung des betroffenen Gewebes. Die Infektion breitet sich – im Gegensatz zur pyogenen Infektion (lokalisiert, z. B. Abszess) – flächenhaft im Gewebe aus (z. B. Phlegmone).

**Klinik:** Der faulig stinkende Geruch, das dünnflüssige Wundsekret und die evtl. vorhandene Gasbildung sind typisch für die putride Infektion. Je nach Ausbreitung kommt es zu systemischen Entzündungsreaktionen (Krankheitsgefühl, Fieber, Anstieg des CRP, Leukozytose etc.).

**Diagnostik:** Die Diagnose wird durch die klinische Untersuchung gestellt. Ein **Abstrich** gibt Informationen über die vorherrschenden Keime. Wichtig ist es, potenziell lebensbedrohliche Komplikationen (z. B. Peritonitis oder Sepsis) rechtzeitig zu erkennen. Entzündungsparameter sollten deshalb engmaschig kontrolliert werden.

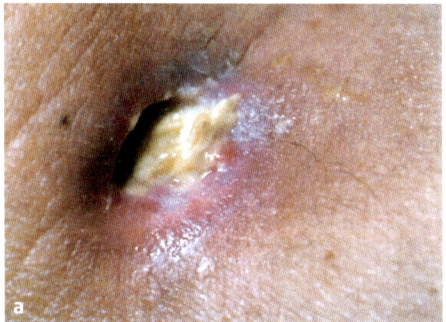
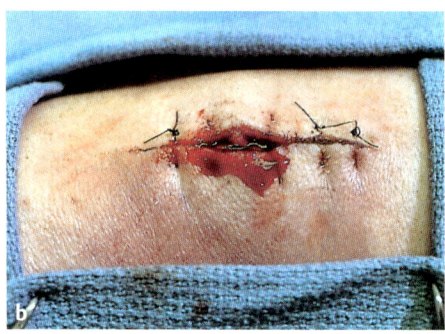

Abb. 4.13 **Wundheilungsstörungen.** **a** Eiternde Wunde. **b** Hämatomentwicklung nach Operation. [aus Henne-Bruns et al., Duale Reihe Chirurgie, Thieme, 2012]

**Therapie:** **Inzision** bzw. Entlastungsschnitte, Entfernung von Nekrosen sowie die **Drainage** und Spülung von Abszesshöhlen sind die wichtigsten Maßnahmen, um die Infektionsquelle zu sanieren. Eine offene Wundbehandlung verhindert die weitere Ausbreitung. Bei lokalisierten Prozessen kann eine Drainage (sonografisch oder CT-gesteuert) erfolgen. Schreitet die Infektion trotz lokaler Therapie fort oder kommt es zu bedrohlichen Komplikationen, muss zusätzlich eine Antibiotikatherapie erfolgen (initial kalkuliert mit breitem Wirkspektrum und nach Abstrich und Resistenzprüfung gezielt).

### 4.9.2 Abszess

> **DEFINITION** Bei einem Abszess bildet sich durch Nekrose und durch bakterielle sowie körpereigene Enzyme ein nichtpräformierter Hohlraum, welcher von einer Abszessmembran umgeben ist und in dem sich Eiter sammelt. Typisch für Staphylokokken.

Abszesse finden sich an der Körperoberfläche (Verletzungs-, Fremdkörper-, Spritzen- oder postoperativer Abszess), im Abdomen oder in inneren Organen. Wichtige Sonderformen sind der **Schweißdrüsenabszess** (Abszess der apokrinen Schweißdrüsen der Axilla), der **perianale Abszess** (Abszess der Proktealdrüsen bei Abflussbehinderung, oft auch die Folge einer Analfistel) sowie der **Schwielenabszess** (Infektion unter einer Schwiele an der Hand- oder Fußfläche). Bei Weichteilabszessen bzw. nosokomialen Infektionen liegen oft Mischinfektionen vor.

**Therapie** durch Inzision mit Eröffnung des Abszesses, Entleerung des Eiters sowie **Spülung** mit physiologischer NaCl-Lösung oder Antiseptika. Große Abszesse werden in Vollnarkose eröffnet und mit einer Drainage versorgt. Abszesse innerer Organe (z. B. ein umschriebener Leberabszess) werden Sonografie- oder CT-gesteuert punktiert.

### 4.9.3 Empyem

> **DEFINITION** Eine Eiteransammlung in einer **präformierten** Körperhöhle.

Typische Lokalisationen sind Pleura, Gelenke, Gallenblase und Perikard. Abdominelle oder lokale (Druck-)Schmerzen, Fieber und Leukozytose sind Leitsymptome. Bei Gelenkempyemen kommt es zusätzlich zu einer lokalen Rötung und einer schmerzhaften Schwellung, bei intraabdominellen Prozessen kann eine Abwehrspannung bestehen.

Die **Therapie** erfolgt analog zum Abszess mit operativer Eröffnung, Spülung und Drainage. Bei Pleuraempyemen Anlage einer Bülau-Drainage (S. 63), bei einem Gallenblasenempyem ist eine sofortige Cholezystektomie (S. 63) indiziert.

### 4.9.4 Panaritium

> **DEFINITION** Abszessbildung im Bereich der palmaren Fingerseite.

**Formen:** Unterschieden werden folgende Formen bzw. Ausprägungen (**Abb. 4.14b–e**):
- Panaritium subunguale: Nagelbettinfektion
- Panaritium cutaneum: Eiteransammlung in einer oberflächlichen Hautschicht, aber keine tiefere Ausbreitung
- Panaritium subcutaneum: Ausbreitung bis ins subkutane Fettgewebe
- „Kragenkopf"-Panaritium: Wie beim Panaritium cutaneum besteht eine Eiteransammlung in einer oberflächlichen Hautschicht, die aber über einen Fistelgang mit einer tieferen Eiteransammlung in Kontakt steht.
- Panaritium articulare: zusätzlich Gelenkbeteiligung
- Panaritium ossale: zusätzlich Knochenbeteiligung
- Panaritium tendinosum: zusätzlich Beteiligung der Beugesehnen.

**Ätiologie:** Ursächlich ist meist eine bakterielle Infektion (Staphyloccocus aureus) nach einer Verletzung (z. B. Schnitt-, Stich-, Kratz- und Bissverletzungen durch Tiere).

**Klinik und Diagnostik:** **Schwellung**, **Rötung** und **pochende Schmerzen**, wobei die betroffene Stelle stark gespannt und druckempfindlich ist. Beim **Panaritium articulare** ist das Gelenk nur eingeschränkt beweglich, beim **Panaritium ossale** können im Röntgenbild evtl. Arrosionen zu sehen sein. Beim **Panaritium tendinosum** erlauben die klinischen Zeichen nach Kanavel die Diagnose: Schwellung und Beugestellung des gesamten Fingers, Druckschmerz über der Sehnenscheide und starke Schmerzen bei passiver Extension.

**Therapie:** Zur Vermeidung einer lokalen Ausbreitung ist bei Panaritium cutaneum und subcutaneum eine OP mit **Inzision** und **Einlage einer Laschendrainage** indiziert. Ebenfalls muss sichergestellt werden, dass kein Fistelgang in die Tiefe (Kragenkopf-Panaritium) existiert. Beim Panaritium articulare und ossale erfolgen die operative Ausräumung von nekrotischem Gewebe und die Einlage einer Antibiotikakette. Das Panaritium tendiniosum sollte so schnell wie möglich operativ versorgt werden, um ein Ausbreiten der Infektion (z. B. V-Phlegmone) und Sehnennekrose durch Ödeme und den Druckanstieg zu verhindern. Bei einer bereits bestehenden Sehnennekrose wird die gesamte Sehne reseziert und später rekonstruiert. **Abb. 4.14** zeigt die Formen des Panaritiums.

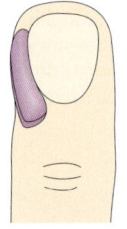
**a** P. periungualis (Paronychie)

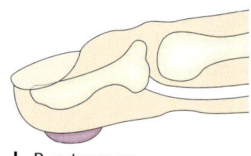
**b** P. cutaneum

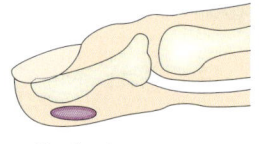
**c** P. subcutaneum

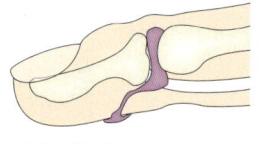
**d** P. articulare

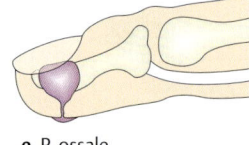
**e** P. ossale

**Abb. 4.14 Formen des Panaritiums. a** Paronychie. **b** Panaritium cutaneum. **c** Panaritium subcutaneum. **d** Panaritium articulare. **e** Panaritium ossale. [aus Henne-Bruns et al., Duale Reihe Chirurgie, Thieme, 2012]

**PRAXIS** Ein Panaritium muss **immer** operativ versorgt werden, um eine Ausbreitung auf Knochen, Gelenke und Sehen mit schwerwiegenden Folgen zu verhindern.

### 4.9.5 Paronychie

**Synonym**: Panaritium periunguale

Im Gegensatz zum klassischen Panaritium ist die Infektion hier im Bereich des seitlichen oder proximalen Nagelwalls lokalisiert (**Abb. 4.14**a). Die Ursache entspricht der des Panaritiums. Klinisch imponiert ein geröteter, geschwollener und schmerzhafter Nagelwall.

Es kann ein konservativer Therapieversuch mit Ruhigstellung, Fingerbädern und Verbänden mit antiinflammatorischen Salben (z.B. Povidon-Iod-Salbe) versucht werden. Stellt sich keine Besserung ein, ist ein operatives Vorgehen wie beim Panaritium indiziert.

### 4.9.6 Phlegmone

**DEFINITION** Diffuse, eitrige Keimausbreitung im Bindegewebe (z.B. an der Hohlhand oder an Beugesehnen).

**Ätiologie:** Ursache sind Keimverschleppungen im Bindegewebe durch z.B. durch Tier- oder Menschenbisse und Bagatellverletzungen mit Eindringen von Tier- oder Menschenhaaren („Friseurkrankheit"). Ursächlich sind meist hämolysierende **Streptokokken.**

**Klinik:** Charakteristisch ist die unscharfe Abgrenzung von der Umgebung. Bei der **Handphlegmone** kommt es zu Schmerzen (Spontan- und Druckschmerz), Schwellung und Rötung am Handrücken. Eine Schwellung der Hohlhand besteht wegen der straffen (palmaren) Faszie nicht. Systemische Entzündungszeichen (erhöhtes CRP, Leukozytose) können zusätzlich hinzukommen. Phlegmonen des kleinen Fingers können zur Ausbreitung in den Daumen und den Unterarm führen (**V-Phlegmone, Abb. 4.15**). Eine Sonderform ist die nekrotisierende Fasziitis.

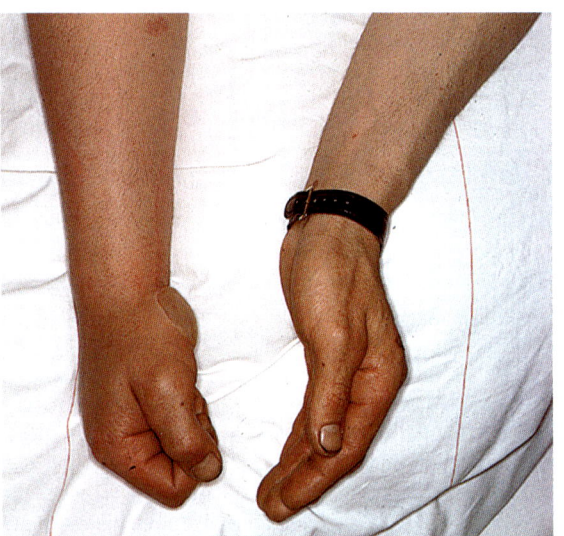

**Abb. 4.15 Phlegmone der Beugeseiten an der rechten Hand.** [aus Henne-Bruns et al., Duale Reihe Chirurgie, Thieme, 2012]

**Therapie:** Systemische Antibiotikatherapie mit Penicillinen, Kühlung und Ruhigstellung. Bei ausbleibender Besserung müssen das nekrotische Gewebe und evtl. vorhandene Abszesstaschen rasch ausgeräumt werden. Bei einer fortgeschrittenen Phlegmone mit Ausbreitung in die Hohlhand besteht eine sofortige OP-Indikation.

> **PRÜFUNGSHIGHLIGHTS** ✗
> – **!** Ein **perianaler Abszess** ist oft die Folge einer Analfistel.
> – **!** Ein Abszess sollte nach der Eiterentleerung **gespült** werden.
> – **!** Ein **Empyem** ist eine Eiteransammlung in einer **präformierten** Körperhöhle, z.B. im Gelenk.
> – **!** Bei einem **„Kragenkopf"-Panaritium** besteht eine Eiteransammlung in einer oberflächlichen Hautschicht, die über einen Fistelgang mit einer tieferen Eiteransammlung in Kontakt steht.

## 4.10 Weichteilverletzungen

**DEFINITION** Weichteilverletzungen sind Schäden an Muskeln, Sehnen, Nerven und Hautschichten. Sie können Folge von Trauma, Misshandlung, Schuss-, Biss- und Stichverletzungen sein. Weichteilverletzungen können auch begleitende Befunde bei offenen oder geschlossenen Frakturen sein.

**Einteilung:** Die Einteilung der Weichteilverletzungen erfolgt in geschlossen und offen. Zu den **geschlossenen** Schäden gehören:
- Kontusion
- Quetschung
- Schürfung: mechanisches Trauma mit Verletzung der Epidermis
- Ablederung/Décollement: Trennung der Haut vom Unterhautfettgewebe oder von den Muskelfaszien durch Gewalt von außen.

Beispiele für **offene** Schäden sind Schnitt-, Stich-, Biss-, Riss-, Pfählungs-, Schuss- oder Amputationsverletzungen.

### 4.10.1 Sehnenverletzungen

Sehnenverletzungen werden hinsichtlich ihrer Ätiologie in offene (z.B. durch Glas- oder Messerwunden) oder geschlossene Verletzungen (z.B. Knochensplitter, degenerative Prozesse) unterteilt. Bei äußeren Weichteilverletzungen werden Sehnenverletzungen oft übersehen. Ein Sehnenriss ist meist durch einen plötzlichen heftigen Schmerz oder ein lautes **Knallen** oder Schnalzen charakterisiert (in der Anamnese danach fragen). In der körperlichen Untersuchung sollte gezielt die Funktion einzelner Sehen überprüft werden.

Ein konservatives Vorgehen ist bei Sehnenruptur nur wenigen Indikationen vorbehalten, z.B. Bizepssehnenruptur beim alten Patienten oder Formen der Achillessehnenruptur. Das operative Verfahren sieht eine Adaptation der freien Sehnenenden unter Anwendung spezieller Sehnennähte vor.

### 4.10.2 Nervenverletzungen

Nervenverletzungen und deren Therapie werden im Abschnitt neurochirurgische Operationstechniken (S. 74) besprochen.

### 4.10.3  Muskelverletzungen

Unter die verschiedenen Formen der Muskelverletzung fallen:
- **Zerrung/Distension:** unphysiologische Dehnung ohne Gewebeschaden. Pausieren, kühlen, hochlagern und komprimieren. Bei weiterer Belastung droht der Muskelfaserriss!
- **Riss:** häufig als Sportverletzung mit Gewebeschaden und Einblutung. Pausieren, kühlen, hochlagern und komprimieren, ggf. Analgetikagabe.
- **Quetschung:** Muskelkompression mit lokalem Ödem und Einblutung bei unversehrter Haut.
- **Kontusion:** stumpfe Gewalteinwirkung auf einen Muskel mit lokalem Ödem und Kapillareinblutung.

### Kompartmentsyndrom

> **DEFINITION** Posttraumatische Druckerhöhung in den Muskellogen, typischerweise des Unterschenkels.

**Ätiopathogenese:** Die Muskellogen des Unterschenkels sind von **straffen Faszien** umgeben und können sich daher bei Schwellungen oder Einblutungen, die im Rahmen von Frakturen, Gefäßverletzungen, Ödemen, postoperativ oder bei Muskelüberlastung auftreten können, nicht ausdehnen. Dadurch **steigt der Druck** an und die **Durchblutung** der Muskulatur wird **behindert**, sodass ein Circulus vitiosus entsteht. Alle 4 Muskellogen am Unterschenkel können betroffen sein (Peroneusloge, oberflächliche und tiefe Flexorenloge, Extensorenloge).

**Klinik und Diagnostik:** Die betroffenen Muskelgruppen sind **schmerzhaft** und prall **geschwollen**, die Haut ist **warm** und **glänzend**. Passives Dehnen bereitet Schmerzen. Im Verlauf kommt es zu **Sensibilitätsstörungen** und motorischen Ausfällen, im Spätstadium zu Ischämie und **Taubheitsgefühl**.

Wichtig ist die Prüfung der Sensibilität am Fußrücken sowie die Funktion der Großzehe (N. peroneus profundus) zum Ausschluss eines **Tibialis-anterior-Syndroms**. Dabei kommt es zu einer Parese der Fuß- und Zehenheber und zum Sensibilitätsverlust im Spatium interosseum dorsale I.

Zur Überwachung der einzelnen Logendrücke stehen sog. **Kompartmentdrucknadeln** zur Verfügung. Bei Druckwerten von > 30 mmHg besteht ein drohendes Kompartmentsyndrom, bei > 40 mmHg geht man von einem manifesten Kompartmentsyndrom aus.

**Therapie:** Alle 4 **Muskelfaszien** müssen bereits bei Verdacht notfallmäßig **gespalten** werden.

### Intraabdominelles Kompartmentsyndrom

Nach schweren Operationen oder Verletzungen kann sich ein **intraabdominelles Kompartmentsyndrom** entwickeln. Der physiologische intraabdominelle Druck liegt bei ca. 5 mmHg und schwankt atemabhängig. Das abdominelle Kompartmentsyndrom ist durch eine **andauernde Erhöhung des intraabdominellen Druckes auf > 20 mmHg** oder eine Reduktion des intraabdominellen Perfusionsdrucks (Differenz zwischen mittlerem arteriellem Blutdruck und intraabdominellem Druck) auf < 50 mmHg definiert. Die Druckerhöhung beeinträchtigt die Funktion intraabdomineller Organe, u. a. der Nieren, des Darms und der Leber, mit konsekutiven Auswirkungen auf das Herz-Kreislauf- sowie das respiratorische System.

Zur Überwachung des intraabdominellen Drucks werden spezielle Drucksonden in Blasenkathetern verwendet. Prophylaktisch wird nach großen Operationen oder schwerem Trauma die Bauchdecke häufig zunächst nicht verschlossen, sondern mit Bauchtüchern und Folienverband abgedeckt.

# 5  Transplantationschirurgie

## 5.1  Grundlagen

> **DEFINITION** Eine Transplantation (Tx) ist die Übertragung von Organen, Geweben oder einzelnen Zellen in einen lebenden Organismus.

### 5.1.1  Formen

- **allogene Transplantation:** Übertragung von Organen, Geweben oder Zellen in einen genetisch fremden Organismus, der allerdings derselben Spezies angehört.
- **isogene Transplantation:** Übertragung von Organen, Geweben oder Zellen zwischen genetisch identischen Individuen (eineiige Zwillinge).
- **autogene (autologe) Transplantation:** Bei der autologen Transplantation sind Spender und Empfänger identisch. Organe, Gewebe oder Zellen werden entnommen und an eine andere Stelle (heterotop) im eigenen Körper verpflanzt.
- **xenogene Transplantation:** Übertragung von Organen, Geweben oder Zellen auf einen genetisch fremden Organismus, der einer anderen Spezies angehört.

### 5.1.2  Voraussetzungen und Kontraindikationen

Die wichtigste Voraussetzung für eine erfolgreiche Transplantation ist eine möglichst **weitgehende Übereinstimmung der Histokompatibilitäts- und Blutgruppenmerkmale** zwischen Spender und Empfänger (**AB0-** und **HLA-Kompatibilität**). Aufgrund der Vielzahl der HLA-Antigene ist aber eine vollständige Übereinstimmung zwischen Spender und Empfänger praktisch unmöglich (Ausnahme: eineiige Zwillinge). Die Anforderung an das Maß der HLA-Übereinstimmung hängt u. a. auch von der Transplantationsdringlichkeit ab:
- Eine AB0- und HLA-Kompatibilität wird v. a. für Transplantationen von **Niere**, **Pankreas**, **Dünndarm** und **Knochenmark** gefordert (HLA-Antigene A, B, DR und DQ).

Tab. 5.1 Voraussetzungen und Kontraindikationen beim Organspender und -empfänger

| | Voraussetzung | Kontraindikation | transplantierte Organe |
|---|---|---|---|
| **beim Organspender** | | | |
| • Leichenspende | **Gesamthirntod des Spenders**, d. h. ein irreversibler und vollständiger Ausfall von Großhirn, Kleinhirn und Hirnstamm **Spender-Einverständnis** zur Organspende (z. B. Organspendeausweis): Fehlt die Einverständniserklärung, können Angehörige des Verstorbenen der Organspende zustimmen oder sie ablehnen. | fehlende Einwilligung übertragbare Erkrankungen (z. B. HIV, Pilzsepsis, eine akute Hepatitis [A, B, E], aktives Malignom, Prionenerkrankungen)[1] | Niere, Leber, Herz, Lunge, Pankreas, Dünndarm, Knochen, Hornhaut |
| • Lebendspende | gesunder, einwilligungsfähiger, volljähriger Spender | fehlende Voraussetzung | Organe bzw. Gewebe, die entweder paarig oder segmentartig angelegt sind oder eine hohe Regenerationsfähigkeit haben (Knochenmark, eine Niere, Teile der Leber, Lunge und Pankreas) |
| **beim Organempfänger** | **Erkrankung** oder **definitive Schädigung** eines **lebenswichtigen Organs** (v. a. Lunge, Herz und Leber), die ohne absehbare Transplantation zum Tode führen würde **Aufklärung** über die Risiken, Vorteile und Behandlungsalternativen | aktive Suchterkrankungen, unheilbare Krebserkrankungen, akute und chronische Infektionserkrankungen, Erkrankungen von Herz, Gefäßen oder Lunge, die den Transplantationserfolg mindern oder ein Risiko während der Transplantation darstellen | – |

[1] In bestimmten Situationen muss das ärztliche Fachteam den Nutzen und die Risiken einer Organspende im Einzelfall abwägen (z. B. Einzelorganversagen, wenn das zu entnehmende Organ gesund ist).

- Bei Lungen-, Herz- oder Lebertransplantationen kann eine ausführliche Suche aufgrund der medizinischen Dringlichkeit i. d. R. nicht abgewartet werden.
- Bei Hornhauttransplantation kann auf eine Kompatibilität verzichtet werden (keine Vaskularisation der Hornhaut).

Die Voraussetzungen und Kontraindikationen beim Organspender und -empfänger sind in **Tab. 5.1** zusammengefasst.

## 5.1.3 Hirntoddiagnostik

**DEFINITION** Zustand der irreversibel erloschenen Gesamtfunktionen des Großhirns, des Kleinhirns und des Hirnstamms.

Der Hirntod wird festgestellt durch **2 unabhängige** und **dafür qualifizierte Ärzte**, die über eine mehrjährige Erfahrung in der Intensivbehandlung von Patienten mit schweren Hirnschädigungen verfügen und keinem Transplantationsteam angehören dürfen. 3 Kriterien müssen erfüllt sein (**Abb. 5.1**):

- **Vorhandensein einer primären** (z. B. Hirnblutung durch Aneurysma oder durch ein Trauma) **oder sekundären** (Hypoxie z. B. in Folge eines Herz-Kreislauf-Stillstandes) **Hirnschädigung.** Andere Ursachen (Intoxikation, Scheintod, Unterkühlung, neuromuskuläre Blockade oder endokrine und metabolische Ursachen) müssen ausgeschlossen sein.
- Nachweis des **Ausfalls der Hirnfunktionen**: Ausfall der Spontanatmung, Bewusstlosigkeit, Fehlen der Hirnstammreflexe (Schmerzreiz im Trigeminusbereich, Pharyngeal-, Korneal- und okulozephaler Reflex, weite lichtstarre Pupillen (nicht durch Medikamente beeinflusst oder verursacht!)

- **Nachweis der Irreversibilität** der klinischen Ausfallssymptome über einen gewissen Zeitraum: entweder ein weiterer ergänzender Befund, wie Null-Linien-EEG, zerebraler Zirkulationsstillstand (transkranielle Dopplersonografie) und das Erlöschen evozierter Potenziale oder alternativ das Einhalten einer bestimmten Beobachtungszeit: bei primärer Hirnschädigung beim Erwachsenen 12 h, beim Kleinkind und Neugeborenen bis zu 72 h; bei sekundärer Hirnschädigung (Erwachsene und Kinder) 72 h.

## 5.1.4 Voruntersuchungen

Bei Spender und Empfänger müssen eine Bestimmung der Blutgruppe, des Rhesusstatus und eine HLA-Typisierung (Gewebetypisierung) zur Prüfung der **Kompatibilität** durchgeführt werden und **Infektionserkrankungen** und **Malignome ausgeschlossen** werden. Darüber hinaus müssen beim Empfänger, im Hinblick auf die anschließende immunsuppressive Therapie und um den Transplantationserfolg nicht zu gefährden, **Organfunktionen** geprüft werden (Herz-Kreislauf-System, Lunge, Niere, Leber, Magen). Zum Ausschluss einer Sensibilisierung gegen HLA-Antigene durch frühere Transfusionen oder Schwangerschaften wird beim Empfänger ein sog. **Crossmatch** (**Kreuzprobe**) zur Aufdeckung **zytotoxischer Antikörper** gegen Leukozyten des Spenders im Serum durchgeführt. Ein negatives Crossmatch ist absolute Voraussetzung für eine Transplantation.

## 5.1.5 Koordination

Für die Koordination und Vermittlung zwischen Organspende und Organempfänger sind die **Deutsche Stiftung für Organtransplantation** (DSO), die einzelnen Transplantationszentren und **Eurotransplant** zuständig.

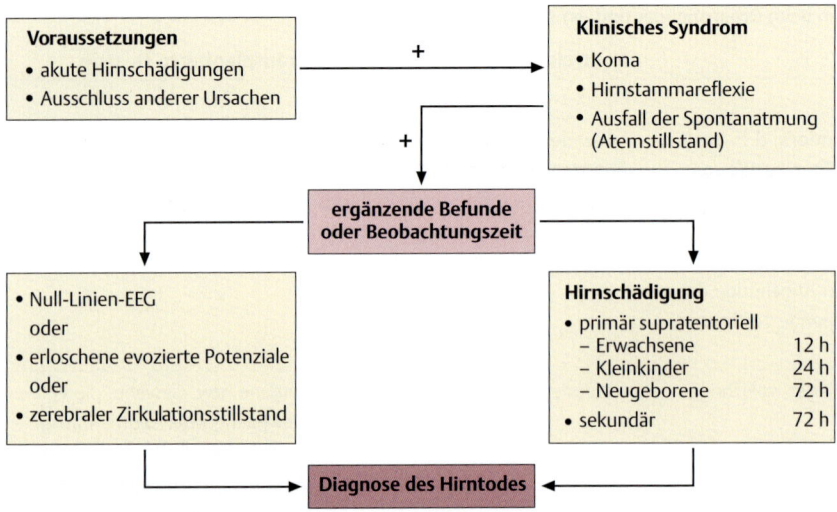

**Abb. 5.1 Hirntoddiagnostik.** [aus Henne-Bruns et al., Duale Reihe Chirurgie, Thieme, 2012]

**Organempfänger:** Alle potenziellen Organempfänger aus Deutschland, Österreich, Holland, Belgien und Luxemburg werden durch den behandelnden Arzt bei einem Transplantationszentrum angemeldet. Bestehen keine Kontraindikationen gegen den Erhalt eines Transplantats, wird eine **Gewebetypisierung** veranlasst. Anschließend werden die Daten der potenziellen Organempfänger an Eurotransplant übermittelt und der Empfänger kommt auf eine einheitliche Warteliste.

**Organspende:** Stirbt ein potenzieller Organspender, wird die Deutsche Stiftung Organtransplantation (DSO) verständigt. Diese veranlasst über ihre regionalen Koordinatoren die notwendigen Untersuchungen zur Gewebetypisierung, Blutgruppenbestimmung und zum Infektions- bzw. Malignomausschluss des Spenderorgans bzw. Spenders. Das Ergebnis wird an Eurotransplant übermittelt, das daraufhin den passenden Organempfänger anhand bestimmter Kriterien ermittelt (Gewebeübereinstimmung, Wartezeit, Dringlichkeit, Entfernung zwischen Explantations- und Transplantationszentrum). Findet sich ein geeigneter Empfänger, wird das zuständige Transplantationszentrum informiert und der Organempfänger benachrichtigt. Die DSO organisiert den Transport des Entnahmeteams, die Organentnahme und den Organtransport zu dem entsprechenden Transplantationszentrum.

---

> **PRÜFUNGSHIGHLIGHTS** ✘
>
> – ! Ein **aktives extrakranielles Malignom** ist eine **absolute Kontraindikation** für die **Organspende**.

---

## 5.2 Prinzip der Organkonservierung und Grundzüge der Durchführung

Um nach der Organentnahme eine **längere Hypoxie** zu ermöglichen, werden die Organe unmittelbar vor der Entnahme mit einer Konservierungslösung (erythrozytenfreies Substrat mit Elektrolyten und Nährstoffen) gespült und auf 4 °C gekühlt. Nach der Entnahme werden sie bis zur Implantation in einer Perfusionslösung gelagert. So lässt sich die Ischämietoleranz auf 4–6 h für Herz und Lunge, auf 12–18 h für Pankreas und Leber und auf bis zu 36 h für Nieren erhöhen. Die Transplantation sollte immer möglichst rasch erfolgen. Kornea, Herzklappen und Gehörknöchelchen können bis zu 72 h nach Herz-Kreislauf-Stillstand entnommen werden.

Bei der **orthotopen Transplantation** wird das Spenderorgan nach Entfernung des kranken Organs an dieselbe Stelle verpflanzt (Leber, Herz, Lunge), bei der **heterotopen Transplantation** wird das erkrankte Organ belassen und das Spenderorgan an einer anderen Stelle implantiert (Niere, Pankreas). Die **auxilläre Transplantation** bezeichnet eine temporäre Implantation eines Spenderorgans und dessen Entfernung nach Erholung des erkrankten Organs (Herz, Leber).

---

> **PRÜFUNGSHIGHLIGHTS**
>
> – ! Die **Nieren** haben eine höhere Toleranz für die **kalte Ischämiezeit** als Pankreas und Leber, Herz und Lunge.

---

## 5.3 Nachsorge

Unmittelbar nach der Transplantation ist die Gefahr des **Organversagens** am größten. Ab dem 3. postoperativen Tag treten gehäuft **bakterielle** und **Pilzinfektionen** auf (Cave: Aspergillusinfektionen bei lungentransplantierten Patienten sind mit einer hohen Letalität verbunden), **Virusinfektionen** (insbesondere Zytomegalievirus) i. d. R. erst nach 4–6 Wochen. Die notwendige Therapie mit Immunsuppressiva spielt dabei eine wesentliche Rolle (s. u.). Die Transplantatabstoßungen nehmen nach den ersten 2 Wochen nach der Transplantation zu. Langfristig gesehen entstehen die größten Probleme durch die Nebenwirkungen der medikamentösen Therapie und das Wiederauftreten der Grunderkrankung im Transplantat.

Um mögliche Komplikationen frühzeitig zu erkennen, sollten **regelmäßig Laboruntersuchungen**, eine **Urin-Zytologie** sowie eine **Sonografie** durchgeführt werden. Stanz- und Aspirationsbiopsie haben eine große Bedeutung bei der Früherkennung und Therapie von Abstoßungsreaktionen.

### 5.3.1 Abstoßungsreaktionen

Bei den immunologischen Komplikationen einer Transplantation werden 2 Formen unterschieden:

- **Host-versus-Graft-Reaktion:** T-Lymphozyten und Antikörper des Empfängers greifen das körperfremde Transplantat an (bei jeder Transplantation möglich!). Ohne immunsuppressive Behandlung kommt es bei einer Transplantation genetisch differenter Individuen **immer** zu einer Abstoßungsreaktion. Ab-

Tab. 5.2 **Host-versus-Graft-Reaktionen**

| | hyperakute Abstoßung | akute Abstoßung | chronische Abstoßung |
|---|---|---|---|
| **Häufigkeit** | < 1 % | ca. 50 % | ca. 50 % |
| **Beginn** | Minuten bis Stunden nach der Transplantation | innerhalb des ersten Jahres nach der Transplantation (häufig 2 Wochen bis 4 Monate) | Monate bis Jahre nach der Transplantation |
| **Pathogenese** | präformierte AK → Aktivierung von Komplement → Hypersensitivitätsreaktion Typ II | nicht ausreichende Immunsuppression → Bildung antigenspezifischer zytotoxischer T-Zellen (zu Beginn Hypersensitivitätsreaktion Typ IV) und Antikörper-produzierender B-Zellen (nach einigen Wochen Hypersensitivitätsreaktion Typ II) | überschießende Immunreaktion mit Immunkomplexablagerungen |
| **Klinik** | irreversible Schädigung des Transplantats, die unmittelbar nach Herstellung der Gefäßverbindung auftritt | Leistungsabfall, Fieber, Schmerzen, schnell progrediente Verschlechterung der Organfunktion | schleichender Verlauf, langsam progrediente Verschlechterung der Organfunktion; ansonsten keine klinischen Symptome, ggf. Verschlechterung des Allgemeinzustandes |
| **Diagnose** | transplantiertes Organ nimmt seine Funktion nicht auf | Erhöhung der organspezifischen Laborparameter, ödematöse Organvergrößerung | |
| **Histologie** | Entzündung kleiner Gefäße (Arteriolitis) mit Thrombosierung und ischämischer Nekrotisierung | • zelluläre Phase: lymphozytäre Infiltration des Interstitiums, Gewebenekrosen, konzentrische Intimaproliferation<br>• humorale Phase: Arteriitis mit Thrombosierung der Gefäße („Transplantatvaskulopathie") | obliterierende Angiopathie mit konzentrischer, zwiebelschalenförmiger Fibrose der Intima („Transplantatvaskulopathie") und lymphozytäre Infiltration des Interstitiums |
| **Therapie** | keine Therapie möglich | reversibler Funktionsverlust des transplantierten Organs, erfolgreiche Behandlung in der zellulären Phase möglich (Intensivierung der Immunsuppression) | keine spezifische Therapie, ggf. Replantation |

hängig vom zeitlichen Auftreten der Abstoßung werden 3 verschiedene Abstoßungsreaktionen unterschieden (**Tab. 5.2**).

- **Graft-versus-Host-Reaktion** (= Graft-versus-Host-Disease [GvHD]): T-Lymphozyten des Spenders reagieren auf antigene Strukturen des Empfängers (nur bei Transplantation von Geweben mit hohem Lymphozyten-Anteil). Die mittransfundierten T-Lymphozyten infiltrieren dabei das lymphatische Empfängergewebe, wachsen in diesem an (Engraftment) und reagieren auf die fremden Wirtsantigene mit einer **zellulären Immunreaktion**. Klinisch kann sie akut oder chronisch verlaufen:
  - **akute GvHD**: betrifft am häufigsten die Haut (makulopapulöses Exanthem, bullöse Dermatitis, Erythrodermie), die Leber (Hepatitis, Cholestase) und den Darm (schwere Enteritis mit Ulzerationen und Diarrhö)
  - **chronische GvHD**: zusätzlich Symptome an den **Augen** (Keratoconjunctivitis sicca), der Mund- und Genitalschleimhaut (Trockenheit, erhöhte Verletzlichkeit) und der Lunge (Pneumonitis).

Therapeutisch ist eine **Intensivierung der immunsuppressiven Therapie** (i. d. R. mit Glukokortikosteroiden) erforderlich.

## 5.3.2 Prophylaxe von Abstoßungsreaktionen

Das Ziel einer prophylaktischen Behandlung ist die **Unterdrückung der körpereigenen Immunabwehr**, sodass das transplantierte Organ langfristig seine physiologische Funktion im Empfängerorganismus wahrnehmen kann. Die immunsuppressive Therapie wird in **2 Therapiephasen** (Induktionstherapie in den ersten 6 Wochen mit 3–4 Immunsuppressiva in hoher Dosis und anschließende lebenslange Erhaltungstherapie mit 2–3 Immunsuppressiva) mit einer **Kombination verschiedener Immunsuppressiva** durchgeführt. Ausführliches zu den einzelnen Immunsuppressiva s. im Skript Immunsystem.

---

**PRÜFUNGSHIGHLIGHTS**

- **!** Zur Prophylaxe eines **abdominellen Kompartmentsyndroms** kann die Bauchdecke postoperativ zunächst nicht verschlossen, sondern mit **Bauchtüchern und Folienverband** abgedeckt werden.
- **!** Das entscheidende Kriterium für eine **Knochenmarktransplantation** ist die **HLA-Übereinstimmung**.
- **!** klinische Kriterien der **Hirntoddiagnostik**: Koma, lichtstarre Pupillen, Hirnstammareflexie, Atemstillstand

# 6    Spezielle Operationsprinzipien

## 6.1    Eingriffe am Hals

### 6.1.1  Chirurgie der Schilddrüse und Nebenschilddrüsen

**Zugangsweg:** horizontaler Hautschnitt am Hals (**Kragenschnitt nach Kocher**) und anschließende Längsinzision zwischen den kurzen Halsmuskeln. Bei diesem Zugangsweg müssen außer dem Platysma keine Muskeln durchtrennt werden. Bei Eingriffen an der Nebenschilddrüse (Epithelkörperchen) ist die exakte prä- und intraoperative Lokalisation sehr wichtig.

**Vorgehen:**
- **Thyreoidektomie:**
  - **subtotale Thyreoidektomie:** subtotale ein- oder beidseitige Entfernung der Schilddrüse, ein Parenchymrest (ca. 5 g) bleibt mit der hinteren Kapsel und den Nebenschilddrüsen erhalten. Indikation: Struma, Hyperthyreose, Thyreoiditis.
  - **totale Thyreoidektomie:** komplette Entfernung der Schilddrüse inklusive der Kapsel bzw. eines Schilddrüsenlappens (Hemithyreoidektomie), der N. laryngeus recurrens wird geschont. Indikation: Schilddrüsenkarzinom, Hemithyreoidektomie bei papillären Mikrokarzinomen (< 1 cm).
- **Parathyreoidektomie:**
  - **subtotale Parathyreoidektomie:** Entfernung von 3½ Nebenschilddrüsen sowie des Thymus
  - **totale Parathyreoidektomie:** Entfernung aller 4 Nebenschilddrüsen

- **totale Parathyreoidektomie mit Autotransplantation:** Transplantation von kleinen Stücken einer Nebenschilddrüse in den Unterarm und anschließende Entfernung der restlichen Nebenschilddrüsen und des Thymus. Vorteil der Autotransplantation: leichte Zugänglichkeit bei Rezidiven.

In **Abb. 6.1** sind die Resektion eines Nebenschilddrüsenadenoms sowie die Autotransplantation von Epithelkörperchen in den Unterarm dargestellt.

**Komplikationen:**
- **Verletzung des N. laryngeus recurrens** mit **einseitiger Rekurrensparese** (Stimmbandlähmung)
- **Hypothyreose**
- **Hypoparathyreoidismus** durch Mitentfernung der Epithelkörperchen
- **Nachblutungen**.

## 6.1.2  Tracheotomie

**Indikationen:**
- **Verlegung** der oberen Luftröhre oder des Kehlkopfs
- **Langzeitintubation**
- zentrale **Atemstörungen**
- **Bewusstlosigkeit** und Lungenerkrankungen, zur Verbesserung der Bronchialtoilette
- **postoperativ** zur Atemwegssicherung.

**Cave:** bei Kindern sehr strenge Indikationsstellung (Schonen der Trachealknorpel)!

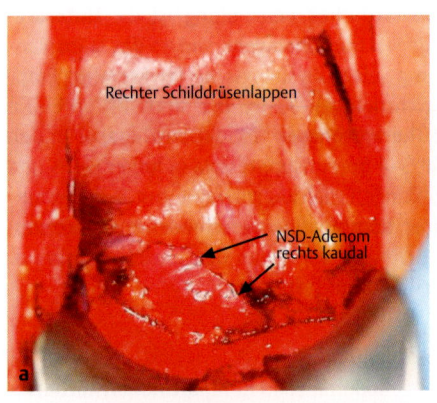
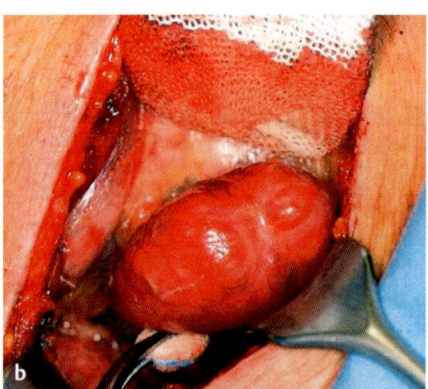
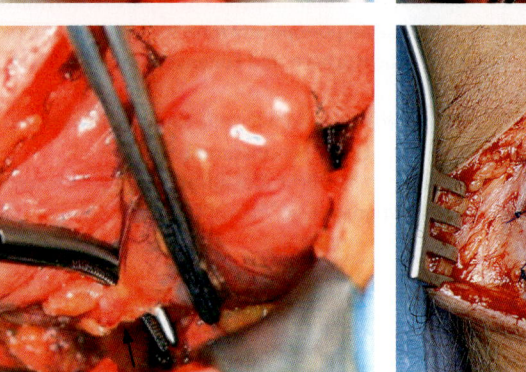
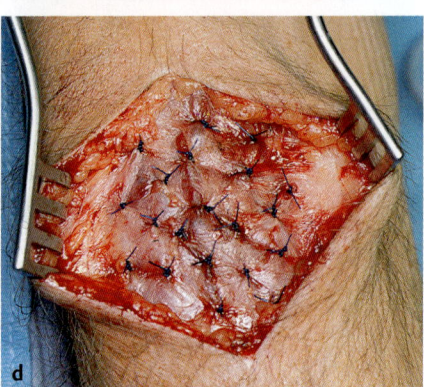

Rechter Schilddrüsenlappen

NSD-Adenom rechts kaudal

Gefäßstiel des NSD-Adenoms

**Abb. 6.1 Nebenschilddrüsenadenom.**
**a** Unten erkennt man ein Nebenschilddrüsenadenom. **b** Mobilisierung und Darstellung des Adenoms. **c** Darstellung des Gefäßstiels und Durchtrennung. **d** Autotransplantation in den Unterarm. [aus Henne-Bruns et al., Duale Reihe Chirurgie, Thieme, 2012]

**Vorgehen:**

- **elektive Tracheotomie:** Durchführung in Intubationsnarkose oder in Lokalanästhesie und Sedierung, Hautinzision quer unterhalb des Ringknorpels, Längsspaltung der Halsmuskeln in der Mittellinie, Verlagerung des Schilddrüsenisthmus nach unten, Inzision der Trachea zwischen dem 2. und 4. Trachealring, sorgfältige Blutstillung (**Cave:** Aspirationen), Vernähen des Trachealknorpels mit dem Hautrand und Einführen einer passenden Trachealkanüle.
- **Notfalltracheotomie:** Bei rekliniertem Kopf wird die Trachea ohne Präparation eröffnet und ein Beatmungstubus eingeführt. Anschließend ist die inzidierte Haut mit den Strukturen der geöffneten Trachealwand zu vernähen.

**Komplikationen:** Blutungen, Verletzung des Ringknorpels, Aspirationen, Pneumothorax, Kreislaufstillstand, versehentliche Dekanülierung oder Fehlplatzierung, Hautemphysem, Wundinfektionen, Fistelbildungen oder eine Trachealstenose.

### 6.1.3 Koniotomie

**Synonym:** Krikothyreoidotomie

**Indikation:** Lebensbedrohlicher Notfall mit akuter Dyspnoe und Erstickungsgefahr.

**Durchführung:** Man überstreckt den Kopf des Patienten, tastet den vorstehenden Ringknorpel und eröffnet die Haut zwischen Schild- und Ringknorpel (**Abb. 6.2**). Anschließend durchtrennt man das Lig. cricothyreoideum (Lig. conicum) quer. Wichtig ist, dass das Instrument das Lumen so lange offenhält (Messer aufrecht stellen), bis ein „Platzhalter" (Tubus) in die Luftröhre eingeführt wird. Im Anschluss muss der Patient unbedingt mit einer Tracheotomie versorgt werden, da die Gefahr der Verletzung des Ringknorpels und damit einer intralaryngealen Stenoseentwicklung besteht.

## 6.2 Viszeralchirurgie

### 6.2.1 Ösophagus

#### Ösophagusresektion

**Indikation:** Ösophaguskarzinom.

**Vorgehen** (**Abb. 6.3**): Der Zugang erfolgt von thorakoabdominal (Eröffnung des rechten Thorax und Abdomens, sog. 2-Höhlen-Eingriff) bzw. bei Tumoren oberhalb der Trachealbifurkation auch von zervikal. Ein Sicherheitsabstand von 6–10 cm sollte angestrebt werden (**subtotale Ösophagusresektion**), da sich Ösophaguskarzinome rasch intramural ausbreiten. Zeitgleich wird aufgrund der hohen Metastasierungsrate eine **radikale Lymphadenektomie** im Bereich von Mediastinum und Truncus coeliacus durchgeführt. Nach der Resektion wird die Speiseröhre durch Magenhochzug (sog. Schlauchmagen) oder seltener ein Koloninterponat (i. d. R. Colon transversum) ersetzt und der Neoösophagus an deren ursprüngliche Stelle geschoben.

Zur besseren Magenentleerung wird abschließend eine sog. **Pyloroplastik** (S. 57) durchgeführt.

Bei Kardiakarzinomen empfiehlt sich eine proximale Gastrektomie mit distaler Ösophagusresektion und mediastinaler Anastomose (Ivor-Lewis).

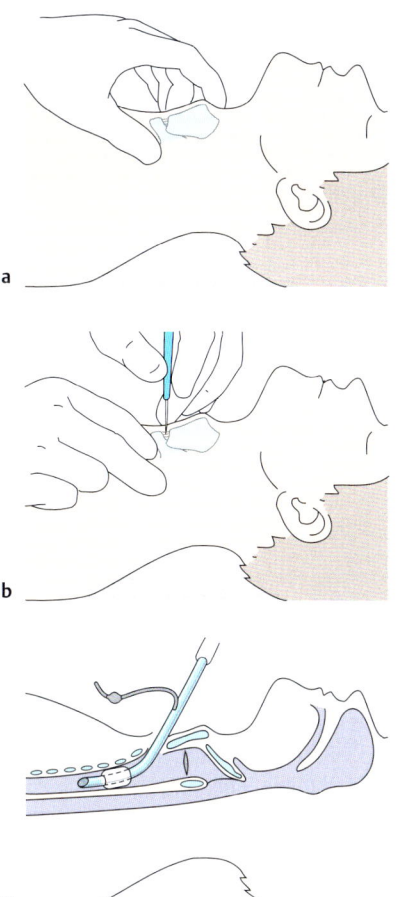

**Abb. 6.2 Durchführung einer Koniotomie. a** Aufsuchen des Spaltes zwischen Schild- und Ringknorpel. **b** Inzision der Haut und des Ligamentum conicum. **c** Einführen des Tubus. [aus Secchi, Ziegenfuß, Checkliste Notfallmedizin, Thieme, 2009]

#### Fundoplicatio nach Nissen

**Indikation:** gastroösophagealer Reflux.

**Vorgehen:** heutzutage vorwiegend **laparoskopisch**. Dabei werden 4–5 Trokare in den Oberbauch eingebracht und der Magenfundus mobilisiert. Der Magenfundus wird dorsal des Ösophagus durchgezogen und ventral locker (Floppy-Nissen-Technik) mit 2–3 Nähten fixiert. Damit wird das Magengewölbe vollständig (360°) wie eine Manschette um den distalen Ösophagus gefaltet und fixiert.

Besteht zusätzlich eine **Hiatushernie**, ergänzt man die Operation um eine **hintere Hiatoplastik**. Dabei werden die Zwerchfellschenkel dorsal des Ösophagus mittels Einzelknopfnähten zusammengeführt.

#### Hintere Hemifundoplicatio nach Toupet

- **Indikation:** gastroösophagealer Reflux mit Motilitätsstörung des Ösophagus (Manometrie!)
- **Vorgehen:** Der Magenfundus wird hinter den distalen Ösophagus durchgeschoben und an beiden Seiten am Zwerchfell fixiert. Der Fundus wird zudem beidseits am Ösophagus vernäht (270°-Manschette).

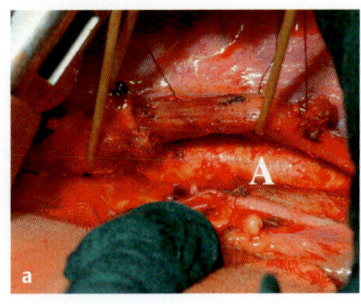 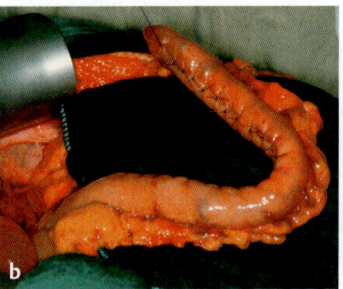 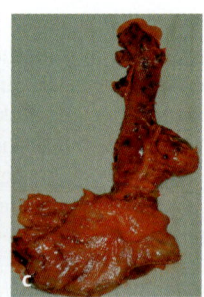

**Abb. 6.3 Ösophagusresektion. a** Der Ösophagus wird intrathorakal mobilisiert, die Lymphknoten entfernt und die Aorta (A) freipräpariert. **b** Der Schlauchmagen soll von abdominell hochgezogen werden, um den entfernten Ösophagus zu ersetzen. **c** Ösophagusresektat inkl. Lymphknoten und der kleinen Kurvatur des proximalen Magens. [aus Henne-Bruns et al., Duale Reihe Chirurgie, Thieme, 2012]

## 6.2.2 Magen

### Magenresektionen (Gastrektomie)

**Indikationen:**

- Ulkuschirurgie
- jedes operable Magenkarzinom, palliativ oder kurativ.

**Vorgehen:**

**Ulkuschirurgie:** Im Rahmen der Ulkuschirurgie werden i. d. R. die **distalen ⅔ des Magens entfernt** (subtotale Resektion) und die Kontinuität des Speiseweges durch verschiedene Verfahren wiederhergestellt:

- **Billroth-I-Rekonstruktion:** Rekonstruktion mithilfe einer End-zu-End- oder einer End-zu-Seit-Anastomose von Magen und Duodenum (Gastroduodenostomie, **Abb. 6.4**a). Dadurch kann die physiologische Nahrungspassage durch Magen und Duodenum aufrechterhalten bleiben.
- **Billroth-II-Rekonstruktion:** Rekonstruktion durch eine Gastrojejunostomie (End-zu-Seit-Anastomose zwischen dem Magen und der ersten Jejunalschlinge, **Abb. 6.4**b). Die Jejunalschlinge wird dabei entweder durch einen Schlitz im Mesocolon transversum (**retrokolisch**) oder vor diesem in den Oberbauch geführt (**antekolisch**). Das Duodenum wird blind verschlossen (Ausschluss von der Nahrungspassage). Um zu verhindern, dass Gallensäure ständig mit der Magenschleimhaut in Kontakt kommt, wird ebenfalls eine Enteroenteroanastomose (Seit-zu-Seit-Anastomose an der Basis der ersten Schlinge, **Braun-Fußpunkt-Anastomose**) geschaffen.
- **Roux-Y-Gastroenterostomie:** Anastomose des Magenstumpfs mit einer hochgezogenen Jejunalschlinge. In etwa 30–40 cm Abstand zu dieser Gastroenteroanastomose stellt man anschließend eine Y-förmige End-zu-Seit-Anastomose zwischen der hochgezogenen Jejunalschlinge und der direkt auf das Duodenum folgenden Jejunalschlinge her (Enteroenteroanastomose, **Abb. 6.4**c). Vorteil: geringere Rate von Magenstumpfkarzinomen.

**Tumorchirurgie:**

- **kurative Gastrektomie** (totale Resektion): Entfernen von Magen, Omentum majus und minus, der regionären Lymphknoten und evtl. der Milz.
- **distale ⅘-Resektion** (subtotale Resektion): Indikation: Antrumstumoren, wichtig: Einhaltung eines ausreichenden Sicherheitsabstands (abhängig vom Magenkarzinomsubtyp)
- **proximale Resektion** (subtotale Resektion): Indikation: Kardiatumoren, zusätzlich muss auch der Ösophagus subtotal reseziert werden.

> **LERNTIPP** !
>
> Die **ösophagoenterale Anastomoseninsuffizienz** geht mit einer **hohen Letalität** einher und stellt die **schwerwiegendste Komplikation nach** einer **Magenresektion** dar.

### Nichtresezierende Verfahren im Rahmen der Ulkuschirurgie

**Vagotomie:** Operative Ausschaltung der vagalen Versorgung des Magens, um die Säureproduktion zu vermindern und damit einem Ulkusrezidiv vorzubeugen. Durch die erfolgreiche konservative Therapie spielt die Vagotomie heute allerdings kaum noch eine Rolle.

Man unterscheidet 3 Verfahren:

- **selektive proximale Vagotomie (SPV):** Standardverfahren, bei dem die sekretorischen Vagusäste des proximalen Magens durchtrennt und die motorischen und die extragastralen Anteile sowie die die Nervenäste zur Versorgung des Pylorus möglichst geschont werden.
- **selektive totale Vagotomie (STV):** zusätzliche Durchtrennung der motorischen Äste für den Pylorus. Die Folge ist eine Schlussunfähigkeit des Pylorus, die eine Pyloroplastik (s. u.) erfordert. Dieser Eingriff ist deshalb nur bei nichtdurchführbarer SPV oder einer Magenausgangsstenose (hier Pyloroplastik als Therapie) indiziert.

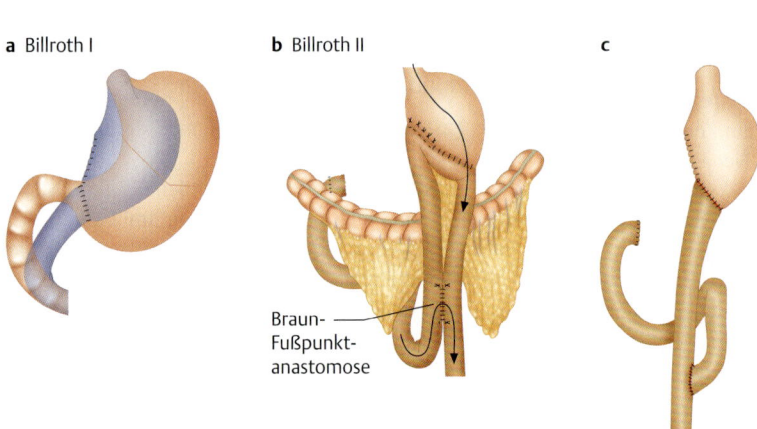

**a** Billroth I  **b** Billroth II  **c**

Braun-
Fußpunkt-
anastomose

**Abb. 6.4 Magenresektionen. a** Billroth-I-Rekonstruktion. **b** Billroth-II-Rekonstruktion mit antekolischer Gastrojejunotomie und mit Braun-Fußpunkt-Anastomose. **c** Roux-Y-Gastrojejunostomie. [aus Schumpelick et al., Kurzlehrbuch Chirurgie, Thieme, 2010]

- **trunkuläre Vagotomie (TV):** Durchtrennung sämtlicher Vagusfasern unterhalb des Zwerchfells. Neben den motorischen Anteilen ist auch die parasympathische Versorgung von Leber, Pankreas, Intestinum und Kolon betroffen. Hohe Nebenwirkungsrate, Indikation: Rezidivulzera.

### Übernähung:
- **Indikation:** Ulkusperforation
- **Vorgehen:** Laparotomie mit Exzision des Ulkus und anschließender Übernähung des Defekts, bei Perforationen im Bereich des Magenausgangs evtl. erweiterte Exzision mit Pyloroplastik.

### Umstechung:
- **Indikation:** endoskopisch nicht beherrschbare Blutungen
- **Vorgehen:** Umstechung der blutenden Gefäße im Rahmen einer Gastrotomie bzw. Duodenotomie, Ulkusexzision und Defekt übernähen. Falls die Blutungsquelle nicht eindeutig lokalisierbar ist, wird an allen 4 Seiten des Ulkus eine Ligatur gesetzt. Bei Blutungen an der Bulbushinterwand umsticht man die A. gastroduodenalis proximal und distal seiner Duodenumsunterkreuzung.

### Pyloroplastik:
- **Indikation:** Stenosen im Magenausgangsbereich
- **Vorgehen:** Entweder werden alle Wandschichten der Länge nach inzidiert und anschließend quer vernäht (nach **Heineke-Mikulicz**) oder Magen und Duodenum werden bei getrennt erhaltenem Pylorus Seit-zu-Seit anastomosiert (nach **Jaboulay**). Eine Alternative ist die Seit-zu-Seit-Anastomose von Magen und Duodenum unter Einbezug des Pylorus (nach **Finney**).

## Magenoperationen bei Adipositas

> **LERNTIPP** !
>
> Die **Indikation zur chirurgischen Therapie der Adipositas** ist zum einen vom **Body-Mass-Index** (BMI) und zum anderen von **Adipositas-assoziierten Komorbiditäten** abhängig. Indikationen für eine Operation sind:
> - BMI $\geq 40\ kg/m^2$ nach Ausschöpfung der konservativen Therapie und umfassender Aufklärung, sofern keine Kontraindikationen bestehen
> - BMI zwischen 35 und $40\ kg/m^2$ nach Ausschöpfung der konservativen Therapie + eine oder mehrere Adipositas-assoziierte Folge- oder Begleiterkrankungen (z. B. Diabetes mellitus Typ 2, koronare Herzkrankheit).

**Gastric Banding und Gastroplastik:** Operatives Abtrennen eines kleineren **Vormagens** (15–30 ml) vom Restmagen durch eine **Engstelle** (Banding), sodass dadurch die Nahrungsaufnahme vermindert ist (**Abb. 6.5**). Die physiologische Nahrungspassage bleibt aber erhalten. Da die aufgenommene Kalorienmenge nicht beeinflusst wird, hängt der Erfolg wesentlich von der Mitarbeit und der Nahrungsumstellung des Patienten ab. Im Gegensatz zur Gastroplastik kann beim Gastric Banding die Weite der Engstelle auch postoperativ reguliert werden (Port in der Rektusscheide).

**Magenbypass: Komplette Trennung** eines kleineren **Vormagens** (15–30 ml) vom Restmagen (**Abb. 6.6**). Das Jejunum wird etwa 45 cm distal des Treitz-Bandes durchtrennt und der distale Anteil mit dem neu geschaffenen Vormagen anastomosiert. Der proximale Anteil (einschließlich Restmagen und Duodenum) wird 90–150 cm nach der Gastroenterostomie mit dem Jejunum ver-

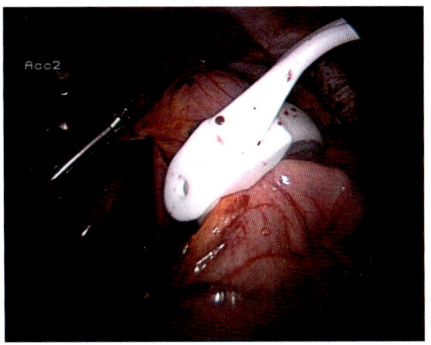

Abb. 6.5 **Gastric Banding.** [aus Henne-Bruns et al., Duale Reihe Chirurgie, Thieme, 2012]

bunden. Der größte Teil des Magens und das Duodenum werden somit komplett von der Nahrungspassage ausgeschlossen (geringgradige Malabsorption). Die aufgenommene Nahrung trifft somit erst 90–150 cm nach dem Vormagen auf die Verdauungssekrete. Um Nebenwirkungen vorzubeugen, müssen lebenslang Vitamin $B_{12}$, Eiweiß, Eisen und Kalzium substituiert werden.

**Biliopankreatische Diversion mit und ohne duodenalen Switch** (**Abb. 6.7**): rein malabsorptives Verfahren, mit ⅔-Resektion des Magens (ähnlich Billroth II) und gleichzeitigem blindem Verschluss des Duodenums, Durchtrennung des Ileums ca. 300 cm proximal der Bauhin-Klappe. Der distale Anteil wird mit dem Magen anastomosiert (Alimentary Limb, AL); der proximale Anteil mit den Verdauungssekreten (Biliary Limb, BL) wird ca. 50 cm vor dem Dickdarm mit dem Ileum verbunden (**ohne duodenalen Switch**, nach Scopinario).

Beim Verfahren **mit duodenalem Switch** (Sleeve-Gastrektomie) wird im Gegensatz dazu der Magen nicht teilweise reseziert, sondern in der Längsachse durchtrennt, entfaltet und als Magenschlauch wieder vernäht. Der Pylorus bleibt bei dieser Methode erhalten, das Duodenum wird erst danach blind verschlossen. Bei beiden Methoden wird kein Darmanteil ausgeschaltet.

Die Methode ist vielversprechend, allerdings muss lebenslang auf eine ausreichende Versorgung mit fettlöslichen Vitaminen, Vitamin $B_{12}$, Proteinen, Kalzium, Eisen, Spurenelementen und Mineralstoffen geachtet werden. Beim Verfahren mit duodenalem Switch ist der Vitamin-$B_{12}$-Mangel nicht so stark ausgeprägt, da der Magen komplett erhalten bleibt.

**Endoskopische Ballonimplantation:** endoskopische Einbringung eines Ballons mit variablem Flüssigkeitszustand in den Magen. Das Verfahren ist nicht so effektiv, aber deutlich weniger invasiv und vollständig reversibel. Die endoskopische Ballonimplantation wird oftmals als Initialtherapie für bis zu 6 Monate gewählt, um durch die dadurch erreichte Gewichtsreduktion die allgemeine Operationskomplikation zu senken.

**Gastric pacing (Magenschrittmacher):** Durch elektrische Stimulation der Magenwand (in der Muskelschicht im Bereich des Antrums) wird die Magenentleerung verlangsamt und schneller ein Sättigungsgefühl erzeugt.

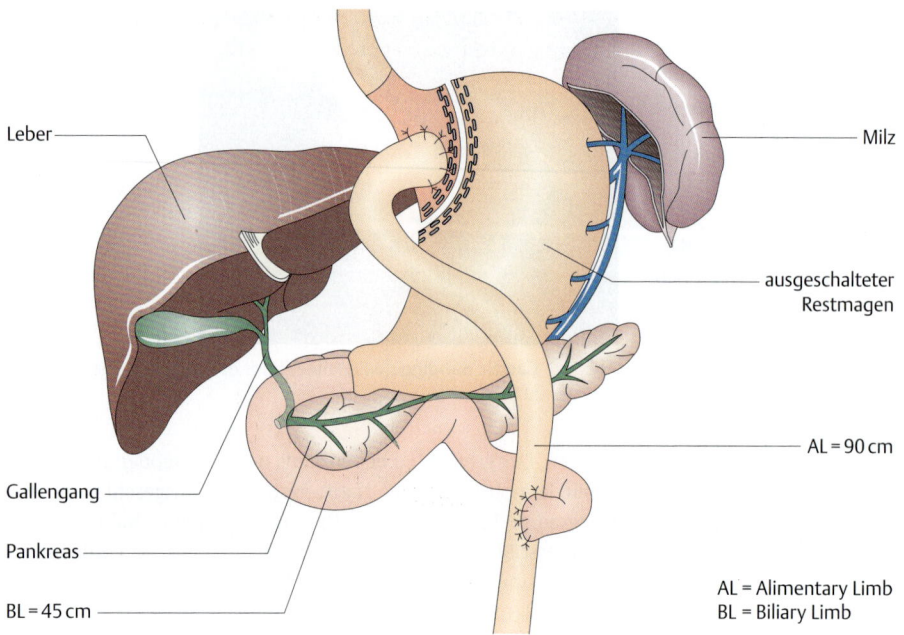

Abb. 6.6 **Magenbypass.** [aus Henne-Bruns et al., Duale Reihe Chirurgie, Thieme, 2012]

Leber

Milz

ausgeschalteter Restmagen

AL = 90 cm

Gallengang

Pankreas

BL = 45 cm

AL = Alimentary Limb
BL = Biliary Limb

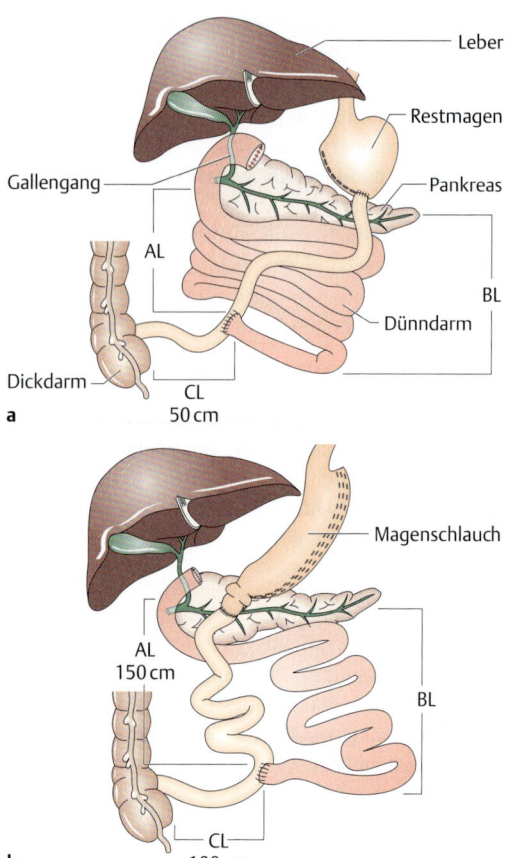

Leber

Restmagen

Gallengang

Pankreas

AL

BL

Dünndarm

Dickdarm

CL
50 cm

**a**

Magenschlauch

AL
150 cm

BL

CL
100 cm

**b**

Abb. 6.7 **Biliopancreatic Division.** AL = Alimentary Limb, BL = Biliary Limb, CL = Common Limb. [aus Henne-Bruns et al., Duale Reihe Chirurgie, Thieme, 2012]

### 6.2.3 Prinzipien der Darmoperation

#### Stomaanlage

> **DEFINITION** Operativ angelegte Darmöffnung zur Körperoberfläche (Anus praeternaturalis) im Dünn- (Ileostoma) oder Dickdarm (Kolostoma).

**Indikationen:**
- physiologisch unmögliche Darmpassage (z.B. bei Tumorerkrankungen)
- Schutzmaßnahme nach Darmresektionen, um einer Anastomoseninsuffizienz vorzubeugen.

Stomata können vorübergehend (geplante Rückverlagerung) oder permanent angelegt werden.

**Durchführung:**
- **Ileostoma**: Standardverfahren ist heute die prominente Ileostomie nach Brooke (**Abb. 6.8**), da hierdurch Hautschädigungen durch den aggressiven Dünndarminhalt vorgebeugt werden kann. Die Anlage eines Kock-Reservoirs verbessert die Reservoirfunktion, ist allerdings kontraindiziert bei Morbus Crohn.
- **Kolostoma** (**Abb. 6.9**): Die Anlage erfolgt doppelläufig oder endständig, im Bereich von Zäkum (nie doppelläufig), Colon ascendens, transversum, descendens und sigmoideum.
  - **doppelläufiges Kolostoma:** Ausleitung der zu- und abführenden Darmschlinge. Diese werden durch die Bauchdecke gezogen und leicht prominent in die Haut eingenäht. Mit einem Kunststoffstab, der vorübergehend für ca. 2 Wochen zwischen die Haut und die hochgezogene Darmschlinge eingelegt wird, verhindert man ein Zurücksinken der Schlinge.
  - **endständiges Kolostoma:** eher bei permanenter Stomaversorgung bevorzugt, wenn der Analkanal inkl. Schließmuskel entfernt werden mussten (Ausnahme: Hartmann-Operation, s.o.)

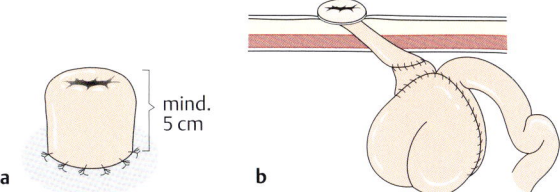

**Abb. 6.8 Ileostoma. a** Ileostoma prominens. **b** Kock-Reservoir. [aus Schumpelick et al., Kurzlehrbuch Chirurgie, Thieme, 2010]

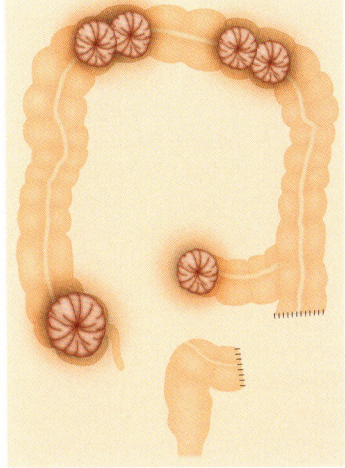

**Abb. 6.9 Kolostomaanlage.** Endständiges Sigmastoma, doppelläufige Transversalstomata und endständiges Zäkumstoma. [aus Hirner, Weise, Chirurgie, Thieme, 2008]

**Komplikationen** (häufig): Stenosierungen, Prolaps, peristomale Hernie oder Dermatitis sowie Retraktion. Nach Rückverlagerung des Stomas kann es zur Darmpassagestörung kommen. Im weiteren Verlauf evtl. Entwicklung eines Anus-praeter-Karzinoms oder bei Morbus Crohn einer Fistel.

---

**PRÜFUNGSHIGHLIGHTS** ✗

– ❗ Die **ösophagoenterale Anastomoseninsuffizienz** geht mit einer hohen Letalität einher und stellt die schwerwiegendste Komplikation nach einer Magenresektion dar.
– ❗ Die Indikation zur chirurgischen Therapie der Adipositas ist zum einen vom Body-Mass-Index (BMI) und zum anderen von **Adipositas-assoziierten Komorbiditäten** abhängig.
– ❗ (Doppelläufige) Stomata sind **Schutzmaßnahmen** nach Darmresektionen.
– ❗ Doppelläufige Stomata werden vorübergehend mittels Kunststoffreiter gesichert.
– ❗ Komplikation: **Stomaretraktion**.

---

## Operationsverfahren am Dünndarm

### Dünndarmresektion

Nach medianer Laparotomie stellt man den Situs dar und legt die Resektionsgrenzen fest (z. B. nach Sichtung ischämischer Areale und Tasten intestinaler Pulse). Dabei sollte immer so wenig wie möglich, aber so viel wie nötig an Dünndarm entfernt werden. Bei gutartigen Veränderungen sollte das Mesenterium erhalten bleiben (darmnahe Resektion, **Abb. 6.10**), bei bösartigen Erkrankungen müssen auch die mesenterialen Lymphknoten entfernt

werden. Bei Dünndarmresektionen ab 50 % der Länge kann sich ein **Kurzdarm-Syndrom** entwickeln.

### Dünndarmanastomosen

Der verbleibende Dünndarm wird im Anschluss idealerweise End-zu-End anastomosiert. Mit neuen Klammer- und Nahttechniken kann auch eine End-zu-Seit-Anastomose durchgeführt werden. Bei Infiltration vitaler Strukturen durch Tumoren ist u. U. eine Seit-zu-Seit-Anastomosierung angezeigt. Der kurzgeschlossene Darmabschnitt wird hierbei jedoch funktionslos (Gefahr eines „**Blindsack-Syndroms**").

### Dünndarmtransplantation

**Indikation:**
- irreversibler Verlust der Dünndarmfunktion (z. B. Kurzdarm-Syndrom nach Resektion, s. u.)
- Komplikationen der totalen parenteralen Ernährung (z. B. Durchwanderungsperitonitis).

**Kontraindikation:** Sepsis, schwere kardiopulmonale Begleiterkrankungen, Alkohol-/Drogenabhängigkeit, fehlende Compliance.

**Voraussetzungen:** Das Dünndarmtransplantat sollte mindestens 150 cm lang sein und idealerweise sowohl Jejunum- als auch Ileumanteile enthalten.

**Vorgehen:** Nach medianer Laparotomie wird das Transplantat orthotop eingesetzt. Die Spendergefäße werden mit der A. mesenterica superior oder Aorta bzw. Pfortader oder V. mesenterica des Empfängers anastomosiert. Das Spenderileum wird als Ileostoma ausgeleitet. Dieses dient der Therapiekontrolle (→ Beurteilung der stomalen Flüssigkeit, Stomafarbe, der Stuhlkonsistenz, aber auch als Zugang für Transplantatbiopsien). Das Ileostoma kann bei gutem Verlauf nach 3–6 Monaten zurückverlegt werden.

**Postoperative Komplikationen:**
- Blutung, Thrombose, Stenose im Bereich der Gefäßanastomosen
- akute und chronische Abstoßungsreaktionen
- opportunistische Infektionen und De-novo-Tumoren als Folge der Immunsuppression.

**Prognose:** Die 1-Jahres-Transplantatfunktionsrate liegt bei 60–70 %.

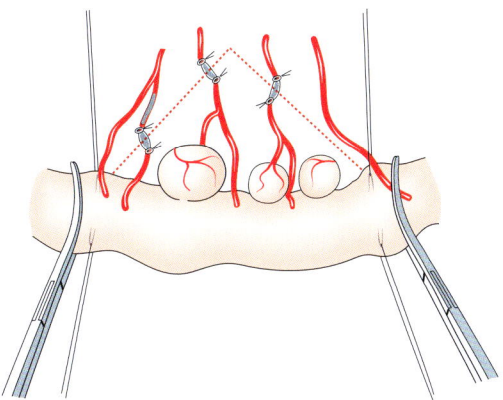

**Abb. 6.10 Dünndarmresektion.** [aus Henne-Bruns et al., Duale Reihe Chirurgie, Thieme, 2012]

## Operationsverfahren an Kolon und Rektum

### Grundlagen

Dickdarmoperationen können ein-, zwei- oder (heute obsolet) auch dreizeitig durchgeführt werden, wobei das Vorgehen auch von der Dringlichkeit des Eingriffs abhängt. Vor dem elektiven Eingriff wird eine **Single-shot-Antibiose** durchgeführt, um das Infektionsrisiko zu senken.

- **einzeitiges Vorgehen:** Ein Darmsegment wird reseziert und der übrige Darm im selben Eingriff anastomosiert (meist End-zu-End mittels einreihiger Anastomose in allen Schichten) und verschlossen. Anwendung: i. d. R. bei elektiven Eingriffen.
- **zweizeitiges Vorgehen:** Nach der Darmresektion wird ein vorgeschaltetes protektives doppelläufiges Enterostoma (Ileostoma, Transversostoma) zum Schutz der nachgeschalteten Anastomose gelegt. Das Stoma wird in einem 2. Eingriff zurückverlegt. Anwendung: bei diffuser Peritonitis, Kontamination des Bauchraums oder Durchblutungsstörungen. Als Notfalleingriff ebenfalls geeignet ist die Diskontinuitätsoperation nach Hartmann (s. u.).
- **dreizeitige Vorgehen:** Zunächst wird ein Ileostoma angelegt, im 2. Eingriff wird der Darm reseziert und erst im 3. Eingriff wird der künstliche Ausgang zurückverlagert. Heute obsolet.

Unterschieden werden weiter die sog. **Diskontinuitätsresektionen** (z. B. Sigmaresektion mit Rektumblindverschluss und Anlage eines endständigen Descendostomas) von **kontinuitätserhaltenden** Resektionen mit Anastomosierung der Darmenden.

### Resektionsverfahren

- **Kolektomie:** Das gesamte Kolon wird entfernt und nur ein kleiner Rektumteil belassen. Dann Anlage eines Ileostomas und Blindverschluss des Rektumstumpfes oder Wiederherstellung mit Anastomose von Ileum und Rektum.
- **Proktokolektomie:** Das gesamte Kolon und das Rektum werden entfernt und entweder das Ileum mit dem Anus anastomosiert (ileoanale Pouchanlage) oder der Anus ebenfalls entfernt und ein endständiges Ileostoma angelegt.
- **Pouchanlage**: Verbindung von Ileum oder Kolon mit dem Anus. Die Schließmuskulatur bleibt erhalten.
- **Hemikolektomie:** Entweder als rechtsseitige Hemikolektomie (**Abb. 6.11**a) mit Resektion der Darmabschnitte, die von der A. ileocolica und A. colica dextra versorgt werden, oder als linksseitige Hemikolektomie (**Abb. 6.11**c) mit Resektion derjenigen Darmanteile, die von der A. mesenterica inferior versorgt werden. Dabei wird ebenfalls die linke Kolonflexur entfernt und das Colon transversum mit dem Rektum verbunden.
- **Transversumresektion**: Resektion des Versorgungsgebiets der A. colica media (**Abb. 6.11**b).
- **Sigmaresektion:** Resektion der von der A. mesenterica inferior versorgten Abschnitte (**Abb. 6.11**d).
- **Diskontinuitätsresektion nach Hartmann:** Sie ist angezeigt z. B. bei perforierter **Sigmadivertikulitis** und palliativ bei nichtresezierbaren Rektumkarzinomen. Dabei wird der entsprechende Darmabschnitt reseziert und das proximale Ende als endständiges Stoma ausgeleitet. Der distale Teil wird blind verschlossen.

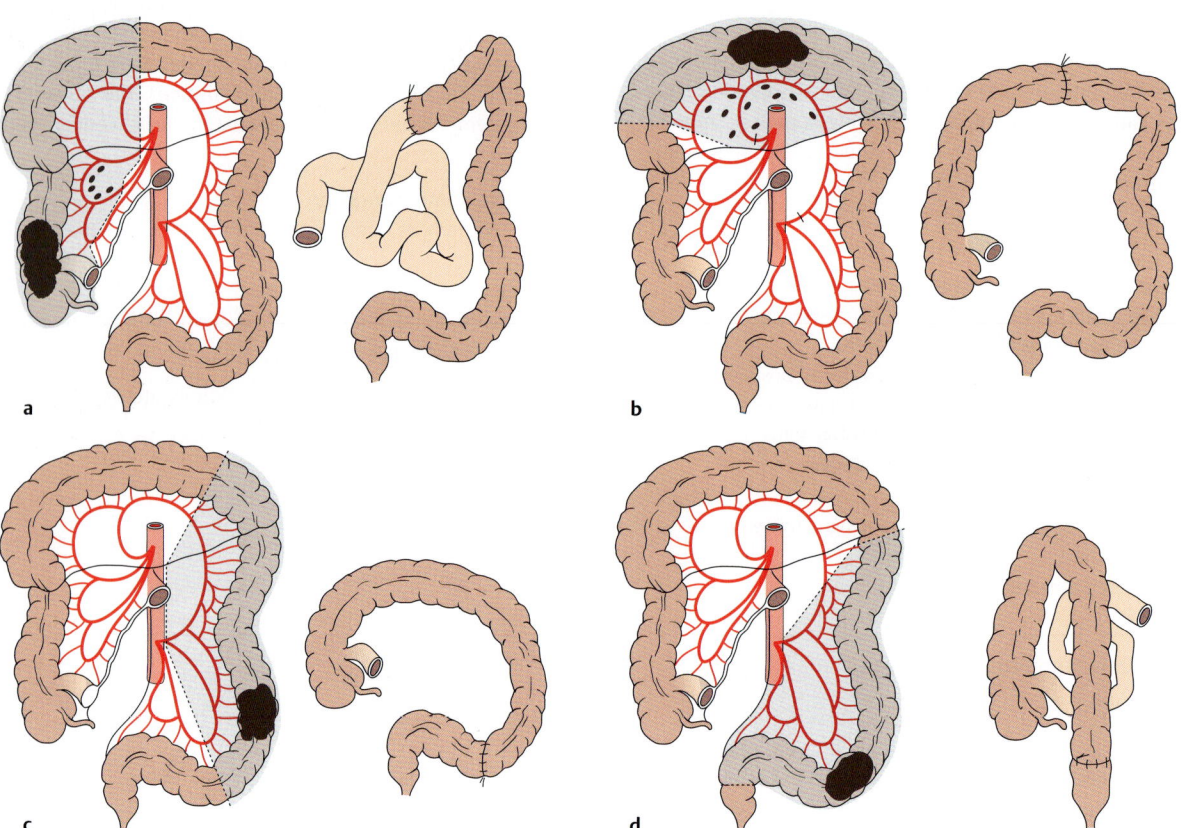

**Abb. 6.11 Standard-Resektionsverfahren am Kolon mit entsprechender Anastomose. a** Hemikolektomie rechts mit End-zu-End-Ileotransversostomie. **b** Transversumresektion mit Anastomose von Colon ascendens und descendens. **c** Hemikolektomie links mit Transversosigmoidostomie. **d** Sigmaresektion mit Deszendorektostomie. [aus Henne-Bruns et al., Duale Reihe Chirurgie, Thieme, 2012]

- **(tiefe) anteriore Rektumresektion mit totaler mesorektaler Exzision:** Entfernung des Sigmas und des tumortragenden Rektums (Sicherheitsabstand einhalten!) inklusive des Mesorektums unter Schonung der autonomen Nervenplexus, damit die Sexual- und Blasenfunktion auch nach der Operation erhalten bleibt. Anschließend wird das Colon descendens mit einer kleinen Rektummanschette anastomosiert oder ein Rektumersatz mittels Kolonpouch gebildet (→ Reservoirfunktion). Bei Tumoren im oberen Rektumdrittel reicht die partielle Entfernung des Mesorektums.
- **abdominoperineale Rektumresektion:** Sie ist indiziert, wenn bei Rektumkarzinomen der Sicherheitsabstand von 2 cm nicht eingehalten werden kann oder der Schließmuskel bereits infiltriert ist. Ein definitives Kolostoma wird angelegt.
- **palliative Verfahren:** Diskontinuitätsresektion nach Hartmann, Ausschaltung bestimmter Darmabschnitte mit Anlage eines doppelläufigen Stomas (z. B. bei Rektumresektionen zum Schutz einer Anastomoseninsuffizienz), Umgehungsoperationen.

Die verschiedenen Resektionsverfahren sind in **Abb. 6.11** und **Abb. 6.12** dargestellt.

---

**PRÜFUNGSHIGHLIGHTS** ✗

– **‼** Bei der **Diskontinuitätsresektion nach Hartmann** wird der entsprechende Darmabschnitt reseziert und das proximale Ende als endständiges Stoma ausgeleitet. Der distale Teil wird blind verschlossen (z. B. bei perforierter Sigmadivertikulitis und palliativ bei nichtresezierbaren Rektumkarzinomen).

---

## Appendektomie

**Indikation:** V. a. Appendizitis.

**Vorgehen:**

**Konventionelle (offene) Appendektomie** (Abb. 6.13): Die Bauchdecke wird mit einem **Wechselschnitt** eröffnet: d. h., die Schnittführung wechselt je nach Faserrichtung der einzelnen Bauchdeckenschichten, sodass man die Bauchmuskeln in ihrer Faserrichtung spaltet. Das Peritoneum wird gespalten und die Appendix aufgesucht. Dazu verfolgt man am besten die **Taenia libera** des Zäkums bis zur Appendixbasis. Anschließend werden die Gefäße unterbunden und die Appendixbasis ligiert. Der Wurmfortsatz wird abgesetzt und der Stumpf mit einer sog. **Tabaksbeutelnaht** versorgt. Lässt sich intraoperativ der Verdacht einer Appendizitis nicht bestätigen, muss ein **Meckel-Divertikel** im gleichen Eingriff ausgeschlossen werden (Verfolgung des Ileums nach oral über mindestens 150 cm). Bei der Frau sollten auch die Adnexe kontrolliert werden. Danach wird die Bauchdecke wieder schichtweise verschlossen und bei einer perforierten Appendix eine Drainage eingelegt. Bei Perforation ist postoperativ eine Antibiotikatherapie erforderlich.

**Laparoskopische Appendektomie:** Zunächst werden ein Blasenkatheter angelegt, die Arbeitstrokare in den linken bzw. rechten Unterbauch eingebracht und ein **Pneumoperitoneum** erzeugt. Anschließend wird die Appendixspitze gefasst und das Mesenteriolum aufgespannt, koaguliert und zusammen mit der A. appendicularis abgesetzt. Nach Freilegung des entzündeten Wurmfortsatzes wird dieser an der Basis entweder mittels eines Klammernahtgerätes oder alternativ über einen Clip oder eine Fadenschlinge abgesetzt und dann geborgen. Bei einer Entzündung der Appendix an der Basis bzw. einer Mitbeteiligung des Zökalpols kommt i. d. R. ein Klammernahtgerät zum Einsatz, um einen sicheren Verschluss zu erreichen und Komplikationen (z. B. Peritonitis) vorzubeugen.

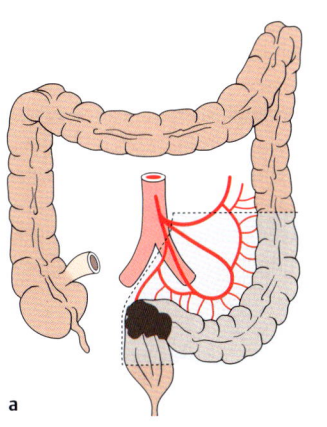 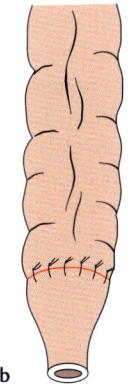 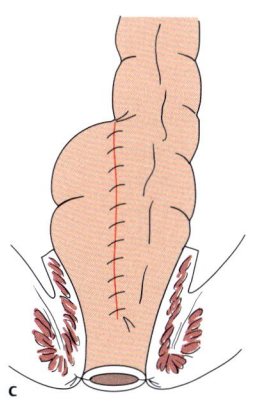

a        b        c

**Abb. 6.12 (Tiefe) Anteriore Rektumresektion. a** Anteriore Rektumresektion bei Karzinom im oberen Rektumdrittel. **b** Koloanale Anastomose nach tiefer anteriorer Rektumresektion mit totaler mesorektaler Exzision. **c** Rektumersatz mit koloanaler Pouchanlage nach tiefer anteriorer Rektumresektion mit totaler mesorektaler Exzision (bestes funktionelles Ergebnis) [aus Henne-Bruns et al., Duale Reihe Chirurgie, Thieme, 2012]

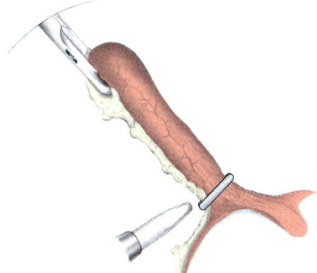 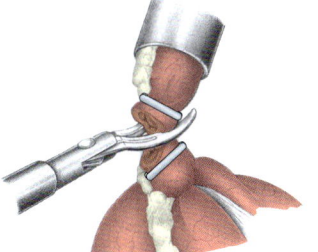

a        b

**Abb. 6.13 Appendektomie. a** Setzen von Clips an der Appendixbasis. **b** Durchtrennen der Appendix. [nach Schumpelick, Operationsatlas Chirurgie, Thieme, 2006]

**Komplikationen:** Postoperativ können sich ein Bauchdecken- und Douglas-Abszess sowie ein Ileus oder eine Insuffizienz des Appendixstumpfes entwickeln. Klinisch bestehen Schmerzen, persistierendes Fieber und Abgang von schleimigem Stuhl. Die Therapie erfolgt mittels perkutaner Drainage.

## 6.2.4 Leber und Gallenblase

### Leberresektion

Die Leber hat als einziges parenchymatöses Organ die Fähigkeit, sich in gewissen Maßen selbst zu regenerieren (beispielsweise nach Leberteilresektionen). Voraussetzung für einen langfristigen Erhalt der Syntheseleistung der Leber ist jedoch eine zirrhosefreie Restleber, was bedeutet, dass die Resektionsfähigkeit mit zunehmendem Zirrhosegrad auch zunehmend eingeschränkt wird (im Stadium Child C sind Leberresektionen weitestgehend kontraindiziert). Grundsätzlich unterscheidet man 2 unterschiedliche Leberresektionsverfahren:

- **anatomische Resektion:** Resektion anhand des segmentalen Leberaufbaus, der durch das arterielle/portale, biliäre und venöse System definiert ist. Sie ist Methode der Wahl für Malignomoperationen in kurativer Absicht, da durch die klar definierten Grenzen der Mindestabstand von 1 cm zum Tumor leichter eingehalten werden kann.
- **nichtanatomische (= atypische) Resektion**: häufig nur indiziert bei gutartigen Tumoren, zur diagnostischen Keilresektion sehr kleiner Tumoren sowie bei schweren Leberverletzungen. Beispiele sind Enukleationen oder tangentiale Resektionen.

**Präoperative Maßnahmen:** Patienten mit einer Leberinsuffizienz (z.B. aufgrund einer Zirrhose) müssen vor einer zu hohen Eiweißbelastung geschützt werden. Patienten mit Aszites erhalten präoperativ Diuretika und sollten ihre Flüssigkeitszufuhr einschränken. Eine portale Hypertension muss medikamentös behandelt werden.

**Präoperative Diagnostik:**
- Bestimmung der Gerinnungsparameter und der Leberenzyme
- Bestimmung der Herz-Kreislauf-Funktion vor großen Resektionen
- bildgebende Verfahren wie Sonografie und CT (seltener MRT), Angiografie (zur präoperativen Abklärung der genauen Blutversorgung der Leber).

**Vorgehen:** Der Zugang erfolgt über einen rechtsseitigen Rippenbogenrandschnitt, der im Bedarfsfall über die Mittellinie hinaus zur linken Seite erweitert werden kann. Bei ausgedehnteren Eingriffen kann er auch median bis zum Xiphoid verlängert werden (sog. Mercedes-Stern-Schnitt). Anschließend werden die wichtigen Strukturen, insbesondere des Lig. hepatoduodenale, präpariert. Eventuell ist auch eine intraoperative Sonografie indiziert. Der Blutfluss zur Leber darf nicht länger als 1 h kontinuierlich unterbrochen werden (intermittierend länger). Abhängig vom Ausmaß des Befundes werden dann folgende Resektionsverfahren durchgeführt (**Abb. 6.14**):

- **Segmentresektion:** Resektion einzelner Segmente (Mono-, Bi-, Multisegmentresektion). Indiziert bei benignen und malignen Lebertumoren, beim infiltrierenden Gallenblasenkarzinom im Stadium T 2, bei Tumoren mit einer Leberzirrhose im Stadium Child B und evtl. bei Parenchymeinrissen.
- **Lobektomie links:** Resektion des anatomischen linken Leberlappens (Segmente II und III). Indiziert bei Tumoren im linken Leberlappen, die die anatomische Grenze (Lig. falciforme) nicht überschreiten.
- **Hemihepatektomie:** Resektion des chirurgischen (nicht des anatomischen!) linken bzw. rechten Leberlappens. Indiziert bei malignen Tumoren, sehr großen benignen Tumoren, großen Parenchymverletzungen oder Tumoren bei Leberzirrhose im Child-A-Stadium.
- **Erweiterte Hemihepatektomie** (Trisegmentektomie): Resektion des linken Leberlappens und der Segmente V und VIII bzw. des rechten Leberlappens und der Segmente IVa und IVb. Indikation: sehr große Tumoren.

**Prognose:** Ein wichtiger Parameter, insbesondere in der frühen postoperativen für die Beurteilung der Syntheseleistung der Leber ist die Bestimmung der **Thromboplastinzeit** (Quick-Wert). **Komplikationen** der Leberresektion sind Blutungen, Bildung eines Bilioms, also einer mit Galle gefüllten Zyste (im CT sichtbar als dünnwandige Flüssigkeitsansammlung), von Gallefisteln und Abszessen sowie die Entwicklung eines postoperativen Leberversagens. Die Operationsletalität ist durch die verbesserten Opera-

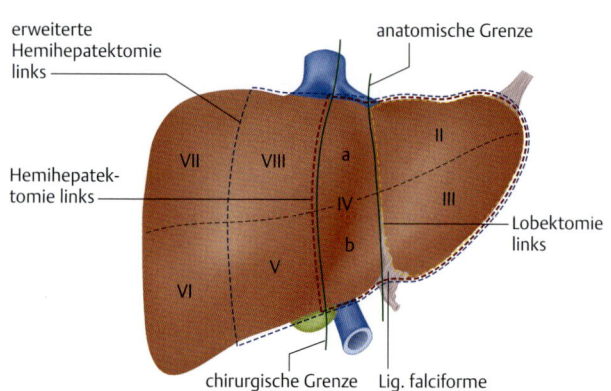
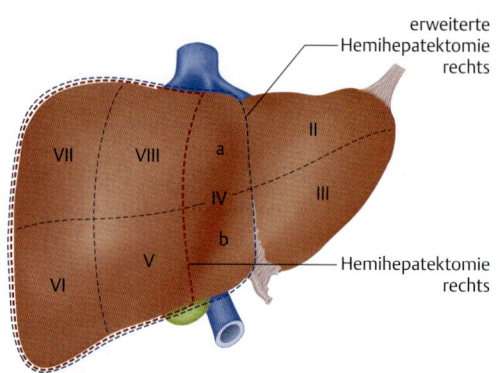

**Abb. 6.14 Leberresektionen.** [aus Hirner, Weise, Chirurgie, Thieme, 2008]

tionsmethoden und Standardisierung abhängig von der Grunderkrankung auf 0–15 % reduziert worden.

## Lebertransplantation (LTX)

**Indikation und Kontraindikationen:** Die häufigste **Indikation** zur Lebertransplantation ist die dekompensierte Leberzirrhose nach einer chronischen Hepatitis-B- oder -C-Infektion sowie bei chronischem Alkoholabusus (**Tab. 6.1**).

**Kontraindikationen** sind schwere Infektionen (z. B. Sepsis), schwere Begleiterkrankungen (z. B. kardiopulmonale Erkrankungen, extrahepatisches Malignom), eine aktive Alkohol- und Drogenabhängigkeit, mangelnde Compliance sowie ein weit fortgeschrittenes hepatozelluläres Karzinom (T 4, N +, M +).

**Vorgehen:** Der **Zugang** für den orthotopen Ersatz der gesamten Leber erfolgt über einen Mercedes-Stern-Schnitt (S. 62). Die Empfängerleber wird entfernt, evtl. ein veno-venöser Bypass zur Entlastung der unteren Extremität und des Darms angelegt und anschließend die Spenderleber mit den versorgenden Gefäßen anastomosiert (Reihenfolge: V. cava, A. hepatica propria, V. portae) sowie die Perfusion in umgekehrter Reihenfolge wieder hergestellt.

Bei einer Lebendspende kann entweder der rechte oder der linke Leberlappen des Spenders verwendet werden. Das Residuallebervolumen beim Spender sollte allerdings noch > 30 % betragen. Die Transplantation erfolgt orthotop unter Erhalt der empfängereigenen V. cava (sog. Piggy-back-Technik). Eine große Spenderleber kann auch im Sinne einer Split-Transplantation für 2 Empfänger verwendet werden.

**Postoperatives Management:** Folgende Parameter werden zur Transplantatüberwachung bestimmt:
- Leberwerte (Bilirubin, GOT, GPT, LDH)
- Syntheseleistung (Quick/INR, Faktor-V-Halbwertszeit)
- Farbe der Galle
- spezielle Funktionstests (z. B. arterieller Ketonkörperquotient)
- Durchblutung des Organs (Duplexsonografie).

Postoperativ ist die primäre Leberfunktion entscheidend. Man unterscheidet dabei die **Primärfunktion** (GOT < 1000 U/l, Gallenfluss > 50 ml/d, bernsteinfarbene Galle) von einer **primären Dysfunktion** (GOT 1000–2000 U/l, Gallenfluss < 50 ml/d, farblose Galle) sowie der **primären Nichtfunktion** (GOT > 2000 U/l, Gallenfluss < 50 ml/d, farblose Galle, Bedarf an Gerinnungsfaktoren, sekundäres Organversagen). Bei primärer Nichtfunktion besteht die Indikation für eine Retransplantation.

Darüber hinaus muss **eine lebenslange Immunsuppression** mit 2 oder 3 Immunsuppressiva durchgeführt werden. Das Risiko einer Abstoßungsreaktion ist in den ersten postoperativen Tagen am höchsten.

**Komplikationen:** Postoperative Komplikationen sind – abgesehen von einer primären Dys- und Nichtfunktion – Blutungen, Thrombose der Leberarterie, Transplantatabstoßung, Galleleckage und als Spätkomplikation die chronische Dysfunktion.

**Tab. 6.1 Indikationen zur Lebertransplantation**

| Indikationen | Ursachen |
|---|---|
| akutes Leberversagen | • akute Virushepatitis<br>• toxisches Leberversagen (Medikamente z. B. Paracetamol, Pilzgifte oder Drogen)<br>• metabolische Erkrankungen (HELLP-Syndrom, Morbus Wilson, Reye-Syndrom)<br>• vaskuläre Ursachen (Budd-Chiari-Syndrom)<br>• traumatische Leberruptur |
| chronische Lebererkrankungen | • hepatozelluläre Zirrhose (z. B. nach HBV, HCV, postalkoholisch oder Autoimmunhepatitis)<br>• cholestatische Zirrhose (biliäre Zirrhose oder sklerosierende Cholangitis)<br>• metabolische Erkrankungen (Morbus Wilson, Hämochromatose, α1-Antitrypsin-Mangel)<br>• andere seltene Ursachen (z. B. Glykogenspeicherkrankheiten, Morbus Gaucher, erythropoetische Protoporphyrie) |
| Tumoren | • Zystenleber<br>• hepatozelluläres Karzinom (nichtresektables, solitäres Karzinom < 5 cm oder 3 Karzinome mit jeweils < 3 cm) |
| Retransplantation | • primäre Nichtfunktion oder Dysfunktion<br>• Verschluss der A. hepatica<br>• chronische Abstoßung |

**Prognose:** Die 5-Jahres-Überlebensrate liegt für Patienten mit Zirrhose bei 72 %, für Patienten mit akutem Leberversagen bei 60 % und bei Patienten mit Lebertumoren bei 52 %, die 10-Jahres-Überlebensrate bei 62, 55 bzw. 40 %.

## Cholezystektomie

### Konventionelle Cholezystektomie

**Indikation:**
- **absolut:** akute Cholezystitis, Gallenblasenperforation (Notfallindikation!), Gallenblasenempyem, Gallensteinileus (Dünndarmileus und Luft in den Gallenwegen), biliodigestive Fisteln und Verschluss des Gallengangs bei einem Steinleiden ohne Erfolg der konventionellen Therapie.
- **relativ:** symptomatische Cholelithiasis, Polypen, Dyskinesien und Papillomatosen der Gallenblase, Dauerausscheider von Typhusbakterien sowie eine chologene Pankreatitis. Bei asymptomatischen Steinleiden ist ein abwartendes Vorgehen gerechtfertigt.

**Vorgehen:** Der Zugang (**Abb. 6.15**) erfolgt i. d. R. durch einen **rechtsseitigen Rippenbogenrandschnitt**, der evtl. nach rechts oder links erweitert werden kann, einen **Transrektalschnitt** (Schnitt längs durch den M. rectus abdominis), einen Schrägschnitt senkrecht zum Rippenbogen oder eine mediane Oberbauchlaparotomie. Anschließend werden die wichtigen Strukturen präpariert: Ductus choledochus, Ductus hepaticus communis, Ductus cysticus und die A. cystica (im Lig. hepatoduodenale). Der **Ductus cysticus** und die **A. cystica** werden durchtrennt und die Gallenblase aus dem Leberbett entfernt. Die Einlage einer Drainage ist meist nicht notwendig.

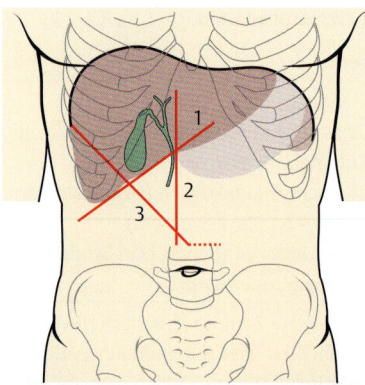

1 Rippenbogenrandschnitt
2 Transrektalschnitt
3 Schrägschnitt senkrecht
   zum Rippenbogen

**Abb. 6.15 Schnittführung für Eingriffe am Gallensystem.**
[aus Henne-Bruns et al., Duale Reihe Chirurgie, Thieme, 2012]

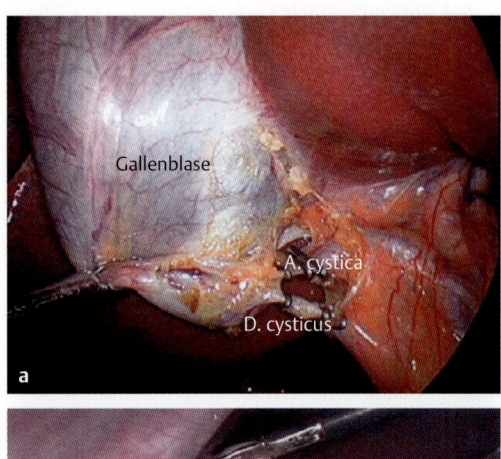

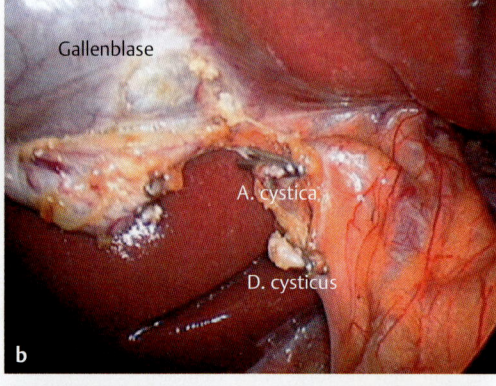

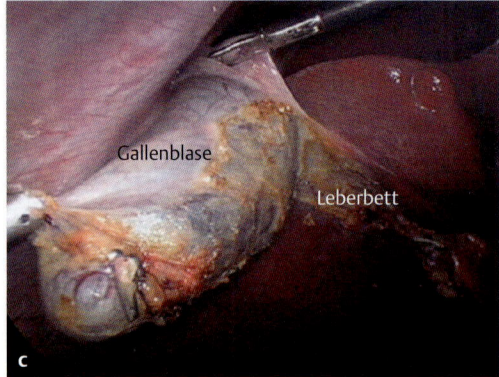

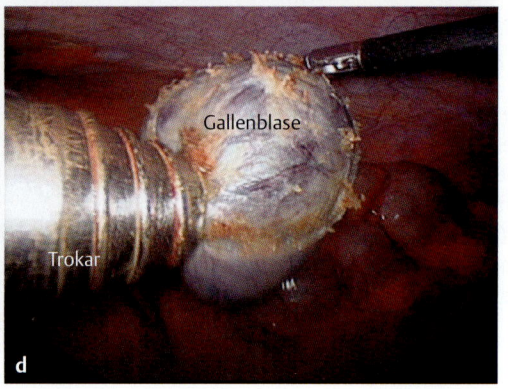

**Abb. 6.16 Laparoskopische Cholezystektomie bei chronischer Cholezystitis.** Die Gallenblase wird am Fundus gefasst und das Calot-Dreieck aufgespannt. A. cystica und Ductus cysticus werden dargestellt und geklippt (**a**) und anschließend mit einer Schere durchtrennt (**b**). Man löst die Gallenblase aus dem Leberbett (**c**) und entfernt sie mittels Bergetrokar (**d**). [aus Henne-Bruns et al., Duale Reihe Chirurgie, Thieme, 2012]

**Komplikationen:** In < 0,1 % der Fälle kommt es zu operationsbedingten Komplikationen wie Gallengangsverletzungen, Blutungen, Abszessbildung oder Insuffizienzen des Zystikusstumpfes.

**Postcholezystektomie-Syndrom:** Neuerliches Auftreten der Beschwerden nach Entfernung der Gallenblase. Die ursprünglichen Beschwerden können entweder trotz Operation persistieren (z. B. Vernarbungen, Adhäsionen) oder postoperativ neu aufgetreten sein. Persistierende Beschwerden müssen in jedem Fall mittels ERCP abgeklärt werden, allerdings ist nur bei ca. der Hälfte der Patienten eine organische Ursache zu finden.

**Postoperatives Management:** Die Magensonde kann sofort entfernt werden. Bereits am Tag der Operation darf der Patient Tee zu sich nehmen, am nächsten Tag leichte Kost. Eine spezielle Diät ist nicht notwendig. Der stationäre Aufenthalt beträgt zwischen 3 und 5 Tage, wenn keine Komplikationen auftreten oder Begleiterkrankungen vorliegen.

**Prognose:** Die Operationsletalität liegt deutlich unter 0,1 %. Postoperativ sind durch die Entfernung der Gallenblase **keinerlei funktionelle Nachteile** zu erwarten. Die dauerhafte Heilung eines Steinleidens wird in mehr als 99 % der Fälle erreicht.

## Laparoskopische Cholezystektomie

Die laparoskopische Entfernung der Gallenblase geht mit geringeren postoperativen Schmerzen, einem besseren kosmetischen Ergebnis (kleinere Narben), einer schnelleren Erholung für den Patienten, einem kürzeren stationären Aufenthalt und früherer Arbeitsfähigkeit einher. Daher werden heutzutage 8 von 10 Cholezystektomien in dieser Technik durchgeführt.

### Kontraindikationen:

- **absolut:** Gallenblasenperforationen in die freie Bauchhöhle, Karzinomverdacht, schwere Begleiterkrankungen (z. B. Herz- und Lungenerkrankungen, die eine Erhöhung des intraabdominellen Drucks durch das Pneumoperitoneum nicht zulassen, Blutgerinnungsstörungen) und begleitende Pankreatitis.
- **relativ:** Gallenblasenempyem, Schrumpfgallenblase, Mirizzi-Syndrom, endoskopisch nicht entfernbare Gallengangskonkremente sowie Rezidiveingriffe im Oberbauch (evtl. narbige Strukturen).

**Vorgehen:** s. Abb. 6.16.

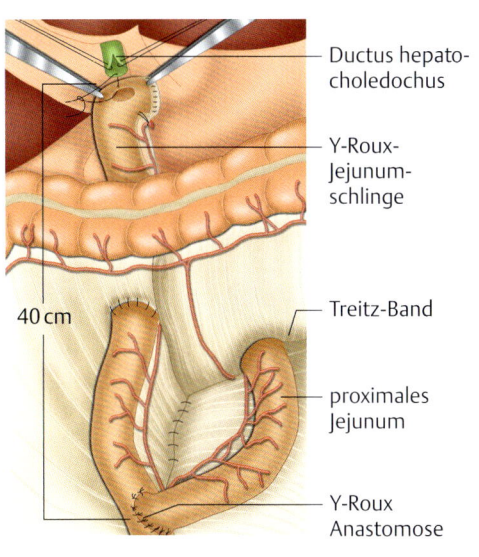

- Ductus hepato-choledochus
- Y-Roux-Jejunum-schlinge
- 40 cm
- Treitz-Band
- proximales Jejunum
- Y-Roux Anastomose

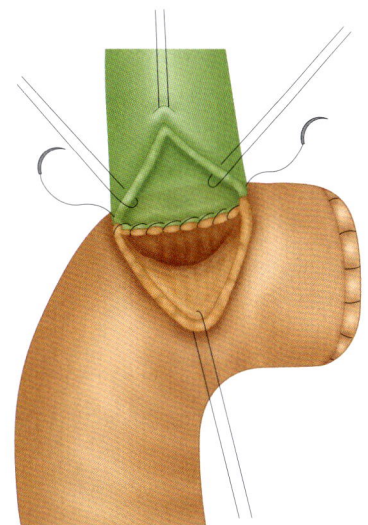

Abb. 6.17 **Hepatikojejunostomie in Roux-Y-Technik.** [aus Hirner, Weise, Chirurgie, Thieme, 2008]

---

> **LERNTIPP** !
>
> Das **Calot-Dreieck** wird vom Ductus cysticus (mit Gallenblaseninfundibulum), dem Ductus hepaticus communis und von der Leberunterfläche gebildet. Es sollte bei einer Gallenblasenentfernung dargestellt werden, um eine akzidentelle Verletzung des Ductus hepaticus communis oder der A. hepatica dextra zu verhindern.

**Komplikationen und Prognose:** Das postoperative Vorgehen, Prognose und Komplikationen entsprechen weitgehend denen der konventionellen Operation (s. o.).

## Choledochotomie und Choledochusrevision

- **Indikation:** endoskopisch nicht entfernbare Gallensteine
- **Vorgehen:** Eröffnung des Ductus choledochus in Längsrichtung und Entfernung der Konkremente. Nach Eingriffen an den Gallengängen (→ Ödementwicklung mit passagerer Abflussstörung der Galle) kann für rund 10 Tage eine sog. **T-Drainage** eingelegt werden, die die vorübergehende Ableitung der Galle nach außen gewährleistet.

## Biliodigestive Anastomose

> **DEFINITION** Chirurgische Verbindung zwischen Gallenwegen und Dünndarm.

- **Indikation:** Galleableitung im Rahmen einer Pankreaskopfresektion oder als palliative Gallenwegsdrainage
- **Vorgehen:** Das Verfahren der Wahl ist die Hepatiko- oder Choledochojejunostomie mit Roux-Y-Anastomose (**Abb. 6.17**). Hierbei wird das Jejunum 20–30 cm distal des Treitz-Bandes durchtrennt und das aborale Ende anschließend blind verschlossen und mit dem abgesetzten Gallengangsstumpf in End-zu-Seit-Technik anastomosiert. Das orale Ende wird ca. 40 cm distal der Gallenwegsanastomose in einer End-Zu-Seit-(Roux-Y-)Technik mit dem Jejunum verbunden, sodass die Nahrungspassage wiederhergestellt ist.
- **Komplikationen:** Entwicklung einer **Cholangitis** (Folge eines postoperativ gestörten Galleabflusses), Stenose der Anastomose sowie Verletzungen der A. hepatica oder V. portae.

## Palliative Gallenwegsdrainage

Zur Gallenableitung bei nicht radikal operablen extrahepatischen Stenosen, um die Beschwerden – insbesondere den quälenden Juckreiz – zu lindern und damit die Lebensqualität des Patienten zu verbessern. Drainagemethoden sind (**Abb. 6.18**).
- ERC und transtumorale Einlage eines Pigtail-Katheters
- perkutane transhepatische Drainage
- biliodigestive Anastomose.

> **PRÜFUNGSHIGHLIGHTS** ✗
>
> – ‼️ **Laparoskopische Cholezystektomie:** Das **Calot-Dreieck** wird vom Ductus cysticus (mit Gallenblaseninfundibulum), dem Ductus hepaticus communis und der Leberunterfläche gebildet.
> – **biliodigestive Anastomose:**
>  – ❗ Die Galle wird direkt in das Jejunum geleitet.
>  – ❗ Eine häufige Komplikation ist die Cholangitis, die infolge des gestörten Galleabflusses auftritt.

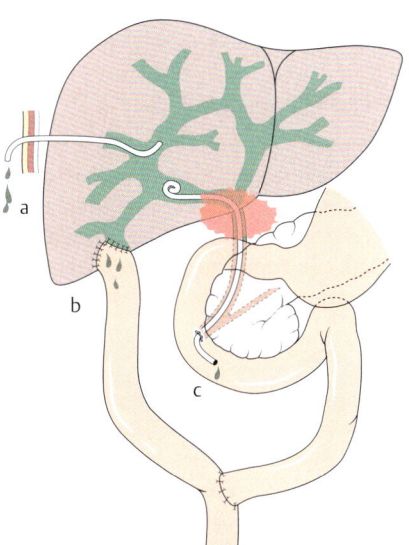

Abb. 6.18 **Palliative Gallengangsdrainage. a** Perkutane transhepatische Drainage. **b** Biliodigestive Anastomose (Hepatikojejunostomie mit Roux-Y-Schlinge). **c** Drainage über einen Pigtail-Katheter. [aus Schumpelick et al., Kurzlehrbuch Chirurgie, Thieme, 2010]

## 6.2.5 Pankreas

### Whipple-Operation

**Synonym:** klassische partielle Duodenopankreatektomie, (Kausch-) Whipple-Operation

**Indikation:** Frühstadium eines Pankreaskopfkarzinoms (kein Befall von Nachbarorganen).

**Vorgehen:** Der **distale Magen** (Billroth-II-Resektion), die **Gallenblase** inklusive des **Ductus choledochus**, das **Duodenum** und der **Pankreaskopf** werden en bloc entfernt und die regionalen, intra- und retroperitonealen gelegenen Lymphknoten mitgenommen (**Abb. 6.19**). Anschließend wird die Nahrungspassage rekonstruiert, wozu klassischerweise 2 Jejunalschlingen verwendet werden. Eine Schlinge wird dabei mit dem Magen und die andere mit dem Rest-Pankreas und dem Gallengang bzw. in einer Seit-zu-Seit-Anastomose mit der ersten Schlinge verbunden (Braun'sche Fußpunktanastomose). Alternativ kann auch das Pankreas mit der Magenhinterwand anastomosiert werden.

Perioperativ wird z. T. die Gabe des Somatostatinanalogons Octreotid zur **Sekretionshemmung** des **Pankreas** empfohlen.

**Komplikation und Prognose:** Die wichtigste Komplikation der Operation ist die **Insuffizienz der pankreatointestinalen Anastomose**. Die Operationsletalität liegt <5 %, die 5-Jahres-Überlebensrate nach erfolgreichem Eingriff jedoch nur zwischen 3 und 25 %.

### Varianten der Whipple-Operation

- **Pylorus-erhaltende Duodenopankreatektomie** (nach Traverso und Longmire): Absetzen des Duodenums 2 cm nach dem Pylorus und Duodenojejunostomie. Mittlerweile **Standardtherapie** bei **Pankreaskopfkarzinomen**.
- **Pankreaslinksresektion**: Entfernung von Pankreaskörper und -schwanz sowie Milz. Indikation: zystische Tumoren und duktale Karzinome in einem frühen Stadium (meist Zufallsbefund) in diesem Bereich. Bei benignen Befunden kann auch eine milzerhaltende Pankreaslinksresektion durchgeführt werden.
- **totale Pankreatektomie** (selten): Erweiterung der klassischen oder pyloruserhaltenden Whipple-OP mit Entfernung des gesamten Pankreas mit oder ohne Milz. Indikationen: weit ausgedehnte Karzinome oder intraduktale papilläre muzinöse Neoplasie.

### Pankreastransplantation (PTA)

Eine Pankreastransplantation ist indiziert bei einem Diabetes mellitus Typ 1 und diabetischen Sekundärkomplikationen. Voraussetzung für die Transplantation ist der Nachweis von Inselzell-Antikörpern und das Fehlen des C-Peptids. Liegt gleichzeitig eine diabetische Nephropathie mit Niereninsuffizienz vor, kann die Niere simultan mittransplantiert werden.

---

**PRÜFUNGSHIGHLIGHTS** ✘

- ! **klassische Whipple-Operation:** En-bloc-Entfernung des **distalen Magens**, der **Gallenblase** mit **Ductus choledochus**, des **Duodenums**, des **Pankreaskopfs** und der regionalen, intra- und retroperitoneal gelegenen Lymphknoten.
- ! Bei der **Pylorus-erhaltenden Duodenopankreatektomie** (nach Traverso und Longmire) wird eine **Duodenojejunostomie** angelegt.
- ! Die wichtigste **Komplikation** ist die **Insuffizienz der pankreatointestinalen Anastomose**.

---

Ausmaß der Resektion

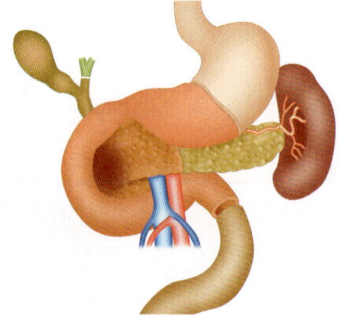

typische Rekonstruktion

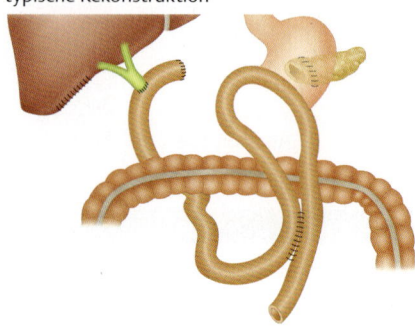

**Abb. 6.19 Whipple-OP.** [aus Hirner, Weise, Chirurgie, Thieme, 2008]

## 6.2.6 Milz

### Splenektomie

**Indikationen:**
- ausgeprägte **Milzverletzungen** (Notfallindikation)
- bestimmte **Tumoroperationen** (z. B. Pankreatektomie)
- hämatologische Systemerkrankungen.

**Kontraindikationen:** Kinder < 6. Lebensjahr (erhöhte Letalität bei infektiösen Komplikationen).

**Vorbereitung:**
- Impfung gegen Pneumokokken, Haemophilus influenzae und Meningokokken ca. 3–4 Wochen vor einem elektiven Eingriff
- evtl. (radiologisch gesteuerte) Embolisation der A. splenica bei sehr großer Milz (hohe Erythrozytenspeicherung in der Milz).

**Vorgehen:**

**Offene Splenektomie:** Zugangswege:
- linksseitiger Rippenbogenrandschnitt bei elektiven Eingriffen
- mediane Laparotomie bei notfallmäßigen Eingriffen oder großer Milz (bessere Übersicht)
- Kostoumbilikalschnitt bei extremer Splenomegalie.

Anschließend werden die Bursa omentalis eröffnet, der Milzhilus dargestellt, die A. und V. splenica (lienalis) aufgesucht und ligiert. Lig. lienocolicum und Lig. phrenicolienale werden danach komplett durchtrennt, die Gefäße im Lig. gastrolienale (Vasa gastricae breves) aufgesucht und ebenfalls unterbunden. Die Milz kann jetzt stumpf mobilisiert und entfernt werden.

**Laparoskopische Splenektomie:** wird zunehmend favorisiert, wenn die Milz normal groß ist (**Abb. 6.20**).

**Organerhaltende OP:** Teilresektionen können unter Verwendung von Nahtklammergeräten, Fibrinkleber, Kollagenvlies oder Laserkoagulation durchgeführt werden.

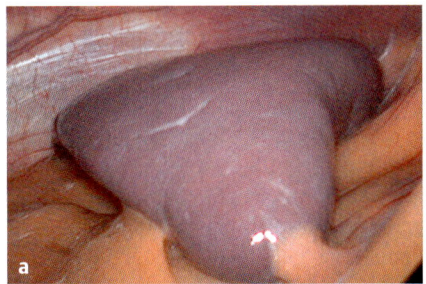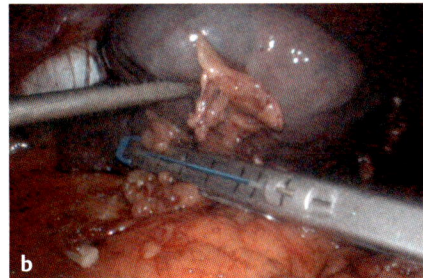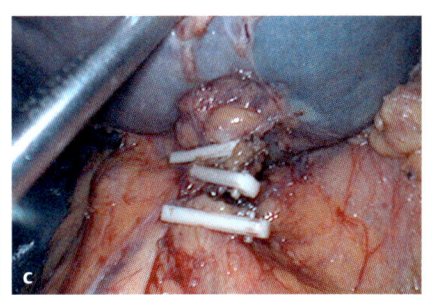

**Abb. 6.20 Laparoskopische Splenektomie. a** Laparoskopische Aufsicht der Milz. Hilusgefäße werden mit Klammernahtgerät (**b**) und Clips (**c**) verschlossen. [aus Henne-Bruns et al., Duale Reihe Chirurgie, Thieme, 2012]

**Postoperatives Management:** Am ersten postoperativen Tag erfolgt eine reine Infusionstherapie mit direkt beginnendem, langsamem Kostaufbau. Die Drainage wird am 2.–3. Tag entfernt. Bei fehlender Triplevakzinierung sollte diese 10–14 Tage postoperativ nachgeholt werden.

**Prognose:** Die Letalität beträgt bei elektiven Eingriffen 1–5 %, bei Notfalleingriffen 10–15 %.

**Komplikationen und postoperative Veränderungen:** Die größte akute Gefahr geht von einer **Blutung** aus dem Milzbett aus. Verletzungen der Nachbarorgane (Pankreas, Magen, Kolon) können u. U. zur Fistelbildung führen. Zu den häufigsten Komplikationen gehören **subphrenische Abszesse** sowie Beeinträchtigungen der Atmungsorgane (Atelektasen, Pneumonie, Pleuraerguss). Falls Nebenmilzen übersehen werden, kann es speziell bei hämatologischen Erkrankungen zu einem Rezidiv kommen.

**OPSI** (overwhelming post splenectomy infection): **fulminante bakterielle Sepsis**, die i. d. R. innerhalb der ersten Jahre nach einer Splenektomie auftritt. Erreger sind meist Pneumokokken, seltener Haemophilus influenzae und Neisseria meningitidis. Die Letalität liegt bei 70–80 %, die Inzidenz bei 1 % aller nichtgeimpften Patienten (Kinder > Erwachsene). Die **Impfung gegen Pneumokokken** ist daher **obligat**. Risikopersonen (Kinder und immunsupprimierte Patienten) sollten auch gegen andere potenzielle Erreger geimpft werden und evtl. eine Langzeit-Antibiotika-Prophylaxe erhalten.

> **PRAXIS** Denken Sie an die Pneumokokkenimpfung! Bei elektiven Operationen sollten die Patienten 3–4 Wochen vor dem Eingriff geimpft werden, bei einer Notfall-OP möglichst bis zu 2 Wochen nach der OP.

Weitere postoperative Veränderungen sind:
- **Infektanfälligkeit:** verminderte Bildung von Immunglobulinen
- **Thrombozytose:** vorübergehender Anstieg der Thrombozyten mit der Gefahr einer Thrombose. Bei 400 000–1 000 000 Thrombozyten/µl sollte eine prophylaktische Thrombozytenaggregationshemmung mit ASS (100 mg/d) erfolgen. Die Thrombozyten sind aber oft in ihrer Funktion eingeschränkt.
- **Howell-Jolly-Körper:** Kernreste in Erythrozyten. Die (noch) kernhaltigen Erythrozyten (normale Erythrozyten sind ja kernlos) können nicht mehr herausgefiltert werden.

> **LERNTIPP** !
>
> Patienten **ohne Milz**
> – sind vermehrt anfällig für Infekte, da weniger Immunglobuline gebildet werden,
> – haben ein lebenslang erhöhtes Risiko einer Sepsis (Maximalform: OPSI)
> – zeigen eine Thrombozytose (keine Filterfunktion mehr)
> – haben Kernreste in den Erythrozyten (keine Filterfunktion mehr).

> **PRÜFUNGSHIGHLIGHTS** ✗
>
> – ! **Postoperative** Veränderungen nach Splenektomie.
> – ! Bei ausgeprägter Thrombozytose: Thrombozytenaggregationshemmung mit **ASS** (100 mg/d).

## 6.2.7 Hernienchirurgie

**Indikation:** Leistenhernien müssen immer operiert werden. Nur bei asymptomatischen Hernien bei Männern kann auch unter engmaschiger Kontrolle abgewartet werden („watchful waiting"). Eine irreponible Inkarzeration ist eine absolute und dringliche Operationsindikation. Bei einer unkomplizierten Leistenhernie wird der Eingriff innerhalb der nächsten Tage geplant.

**Vorgehen:**
**Offene Technik:** Hautschnitt etwa 2 cm oberhalb des Leistenbandes, Darstellung des Anulus inguinalis superficialis und Durchtrennung der Externusaponeurose, Aufsuchen und Eröffnen des Bruchsacks, Reposition des Inhalts und Abtragen und Verschluss des Bruchsacks mit einer Naht. Für den Verschluss gibt es unterschiedliche Methoden (**Abb. 6.21**):
- **Rekonstruktion nach Shouldice:** Durchtrennen der Fascia transversalis und gedoppeltes Vernähen, Annähen des M. obliquus internus und M. transversus wie bei der Technik nach Bassini.
- **Rekonstruktion nach Lichtenstein:** Verstärkung der Leistenkanal-Hinterwand durch ein (nichtresorbierbares) Polypropylennetz unterhalb der Externusaponeurose. Fixierung am Leistenband und am M. obliquus internus. Der Samenstrang kann durch den inneren Leistenring durchtreten.
- **Rekonstruktion nach Bassini:** Fixieren des M. obliquus internus und des M. transversus sowie der Fascia transversalis an der Innenfläche des Leistenbandes.
- **Rekonstruktion nach McVay/Lotheissen:** Annähen des M. obliquus internus und des M. transversus sowie der Fascia transversalia an das Cooper-Ligament (Fortsetzung des Lig. lacunare).

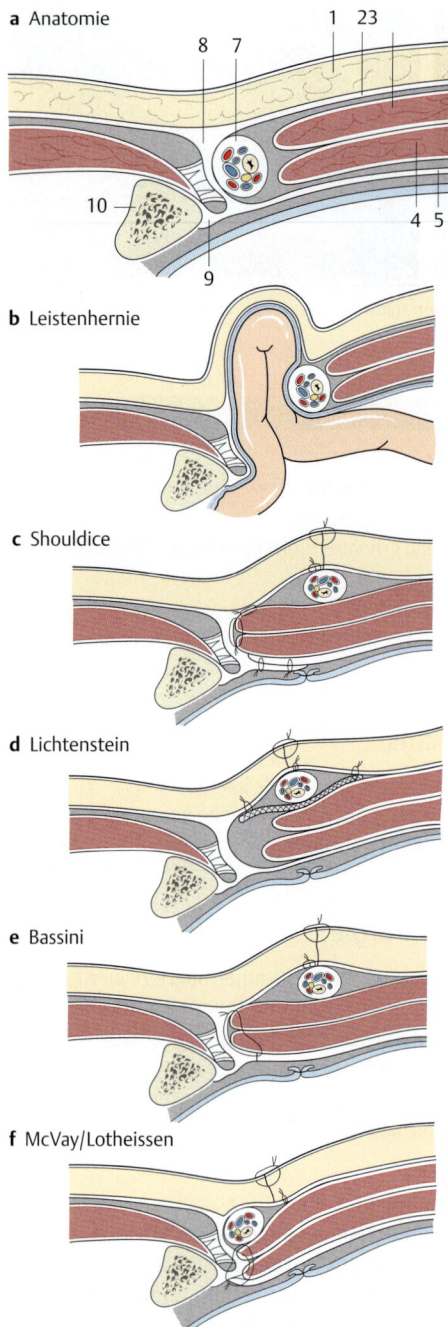

**Abb. 6.21 Operationsverfahren bei Leistenbrüchen. a** Anatomischer Querschnitt durch die Leistenregion. 1 Subkutis. 2 Externus-Aponeurose. 3 M. obliquus internus. 4 M. transversus abdominis. 5 Fascia transversalis. 6 Peritoneum. 7 Ductus deferens. 8 Lig. inguinale. 9 Lig. pectineum. 10 Os pubis. **b** Leistenhernie. **c** Shouldice. **d** Lichtenstein. **e** Bassini. **f** McVay/Lotheissen [aus Schumpelick et al., Kurzlehrbuch Chirurgie, Thieme, 2010]

Samenstrang bzw. Lig. rotundum bleiben immer im Leistenkanal und werden in aller Regel durch die Externusaponeurose nach vorne gedeckt. Ins Subkutangewebe verlagert (vor die Externusaponeurose, Methode nach Kirschner) werden sie nur bei sehr engem Leistenkanal (Gefahr der Druckschädigung).

**Laparoskopie:** Als Alternative zu den offenen Verfahren besteht die Möglichkeit eines **laparoskopischen Vorgehens**:

- **transabdominale präperitoneale Technik (TAPP):** Anlage eines Pneumoperitoneums und Einbringen von Trokaren umbilikal in den linken und rechten Unterbauch, Inzision des Peritoneums, Reposition des Bruchsacks aus dem Leistenkanal, anschließend präperitoneale Einlage eines Kunststoffnetzes. Nachteil: Gefahr der Verletzung von intraperitonealen Organen, Vorteil: gute Übersicht und Möglichkeit zur Behandlung beidseitiger Hernien.
- **total extraperitoneale Technik (TEP):** Das Peritoneum wird nicht eröffnet. Einführen eines Trokars zwischen dem M. rectus abdominis und dem hinteren Blatt der Rektusscheide, Schaffen eines stumpfen Raums vor dem Peritoneum, Einlage eines 2. Trokars mit einem aufblasbaren Ballon, Einbringen weiterer Trokare unter Sicht. Präparation des Bruchsacks und Einlage eines Netzes. Nachteil: schlechtere Übersicht, aber geringere Gefahr einer Verletzung intraperitonealer Strukturen.

> **PRÜFUNGSHIGHLIGHTS**
>
> – ! Die **inkarzerierte irreponible Hernie** ist eine dringliche und **vitale OP-Indikation**.
> – ! Bei **unkomplizierter Leistenhernie** kann **elektiv** operiert werden.

## 6.3 Thoraxchirurgie

### 6.3.1 Lungenresektionen

#### Voraussetzung

Entscheidend ist die funktionelle Operabilität (S. 29), die anhand der Einsekundenkapazität ($FEV_1$) bestimmt wird. Eine deutlich **eingeschränkte $FEV_1$** spricht **gegen** eine **Operation**.

#### Zugangswege

- **laterale Thorakotomie**: Standardzugang; entweder im 4. ICR (Chirurgie der Trachea), 5. ICR (Pneumektomie, Chirurgie des Oberlappens) oder 6. ICR (Pneumektomie, Chirurgie des Unterlappens)
- **mediane Sternotomie**: Zugang zu den ventralen Lungenabschnitten sowie zu beiden Oberlappen
- **quere Sternotomie und beidseitige anterolaterale Thorakotomie (Clamshell)**: meist im 5. ICR. Zugang zu beiden Lungenflügeln. Indiziert ist sie z. B. bei Lungentransplantationen oder Lungenemphysemen.

#### Pneumektomie

> **DEFINITION** Entfernung einer Lunge.

- **Indikation:** zentrales Bronchialkarzinom
- **Vorgehen:** Nach der Thorakotomie Ligatur und Durchtrennung von A. und V. pulmonalis, Ligatur der zentralen Gefäße und anschließend Absetzen des Hauptbronchus mit einem Klammernahtgerät. Die Lunge wird (bei Tumoroperationen) en bloc entfernt, zudem erfolgt eine systematische Lymphknotendissektion. Bei Infiltration von Nachbarstrukturen kann die Resektion ggf. ausgeweitet werden (erweiterte Pneumektomie).

## Lobektomie

**DEFINITION** Entfernung eines oder zweier Lungenlappen.

- **Indikation:** Bronchialkarzinom.
- **Vorgehen:** Nach Ligatur der segmentalen Äste der A. pulmonalis wird die Verbindung zwischen den Lappen getrennt. Die hilären Lymphknoten werden mit dem Resektat en bloc, die mediastinalen systematisch entfernt.
  - rechts: Oberlappen-, Unterlappen-, Mittellappenresektion oder obere Bilobektomie mit Entfernung von Ober- und Mittellappen sowie untere Bilobektomie mit Entfernung des Mittel- und Unterlappen
  - links: Oberlappen- oder Unterlappenresektion.

**Manschettenresektion:** Infiltriert der Tumor zusätzlich einen zentralen Bronchus, wird der entsprechende Abschnitt reseziert und die Bronchusstümpfe anschließend mit einer End-zu-End-Anastomose wieder verbunden.

### Segmentresektion:

- **Indikation:** kleine Tumoren (T 1), Metastasen oder Fehlbildungen.
- **Vorgehen:** Die Lungensegmente werden entlang ihrer anatomischen Grenzen entfernt und die entsprechenden Arterien, Venen und Bronchien unterbunden.

### Atypische Resektion:

- **Indikation:** Lungenmetastasen, unklare Rundherde oder gutartige Parenchymveränderungen. Die atypische Resektion ist beim Bronchialkarzinom aufgrund seiner Lymphabflusswege kontraindiziert.
- **Vorgehen:** Keilresektion ohne Berücksichtigung der Segmentgrenzen.

## 6.3.2 Lungen bzw. Herz-Lungen-Transplantation (HLTX)

Die Lunge kann entweder allein oder in Kombination mit dem Herzen transplantiert werden. Bei der reinen Lungentransplantation unterscheidet man wiederum die Transplantation eines oder beider Lungenflügel. Die **Indikation** zur Transplantation sind pulmonalvaskuläre und -parenchymatöse Erkrankungen im Endzustand: Emphysem, Lungenfibrose, Bronchiektasie, Mukoviszidose, Histiocytosis X, pulmonalarterielle Hypertonie.

## 6.4 Herzchirurgie

### 6.4.1 Grundlagen

#### Zugangswege

**Standardzugang** ist die **mediane Sternotomie**. Darüber hinaus gibt es je nach OP und Eingriffsort weitere Zugangsmöglichkeiten:

- rechtsseitige anterolaterale Thorakotomie: Mitralklappe, Verschluss eines Vorhofseptumdefekts
- linksseitige anterolaterale Thorakotomie: MIDCAB-Verfahren
- linksseitige posterolaterale Thorakotomie: Aorta descendens
- weitere (z.B. partielle Sternotomie, Minithorakotomie): bei weniger invasiven Eingriffen.

## Kardioplegie und Hypothermie

**Kardioplegie:** Bei Eingriffen am Herzen ist häufig ein vorübergehender Herzstillstand notwendig. Dazu appliziert man **kristalloide** und **hyperkaliämische Lösungen**, die eine Membrandepolarisation mit einem **diastolischen Herzstillstand** hervorrufen.

**Hypothermie:** Durch den Wärmeaustauscher der Herz-Lungen-Maschine lässt sich der Patient schnell abkühlen und wieder aufwärmen. Im hypothermen Zustand ist der Stoffwechsel maßgeblich reduziert, wodurch längere Eingriffe ermöglicht werden. Der Patient darf nur langsam abgekühlt werden (1 °C/min), da bei schnellerem Vorgehen Gasbläschen entstehen (**Cave:** zerebrale Embolie). Bei Ischämiezeiten von > 1 h wird der Patient in eine milde Hypothermie (30–32 °C) versetzt; bei Ischämiezeiten von > 2 h oder Operationen im Herz-Kreislauf-Stillstand wird eine tiefe Hypothermie (< 28 °C) durchgeführt.

## Extrakorporale Zirkulation

**Indikation:** Einzelne Bereiche des Kreislaufsystems können dem Operateur ohne wesentliche hämodynamische Beeinträchtigung des Patienten nicht zugänglich gemacht werden.

**Prinzip:** Das Blut wird vor dem Operationsbereich abgeleitet und dahinter wieder zugeführt. Dies erfolgt unter Ausschluss des Lungenkreislaufes, was die künstliche Oxygenierung des Blutes notwendig macht. Ein typisches Beispiel der extrakorporalen Zirkulation ist die Herz-Lungen-Maschine.

Es gibt 4 Komponenten: **Pumpe, Oxygenator, Wärmeaustauscher** und **Saugersystem.** Das Blut wird anfänglich aus dem venösen Zugang abgezogen und mittels Roller- oder Zentrifugalpumpen einem Oxygenator zugeführt. Dieser arterialisiert das Blut durch Kontakt von Blut und Gas über feinstporöse Membranen (**Membranoxygenation**). Das Saugersystem dient der Rückführung des im Operationsgebiet befindlichen Blutes in die extrakorporale Zirkulation, von wo es der korporalen Zirkulation wieder zugeführt wird. Der zusätzliche Wärmeaustauscher ermöglicht die rasche Abkühlung und Aufwärmung des Patienten.

Abhängig von der Operation können beide Hohlvenen, der rechte Vorhof oder die V. femoralis kanüliert werden. Das Blut wird dann über die Aorta ascendens, die A. femoralis oder die A. axillaris wieder zugeleitet.

**Vorbereitung:** ausreichende Antikoagulation (meist **Vollheparinisierung** mit 300–400 IE/kg KG Heparin). Diese wird im Anschluss an den Eingriff mit **Protamin** antagonisiert.

## Assistierte Zirkulation

Die assistierte Zirkulation bezeichnet eine vorübergehende Kreislaufunterstützung von Patienten mit Low-Output-Syndrom (z.B. akutes Linksherzversagen, kardiogener Schock oder pulmonales Versagen).

- **intraaortale-Ballongegenpulsation** (IABP): Ein Ballon wird über die A. femoralis in die Aorta thoracica zwischen dem Abgang der A. subclavia sinistra und der Nierenarterien vorgeschoben. EKG- oder druckgetriggert wird der Ballon nach Schluss der Aortenklappe in der Diastole aufgepumpt. Das Blut wird zurück in die Koronarien getrieben und die Sauerstoffversorgung des Herzmuskels wird verbessert.
- **extrakorporale Membranoxygenierung** (ECMO): ECMO-Systeme entsprechen grob einer verkleinerten Herz-Lungen-Maschine, an die intensivmedizinisch betreute Patienten (z.B. bei Lungenversagen) vorübergehend angeschlossen werden.

- **Kunstherz** (Assisted Devices): Gruppe implantierbarer Kreislaufmaschinen, die entweder unterstützend oder als Herzersatz fungieren.

## Postoperatives Management

Postoperativ werden die Patienten auf der **Intensivstation** überwacht und die Beatmung fortgeführt. Patienten mit instabilem Kreislauf müssen echokardiografisch kontrolliert werden. Zur Kreislaufunterstützung können Katecholamine oder u. U. invasive Methoden (z. B. IABP) Anwendung finden. Bei Patienten, die am Herzen operiert wurden, treten oft spezielle Komplikationen auf:

- **Herzrhythmusstörungen** (sehr häufig). Vorhofflimmern infolge postoperativer Elektrolytschwankungen
- **Low-Output-Syndrom** (LOS): vermindertes Herzminutenvolumen, Schockzeichen, Oligurie (< 0,5 ml/kg/h), psychische Veränderungen, herabgesetzte gemischtvenöse Sauerstoffsättigung und metabolische Azidose.
- **Ischämie**: zumeist innerhalb der ersten 6 h, Überwachung mittels EKG und Herzenzym im Serum
- **weitere:** Hyper- oder Hypotension, Perikardtamponade, respiratorische Insuffizienz.

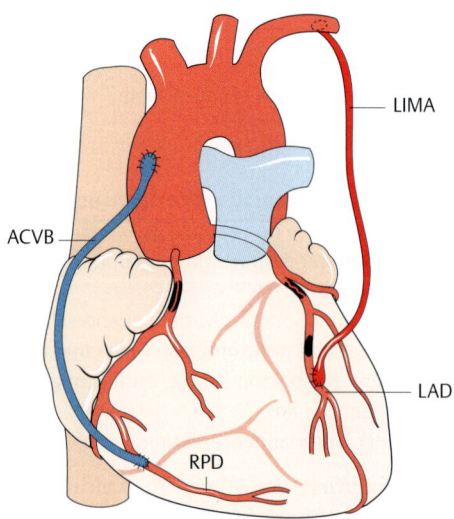

**Abb. 6.22 Bypass-Rekonstruktion.** LIMA: left internal mammary artery (linke Brustwandarterie), LAD (left anterior descending) = RIVA, ACVB: aortokoronarer Venenbypass, RDP: Ramus descendens posterior. [aus Schumpelick et al., Kurzlehrbuch Chirurgie, Thieme, 2010]

> **PRÜFUNGSHIGHLIGHTS** ✕
>
> – ❗ Die **kristalloide Lösung** zur Erzielung einer Kardioplegie ist **kaliumreich**.

## 6.4.2 PTCA (perkutane transluminale Koronarangioplastie)

**Indikationen:**

- Stenosen der Herzkranzgefäße > 70 %.
- Revaskularisation bei STEMI (Primär-PTCA: innerhalb von 2 h nach erstem medizinischen Kontakt; < 90 min bei großem Infarkt; bei ineffektiver Lyse [Rescue-PTCA], bei kardiogenem Schock [Emergency-PTCA])
- Revaskularisation bei NSTEMI (abhängig vom individuellen Risiko)

**Vorgehen:**

- Zugang über die rechte A. femoralis oder A. radialis
- Katheter mit einem Ballon an seiner Spitze unter röntgenologischer Kontrolle in das betreffende Koronararteriengefäß vorschieben
- Ballon mit einem Gemisch aus Kochsalz und Kontrastmittel füllen und aufdehnen (Druck: 5 bis max. 20 atm, Dauer 20–40 s)
- Stentimplantation im Anschluss zur Verringerung der Restenoserate.

Durch die Verwendung von speziell **beschichteten Stents** (DES, drug eluting stent: Zytostatikum-Beschichtung, z. B. Paclitaxel, Sirolimus) kann die Bildung von Narbengewebe und damit die Restenoserate zusätzlich gesenkt werden. Neue Verfahren sind die Dilatation mittels beschichteten Ballons (DEB) sowie die Implantation von resorbierbaren Stents.

**Thrombozytenaggregationshemmung:**

- beschichtete Stents: ASS plus Clopidogrel für 6–12 Monate
- reine Metallstützen: ASS plus Clopidogrel für 4 Wochen, danach wird eine permanente Monotherapie mit ASS weitergeführt.

## 6.4.3 Aortokoronare Bypass-Operation

**Indikation:** Koronararterienstenose, insbesondere:

- Hauptstammstenose
- 3-Gefäß-Erkrankungen
- symptomatische stammnahe 2-Gefäß-Erkrankungen oder
- Beteiligung des proximalen RIVA
- notfallmäßig bei Patienten, bei denen eine PTCA zu einem akuten Gefäßverschluss geführt hat.

Ziel ist es, die Stenose durch eine direkte Verbindung zwischen Aorta bzw. aortanaher Arterie und Koronargefäß zu umgehen.

**Bypass-Grafts:** Bevorzugt werden arterielle Grafts, da sie aufgrund ihrer kräftigen Wand eine längere Lebensdauer aufweisen als venöse Gefäße (Offenheitsrate ca. 80–90 % nach 10 Jahren, bei venösen Bypässen ca. 50–60 %). Die Auswahl des entsprechenden Gefäßinterponats richtet sich allerdings nach dem Alter und dem Gefäßstatus (kein Venenbypass bei Komorbiditäten wie pAVK oder Ulcus cruris) des Patienten. Häufig verwendete Gefäße:

**Arterien:**

- linke A. thoracica (mammaria) interna (**LIMA**, left internal mammary artery) → am häufigsten
- rechte A. thoracica interna (RIMA)
- A. radialis.

**Venen:**

- V. saphena magna.

**Vorgehen:**

**Konventionelles Verfahren** (Abb. 6.22): mediane Sternotomie, Anschluss an die Herz-Lungen-Maschine und Kardioplegie, Anastomosierung der Gefäße je nach Stenosenzahl und Interponatmaterial:

- **Distale Anastomosen** bei einfachen Stenosen erfolgen in End-zu-Seit-Technik.
- **Multiple Stenosen** in einem Gefäß können sequenziell versorgt werden, d. h., zwischen den Stenosen erfolgt eine Seit-zu-Seit-Anastomose und End-zu-Seit-Anastomose. Bypässe können als sog. **T- oder Y-Grafts** sequenziell angelegt werden.

Tab. 6.2 Herzklappenersatz

| Prothesentyp | Material | Vorteile | Nachteile |
|---|---|---|---|
| mechanische Prothesen (z. B. Kippscheibenprothesen, Doppelflügelprothesen) | Graphitkern mit Polycarbon-Beschichtung | hohe Haltbarkeit | Thrombogenität, mechanische Hämolyse, lebenslange Antikoagulation |
| biologische Prothesen | **Xenograft**: Rinder-/Schweineperikard, Schweineklappen | physiologische Strömungseigenschaften | Haltbarkeit begrenzt (10–20 Jahre) |
| | **Homograft** (Allograft): Herzklappe eines Organspenders | höhere Haltbarkeit als Bioprothesen | aufwendigere Operation, Verfügbarkeit |
| | **Autograft**: autologe (körpereigene) Pulmonalklappe als Aortenersatz (Ross-Operation) | Mitwachsen des Autografts | aufwendigere Operation, Miteinbeziehung der gesunden Pulmonalklappe |

Hierzu werden die rechte und linke A. mammaria interna freipräpariert. Die A. mammaria sinistra wird als In-situ-Bypass zur (sequenziellen) Versorgung der vorderen Bypässe belassen, während die A. mammaria dextra als Freegraft im Winkel mit der A. mammaria sinstra anastomosiert wird (daher „T"- oder „Y"-Graft). Mit diesem Freegraft können die Hinterwandäste (ebenfalls sequenziell) versorgt werden.

#### Verfahren ohne Einsatz der Herz-Lungen-Maschine:
- **OPCAB** (off-pump coronary artery bypass): für besondere Risikogruppen (z. B. multimorbide Patienten, Sklerose der Aorta ascendens). Vorgehen: mediane Sternotomie, Herzluxation mittels spezieller apikaler Saugvorrichtung, Fixation der Koronargefäße, Drosseln des Blutflusses und Gefäßanastomosierung wie beim konventionellen Verfahren. Wichtig: adäquate Anästhesie und Volumengabe, damit der Kreislauf stabil bleibt!
- **MIDCAB** (minimally invasive direct coronary artery bypass): **Vorgehen:** anterolaterale Minithorakotomie, Darstellung der A. mammaria sinistra zwischen 5. und 6. Rippe, Perikardinzision und Darstellung des RIVA, Anastomose der beiden Gefäße mithilfe eines speziellen Stabilisatorsystems. Seiten- oder Hinterwandgefäße sind bei dieser Methode nicht zugänglich. **Indikationen:**
- 1-Gefäß-Erkrankung mit hochgradiger RIVA-Stenose
- Mehrgefäßerkrankungen mit Beteiligung des RIVAs, wobei die restlichen Stenosen interventionell durch PTCA behandelt werden
- multimorbide Patienten mit RIVA-Läsion.

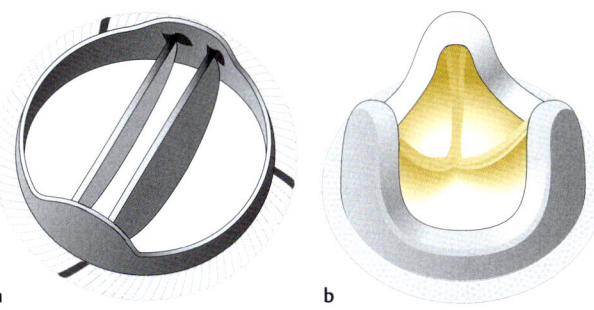

a        b

Abb. 6.23 **Herzklappenprothesen (Schemazeichnung). a** Doppelflügelprothese. **b** Xenograft mit Stentgerüst.

### 6.4.4 Eingriffe an den Herzklappen

#### Klappenerhaltende Verfahren

Je nach Diagnose und Krankheitsbild steht eine Reihe von klappenerhaltenden Verfahren zur Verfügung:
- **Rekonstruktion der Aortenklappe**: Indikation: Defekte an der Aortenwurzel bei morphologisch intakter Klappe. Vorgehen: Rekonstruktion des vorhandenen Klappenmaterials nach David oder Yacoub und Entfernung der im Klappenbereich erweiterten Aorta.
- **Rekonstruktion der Mitralklappe**: Indikation: Mitralklappeninsuffizienz, -prolaps oder verminderte Beweglichkeit (dann zusätzliche Kommissurotomie), Vorgehen: Mitralklappenanuloplastie mit Kunststoffring.
- **Rekonstruktionen von Klappeninsuffizienzen**: Rekonstruktion mittels vorhandenen Klappenmaterials (günstigere Prognose als bei Kunstklappenverfahren).
- **Kommissurotomie**: Durchtrennung verschmolzener Kommissuren (z. B. in der Kinderherzchirurgie).

#### Klappenersatz

Für den Klappenersatz stehen mechanische und biologische Prothesen zur Verfügung (**Abb. 6.23**). Die **Wahl** der Prothese ist abhängig vom **Patientenalter**, von der **Haltbarkeit** der Prothese und der notwendigen **Antikoagulanzientherapie. Tab. 6.2** gibt eine Übersicht. Prinzipiell gilt aber:
- Auto- und Homografts werden bevorzugt bei Kindern eingesetzt,
- Xenografts bei Patienten > 65 Jahre, bei Kontraindikationen für eine Antikoagulation sowie bei Frauen mit Kinderwunsch.

---

**PRÜFUNGSHIGHLIGHTS** ✗

**PTCA:**
- **!** Zweck der Zytostatikum-Beschichtung ist die **Vermeidung einer überschießenden Intimahyperplasie** und einer daraus resultierenden Restenosierung.
- **!!** Nach Einlage eines beschichteten Stents ist eine **duale Thrombozytenaggregationshemmung** mit ASS und Clopidogrel zur Vermeidung einer Stentthrombose zwingend für 6–12 Monate notwendig.

**Bypass:**
- **!!** aortokoronarer **Venenbypass:** Transplantiert wird i. d. R. die patienteneigene **V. saphena magna.**
- **!** arterieller Bypass mittels **A. thoracica sinistra**.

**Komplikationen von Klappenprothesen:** Klappendysfunktion, -thrombosierung (v. a. bei mechanischen Klappen), -dehiszenz, Prothesenendokarditis, AV-Block.

---

**PRÜFUNGSHIGHLIGHTS**                                    ✖

– ! Aussehen einer **Doppelflügelprothese**
– ! Bei mechanischen Herzklappen ist eine **lebenslange Antikoagulation** erforderlich.
– ! Biologische Prothesen haben eine **kürzere Lebensdauer**.

---

### 6.4.5 Herztransplantation (HTX)

**Indikation:**

- **terminale Herzinsuffizienz**
- **ischämische Kardiomyopathie** als Endzustand der Koronarsklerose
- Herztumoren/kongenitale Anomalien (selten).

Die Ejektionsfraktion liegt bei transplantationsbedürftigen Patienten oft < 20 %. Der Herzindex (Herzminutenvolumen / Körperoberfläche [m²]) ist stark verringert. Der Pulmonalwiderstand darf eine bestimmte Obergrenze (320 dyn·s·cm$^{-5}$) nicht überschreiten.

**Kontraindikation:**

- **absolute Kontraindikationen:** erhöhter pulmonaler Gefäßwiderstand (Rechtsherzbelastung des Spenderorgans!), maligne Tumorerkrankung, Systemerkrankungen, chronische Lebererkrankung, akute Infektionen, hämatologische Erkrankungen, Erkrankungen des Gastrointestinaltraktes (aktuelles Ulcus ventriculi/duodeni, Divertikulitis).
- **relative Kontraindikationen:** Diabetes mellitus Typ 1, Suchtkrankheiten, psychische Erkrankungen, eine generalisierte arterielle Verschlusskrankheit, chronische Nierenerkrankungen und eine Adipositas permagna.

**Vorbereitung:** Die Patienten müssen vor dem Eingriff oft intensivmedizinisch überwacht werden, da häufig vor der geplanten Transplantation herzchirurgische Maßnahmen zur Kreislaufunterstützung (z. B. IABP, Kunstherz, Assist devices) durchzuführen sind.

Für die Organkompatibilität sind folgende Faktoren wesentlich:

- AB0-Blutgruppensystem
- Organgröße
- normale Kontraktilität des Spenderorgans.

Aufgrund der kurzen Ischämiezeit (3–4 h) wird kein routinemäßiges präoperatives HLA- oder Rhesus-Matching durchgeführt.

**Vorgehen:**

- **Entnahme des Spenderherzens:** Abklemmen der Aorta ascendens, Einbringen einer kardioplegischen Lösung in die Koronararterien, Exzision des Organs unter Belassen ausreichender Gefäßenden und Transport des Organs bei 4 °C.
- **Ex- und Implantation:** mediane Sternotomie, extrakorporale Zirkulation, Explantation des erkrankten Herzens. Danach Implantation des Spenderorgans mit Anastomosierung der Vorhöfe bzw. bicaval und anschließend der arteriellen Gefäße. Es folgt die Reperfusionsphase, das Organ entwickelt einen Eigenrhythmus.

**Postoperatives Management:** Zur **Immunsuppression** wird eine Dreifachkombination aus Ciclosporin A, Azathioprin und Prednisolon verabreicht. Zusätzliche **antilymphozytäre Antikörper** sollen vor akuten Abstoßungsreaktionen schützen. Eine akute Abstoßung verläuft klinisch unauffällig, weshalb regelmäßige **Myokardbiopsien** (in 2–8-wöchigen Abständen) obligat sind.

Postoperativ werden zudem so lange Katecholamine, chronotrope Substanzen und Vasodilatatoren verabreicht, bis eine **stabile Kreislauffunktion** erreicht wird. Ein **Infektionsmonitoring** erfolgt anfangs auf der Intensivstation und später im Rahmen der Nachsorge durch regelmäßige Röntgenaufnahmen und Blutbildkontrollen.

**Postoperative Komplikationen:**

- (hyper-)akute Abstoßungsreaktion
- Rechtsherzversagen bei erhöhtem pulmonalem Widerstand
- Infektionen (zunächst oft bakteriell, dann viral; Pilzinfektionen gehen mit schlechter Prognose einher)
- Transplantatvaskulopathie (chronische Abstoßungsreaktion in Form einer KHK).

**Prognose:** Die perioperative Letalität liegt bei 8–15 %. Die Sterberate im ersten Jahr nach der Operation beträgt 10–15 %. Die 5-Jahres-Überlebensrate liegt bei ca. 60–70 %. Akute Abstoßung, Infektionen und chronische Abstoßung sind die prognostisch wichtigsten Faktoren.

## 6.5 Gefäßchirurgie

### 6.5.1 Endovaskuläre Verfahren

**Perkutane transluminale Angioplastie (PTA) mit oder ohne Stentimplantation**

**Indikation:** Behandlung kurzstreckiger, wenig verkalkter Stenosen (z. B. infrarenale Aorta, Beckengefäße).

**Vorgehen:** s. Abb. 6.24.

### 6.5.2 Offen-chirurgische Rekanalisationsverfahren

**Embolektomie**

Der Embolus wird mithilfe eines Ballonkatheters (**nach Fogarty, Abb. 6.25a**) indirekt entfernt. Nach Lokalanästhesie wird die betroffene Arterie eröffnet (z. B. A. femoralis in der Leiste) und der Katheter bis hinter den Thrombus vorgeschoben. Anschließend wird der Ballon aufgepumpt und der Katheter mitsamt Thrombus zurückgezogen.

**Thrombendarteriektomie (TEA)**

- **offene TEA** (Abb. 6.25b): Der betroffene Gefäßabschnitt wird längs eröffnet und die obliterierende Plaque einschließlich eines eventuellen Thrombus mittels Dissektionsspatel oder Ringstripper entfernt. Der stenosierende Anteil wird innerhalb der Media ausgeschält, wodurch eine Intimastufe entsteht, die fixiert werden muss.
- **geschlossene TEA** (Abb. 6.25c): Das Gefäß wird am Beginn oder am Ende des Verschlusses eröffnet und ein Ringstripper blind vorgeschoben.
- **halboffene TEA:** Das Gefäß wird am Beginn und am Ende des Verschlusses eröffnet, der Thrombus gelöst und ebenfalls mittels Ringstripper entfernt.

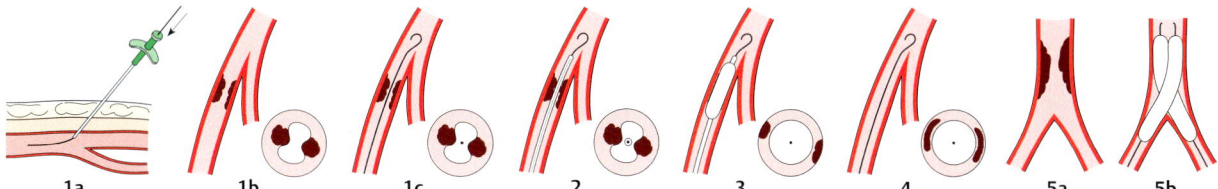

| 1a | 1b | 1c | 2 | 3 | 4 | 5a | 5b |

**1** Perkutane Punktion der A. femoralis (**a**) und Vorschieben eines Führungsdrahtes im Lumen über die Gefäßstenose hinweg (**b, c**) (unter Röntgen-Durchleuchtung).

**2** Über den Führungsdraht wird der Dilatationskatheter unter Röntgen-Kontrolle mit seinem Ballon in die Stenose eingelegt.

**3** Dilatation der Stenose durch kontrolliertes Füllen des Ballons mit Überdruck.

**4** Nach Rückzug des Dilatationskatheters kann der Erfolg der Dilatation angiografisch dokumentiert werden. Bei gewünschtem Effekt wird der Draht entfernt und die Arterienpunktionsstelle komprimiert.

**5** Sonderfall: Stenose der distalen Aorta (**a**). Hier kann ein ausreichender Dilatationsquerschnitt nur in der sog. „Kissingballon"-Technik aufgebaut werden, d.h., dass von jeder Leiste je ein Dilatationskatheter vorgeschoben und simultan in der Stenose geblockt wird (**b**).

**Abb. 6.24 Prinzip der perkutanen transluminalen Angioplastie.** [aus Henne-Bruns et al., Duale Reihe Chirurgie, Thieme, 2012]

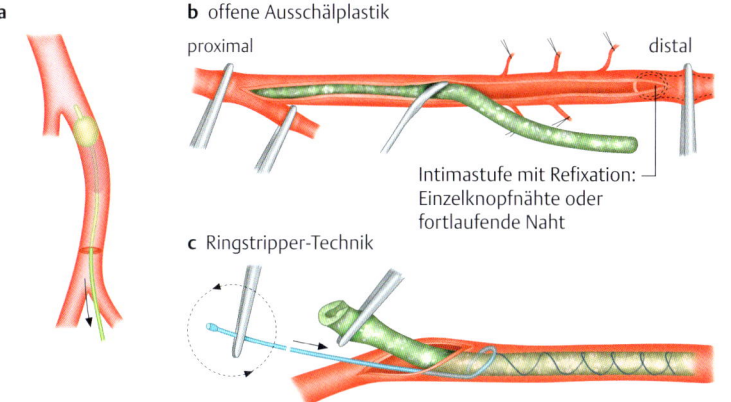

**a**

**b** offene Ausschälplastik

proximal

distal

Intimastufe mit Refixation: Einzelknopfnähte oder fortlaufende Naht

**c** Ringstripper-Technik

**Abb. 6.25 Gefäßrekonstruktive Verfahren. a** Fogarty-Manöver bei Embolektomie. Der Katheter wird so weit vorgeschoben, dass er hinter dem Thrombus zu liegen kommt. Dann wird der Ballon aufgepumpt und der Katheter mit dem Thrombus zurückgezogen. **b** Offene TEA: Ausschälplastik. **c** Geschlossene TEA: Ringstripper-Technik. [aus Hirner, Weise, Chirurgie, Thieme, 2008]

## 6.5.3 Bypass und Interponat

**DEFINITION** Wiederherstellung der Gefäßdurchgängigkeit mittels autologen oder allogenen Gefäßtransplantats oder Kunststoffbypass.

Das Transplantat kann orthotop (parallel zum normalen Gefäß) oder extraanatomisch verlaufen. Der Anschluss erfolgt am distalen und proximalen Ende meist als End-zu-Seit-, seltener als End-zu-End-Anastomose.

Als Bypass-Gefäße können sowohl Arterien als auch Venen verwendet werden. Grundsätzlich haben autologe Materialien eine bessere Langzeitprognose und werden insbesondere für langstreckige Transplantationen verwendet. Venenbypässe werden entweder in orthograder Richtung (dabei müssen zuerst die Venenklappen zerstört werden) oder als Reversed-Bypass in umgekehrter Richtung eingesetzt (arterielles Blut fließt dann in die gleiche Richtung wie früher das venöse).

- **autologe Arterien:**
  - bevorzugtes Gefäß: A. mammaria (= **A. thoracica interna**)
  - bevorzugtes Einsatzgebiet: aortokoronarer Bypass (S. 70) oder splenorenaler Bypass.
- **autologe Venen:**
  - bevorzugtes Gefäß: V. saphena magna
  - bevorzugtes Einsatzgebiet: Bypässe unterhalb des Leistenbandes, selten aortokoronarer Bypass.
- **Kunststoffprothesen:**
  - Einsatzgebiet: Aorta (**Abb. 6.27**) und Iliakalarterien oder wenn kein geeignetes Gefäß zur Verfügung steht.

In **Abb. 6.26** ist ein femoropoplitealer Bypass dargestellt.

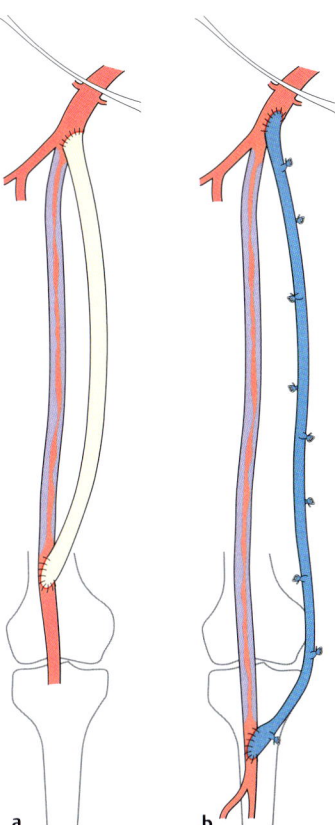

**a**   **b**

**Abb. 6.26 Femoropoplitaler Bypass. a** Bypass mittels Prothese. **b** Bypass mittels Vene. [aus Schumpelick et al., Kurzlehrbuch Chirurgie, Thieme, 2010]

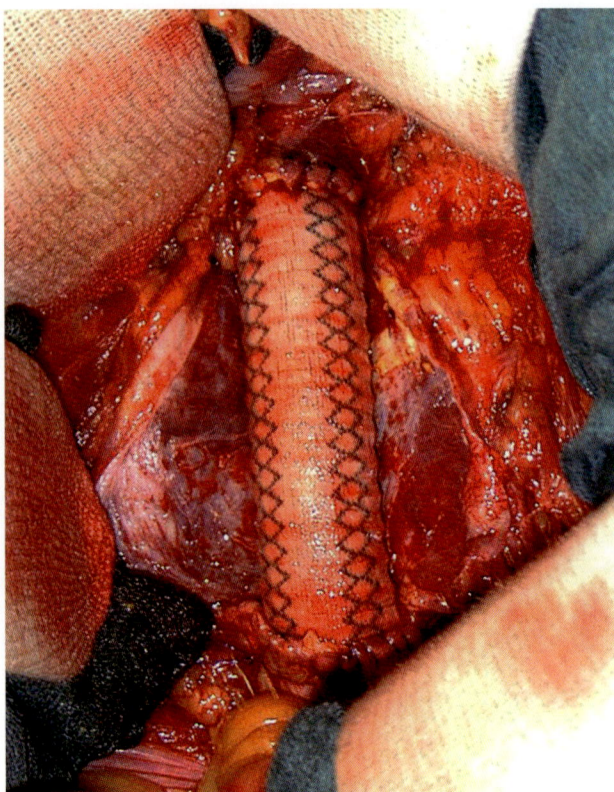

**Abb. 6.27 Prothesenimplantation bei Aortenaneurysma.** [aus Schumpelick et al., Kurzlehrbuch Chirurgie, Thieme, 2010]

### 6.5.4 Amputation

**Indikationen:** Ultima Ratio, wenn die Gefäßstrombahn nicht wiederhergestellt werden kann und bereits Nekrosen oder eine Gangrän vorliegen:

- **periphere arterielle Verschlusskrankheit** (pAVK): häufigste Ursache an der unteren Extremität!
- **Trauma:** häufigste Ursache an der oberen Extremität
- Infektionen: nekrotisierende Fasziitis, Gasbrand oder chronische Osteomyelitis
- Tumorerkrankungen
- kongenitale Dysplasien
- selten: Morbus Sudeck, Poliomyelitis (Extremitätenlähmung und Durchblutungsstörung), chronische Ulzera bei Paraplegie oder Syringomyelie, Phantomschmerzen (Nachamputation), psychiatrische Störungen (Patientenwunsch).

**Amputationshöhe:** Man unterscheidet die Abtrennung einer Gliedmaße im Knochen (Amputation) von der Abtrennung auf Höhe der Gelenklinie (Exartikulation). Die Amputationshöhen des Fußes sind in **Abb. 6.28** dargestellt. Ziel ist es, peripher einen möglichst gut durchbluteten und schmerzfreien Stumpf zu erhalten.

**Komplikationen:**

- **Frühkomplikationen:** Hämatome, Thrombosen oder Nekrosen
- **Spätkomplikationen:** Stumpf- oder **Phantomschmerzen**, **Phantomgefühl** (Patient fühlt seine amputierte Gliedmaße und kann sie auch bewegen → wichtig für Prothesentraining).

**Prothesen** sind nur dann sinnvoll, wenn sie dem Betroffenen das tägliche Leben „erleichtern". Am Oberarm unterscheidet man zwischen **aktiven Prothesen** mit Hand oder Haken (Hook), die entweder aus eigener Kraft über Kabelzüge oder über myo-

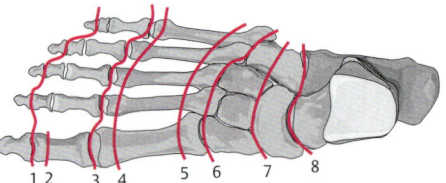

**Abb. 6.28 Amputationshöhen am Fuß.** 1 Zehenendglied, 2 Großzehe: Exartikulation Endgelenk, 3 Zehen: Exartikulation Grundgelenk, 4 transmetatarsal peripher, 5 transmetatarsal proximal, 6 Lisfranc, 7 Bona-Jäger, 8 Chopart. [aus Imhoff, Linke, Baumgartner, Checkliste Orthopädie, Thieme, 2014]

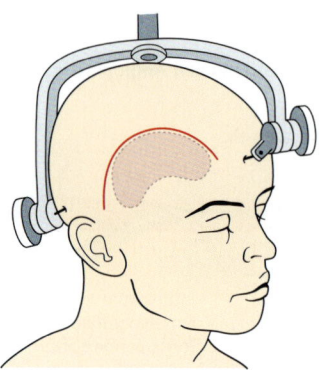

**Abb. 6.29 Fixieren des Kopfes mittels Mayfield-Klemme.** [aus Hirner, Weise, Chirurgie, Thieme, 2008]

elektrische Steuerung bzw. digital funktionieren, von passiven, nichteigenbeweglichen „**Schmuckprothesen**". Daneben gibt es sog. **Hybridprothesen**, die sowohl aus Eigen- als auch Fremdkraft beweglich sind. Die Oberschenkelprothesen sind spezielle Schaftkonstruktionen, die das Tuber ischiadicum abstützen, da der Oberschenkelstumpf im Gegensatz zu Unterschenkel- bzw. Fußamputationen oder Kniegelenkexartikulationen meist nicht komplett endbelastet werden kann. Kniegelenkprothesen können mechanisch oder auch elektronisch gesteuert werden.

## 6.6 Neurochirurgische Operationstechniken

**Fixierung:** Bei kranialen Eingriffen wird der Kopf des Patienten in einer sog. **Mayfield-Klemme** (Abb. 6.29) fest eingespannt, um Verschiebungen zu verhindern und eine exakte Navigation zu ermöglichen.

**Trepanation:** Öffnung des Schädels. Sie kann als Bohrlochtrepanation (z. B. für die Punktion des Ventrikels, Ausräumung von oberflächlichen Hämatomen) oder als Trepanation mit Knochendeckelentnahme erfolgen. Nach Hautschnitt wird mit einem Bohrer, der bei Durakontakt auskuppelt, ein Bohrloch angelegt, die Dura vom Knochen gelöst und die Schädeldecke mit einer Fräse eröffnet. Bei einer großflächigen Trepanation mit Dura-Erweiterungsplastik spricht man von einer **dekompressive Kraniektomie**, die zur intrakraniellen Drucksenkung bei nichtoperablen Raumforderungen im Hirnstamm und Kleinhirn durchgeführt werden kann.

**Computergestützte Neuronavigation:** Mit CT und MRT (evtl. in Kombination mit PET) wird präoperativ ein genauer Datensatz der Region erstellt und mit dem Patienten intraoperativ abgeglichen. So können Instrumente und das Mikroskop millimetergenau geortet werden.

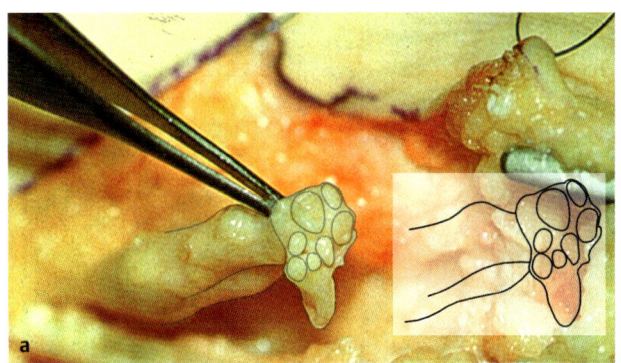

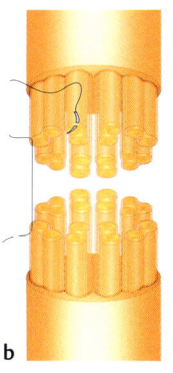

**Abb. 6.30 Primäre Nervennaht. a** Nervenstumpf mit Faszikelgruppen. **b** Zusammengehörige Faszikelgruppen. [aus Hirner, Weise, Chirurgie, Thieme, 2008]

**Mikrochirurgie:** Um gesunde Strukturen zu schonen, erfolgt der Zugang durch präformierte Lücken oder unter kleinstmöglicher Parenchymeröffnung. Die Operation erfolgt mittels flexiblem OP-Mikroskop und Verwendung mikrochirurgischer Spezialinstrumente. Ebenso zur Mikrochirurgie gehört der Einsatz von Ultraschallaspiratoren.

**Endoskopische Neurochirurgie:** z. B. im Rahmen von Operationen der Hypophyse (transnasaler Zugang) oder intrakraniellen Eingriffen (Biopsien, Zystektomien, aber auch intraventrikuläre Tumoren) oder Eingriffen an peripheren Nerven (z. B. Karpaltunnel-Syndrom).

**Ventrikeldrainage:** Indikation: intrakranielle Drucksteigerung infolge nichtoperabler Raumforderungen im Bereich von Hirnstamm bzw. Kleinhirn sowie Blutungen. Vorgehen:

- **externe Ventrikeldrainage:** Punktion des Vorderhorns des Seitenventrikels (meist rechts) durch die Schädeldecke hindurch im hinteren Bereich des Stirnbeins und Liquorableitung nach außen. Nur Übergangslösung, da Gefahr der Keimverschleppung.
- **interner Shunt:** bei längerfristig notwendiger Drainage (z. B. ventrikuloperitonealer Shunt mit Ableitung des Liquors in die Bauchhöhle).

**Nervennaht:**

- **primäre Nervennaht** (Abb. 6.30):
  - **Indikation:** frische Verletzungen mit glatten Enden ohne Verlust von Nervensubstanz (→ die Nervenenden müssen ohne Spannung adaptierbar sein) und ohne schwerwiegende Begleitverletzungen.
  - **Durchführung:** bei großen Nerven getrennte **Naht** (10–0-Nahtmaterial mit atraumatischer Nadel) nach den einzelnen Faszikelgruppen.
- **sekundäre Nervenrekonstruktion**/Nerventransplantation:
  - **Indikation:** geschlossene Verletzungen und Verletzungen, die nicht mittels einer primären Nervennaht versorgt werden können.
  - **Vorgehen: Nerventransplantation** nach Abschluss der Waller-Degeneration (6–12 Wochen), i. d. R. mittels **N. suralis** (Länge bis 38 cm, Entnahme aus dem Unterschenkel nach Hautinzisionen und Anschlingen des Nervs), Adaptation am distalen und proximalen Nervenende analog zur primären Nervennaht.

**Postoperative Versorgung: Ruhigstellung** mit Gips für 10 Tage und engmaschige Kontrollen. Operative Revisionen sind notwendig, wenn z. B. das Hoffmann-Tinel-Zeichen > 6 Monate sistiert.

## 6.7 Plastisch-chirurgische Methoden

### 6.7.1 Haut- und Gewebetransplantation

> **DEFINITION** Haut und/oder verschiedene Gewebeteile werden vollständig aus ihrer natürlichen Umgebung herausgelöst und an einer anderen Stelle wieder eingesetzt.

Bei Hauttransplantaten unterscheidet man **Vollhaut-** von **Spalthauttransplantaten.** Die bevorzugten Entnahmestellen für Voll- und Spalthaut sind in **Abb. 6.31** dargestellt. Voraussetzung für eine freie Vollhaut- oder Spalthauttransplantation ist ein gut durchbluteter Wundgrund.

**Vollhauttransplantate** bestehen aus Epidermis, Dermis und Hautanhangsgebilden. Sie werden dort eingesetzt, wo eine Narbenkontraktur ungewünscht ist (z. B. Defekte der Gesicht-, Hals-, Hand- oder Fußregion). Die Entnahme erfolgt mittels Schablone und Skalpell aus einem Areal mit Hautüberschuss, wie beispielsweise der Leiste, oder an der Oberarminnenseite. Nach der Entnahme wird die Wunde primär verschlossen und durch eine einfache Lappenplastik oder auch mittels Spalthauttransplantat gedeckt. Das kosmetische und funktionelle Ergebnis ist deutlich besser als bei Spalthauttransplantaten (s. u.). Die Transplantate sind sehr dick und damit besonders widerstandsfähig. Wegen der verzögerten Gefäßeinsprossung heilen sie allerdings schlechter ein.

**Spalthauttransplantate** enthalten nur die Epidermis und Teile der Dermis. Sie werden mittels Dermatom oder Humby-Messer entnommen. Spalthauttransplantate können grundsätzlich an jeder Körperstelle eingesetzt werden, vorwiegend werden sie verwendet, um großflächige Wunden zu decken, bei Verbrennungen oder einem Ulcus cruris. Vorteil ist die sichere Einheilung und die Reepithelisierung des Spenderareals, da die tiefe Dermis mit den Hautanhangsgebilden erhalten bleibt.

Indem man die entnommene Haut mithilfe eines speziellen Gerätes maschenartig einschneidet (**Mesh-Graft** oder auch Netztransplantat, **Abb. 6.32**), vergrößert sich die Oberfläche des Hautlappens auf das 1,5–8-Fache.

**Transplantation anderer Gewebearten und Nerven:** Fett kann mittels Liposuktion entnommen und an einer anderen Stelle wieder eingespritzt werden. Außerdem können Faszien, Knorpel und Knochengewebe sowie auch Nerven (S. 75) transplantiert werden.

---

**PRÜFUNGSHIGHLIGHTS**

- ❗ Spalthauttransplantate bestehen aus **Epidermis** und oberer **Dermis**.

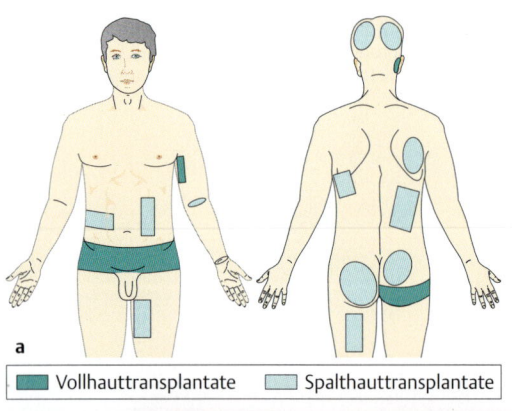

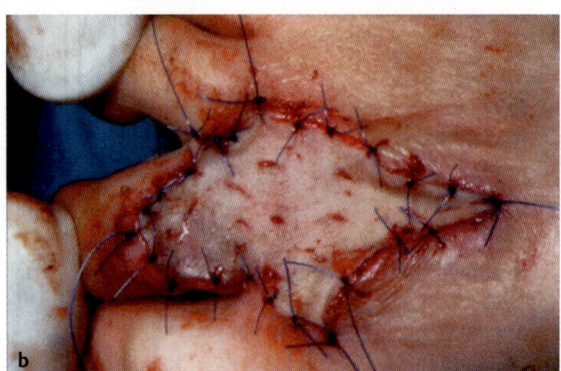

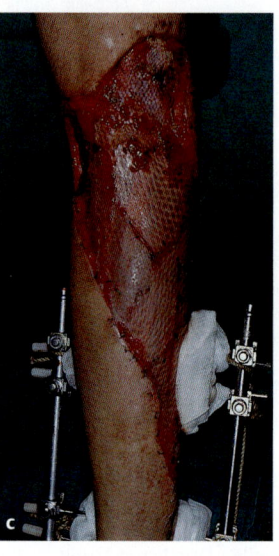

Abb. 6.31 **Spalt- und Vollhauttransplantat. a** Bevorzugte Entnahmestellen. **b** Defektdeckung mittels Vollhaut. **c** Defektdeckung mittels Spalthaut (1 Woche nach Transplantation). [a und c: aus Henne-Bruns et al., Duale Reihe Chirurgie, Thieme, 2012; b: aus Schumpelick et al., Kurzlehrbuch Chirurgie, Thieme, 2010]

| Vollhauttransplantate | Spalthauttransplantate |

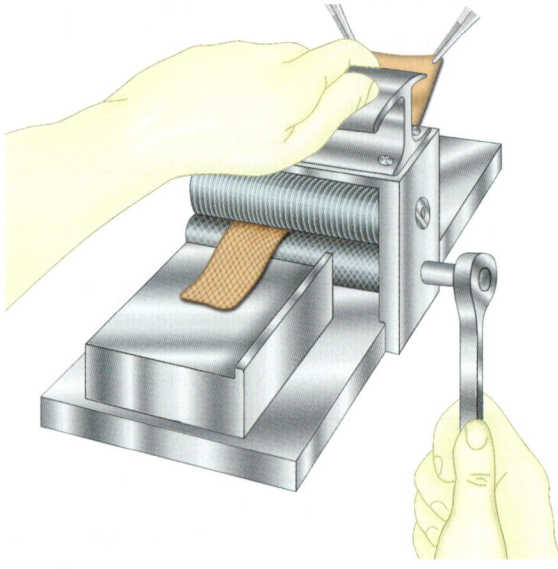

Abb. 6.32 **Gewinnen eines Meshgrafts.** [aus Hirner, Weise, Chirurgie, Thieme, 2008]

## 6.7.2 Lappenplastik

**DEFINITION** Lappenplastiken verfügen im Unterschied zum freien Hauttransplantat über eine definierte arterielle und venöse Blutversorgung (sog. **Stiel**). Sie enthalten Haut, das darunterliegende Unterhautgewebe sowie evtl. Muskeln und Knochen.

### Random-pattern-Flap

Gemeinsames Merkmal dieser Lappen ist ihr zufälliges Durchblutungsmuster. Dadurch ist die Lappengröße beschränkt. Verwendet werden können Lappen mit einem Basis-Längen-Ver-

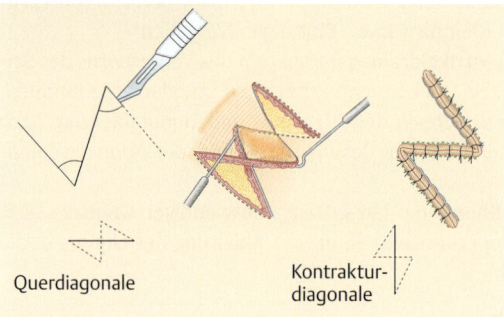

Abb. 6.33 **Z-Plastik.** [aus Henne-Bruns et al., Duale Reihe Chirurgie, Thieme, 2012]

hältnis von 1:2 bzw. 1:6 im Gesicht. Nach der Entfernung von der Entnahme- zur Implantationsstelle unterscheidet man Nah- und Fernlappen.

**Nahlappen:** Sie werden unmittelbar aus der direkten Umgebung des Defektes entnommen. Bei der **Z-Plastik** werden 2 dreieckige Läppchen mit gleichem Winkel und Schenkellänge durch einen Z-förmigen Schnitt gegeneinander ausgetauscht (**Abb. 6.33**). Eingesetzt wird sie zur Korrektur von Narbenkontrakturen an Gelenken. Dadurch kann eine Zunahme der Narbenlänge auf Kosten der Breite erzielt werden (je nach Winkel bis zu 20–60%).

Die **W-Plastik** ist ein Verfahren, störende Narben, insbesondere im Gesicht, zu korrigieren. Es werden 2 W-förmige Schnittränder gebildet und vernäht. Dadurch wird die Spannung reduziert und die Narbe fein und wenig auffällig.

Beim **Rotationslappen** bilden Lappen und Defekt einen Halbkreis, wobei dann der Lappen in den Defekt hereingedreht wird (**Abb. 6.34**). Beim **Schwenklappen** wird ein präparierter Lappen lateral über gesundes Gewebe hinweg in den Defekt geschwenkt.

Die **U-Lappenplastik** wird mit einem rechteckigen Hautlappen durchgeführt (**Abb. 6.35**).

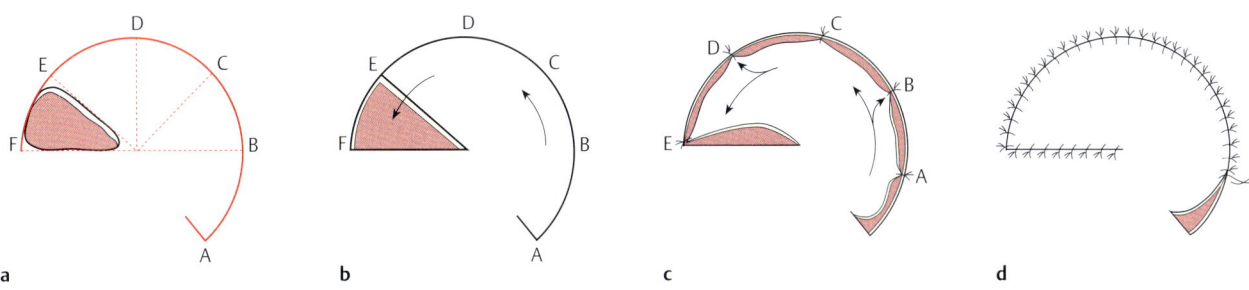

a    b    c    d

Abb. 6.34 **Rotationslappen.** [aus Henne-Bruns et al., Duale Reihe Chirurgie, Thieme, 2012]

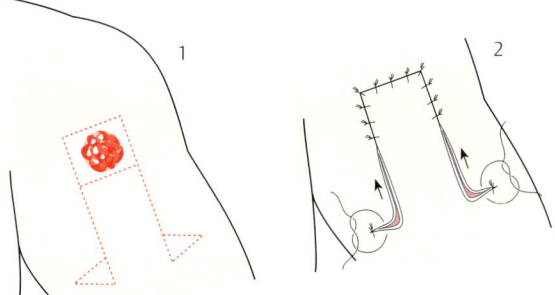

Abb. 6.35 **U-Lappenplastik.** [aus Schumpelick et al., Kurzlehrbuch Chirurgie, Thieme, 2010]

**Gestielte Fernlappen:** Hierbei wird weit entferntes Gewebe zur Deckung verwendet. Diese Lappenplastik ist **zeitaufwendig** (2–3 Wochen und immer 2 operative Eingriffe) und erfordert die **Immobilisierung** der betroffenen Region. Häufigstes Beispiel ist der Leistenlappen bei Handverletzungen: Mit einem Lappen der Leistenregion und der A. circumflexa ilium superficialis als axiales Gefäß wird ein Defekt im Bereich der Hand gedeckt. Die Hand bleibt an der Leiste fixiert, bis es zu einem ausreichenden Gefäßanschluss des Lappens gekommen ist und der Stiel in einer 2. Operation getrennt werden kann.

### Axial-pattern-Flap

Axial-pattern-Flaps enthalten ein definiertes axial verlaufendes arterielles Gefäß, das die Länge des Lappens definiert. Sie verfügen über ein großes Rotationsvermögen. Aufgrund ihrer guten Durchblutung verläuft auch der Einheilungsprozess wesentlich schneller.

Typisches Beispiel ist der sog. **Insellappen**, der nur noch über einen Gewebestiel mit seinem Ursprungsort in Verbindung bleibt. Die Hautinsel, die Faszie und evtl. der Muskel werden bis auf die Gefäßversorgung komplett umschnitten und der Lappen dann als Hautinsel im Defektort vernäht. Typische Anwendungsgebiete sind die Brustrekonstruktion z. B. mit einem Latissimus-dorsi-Lappen oder der distal gestielte A.-radialis-Lappen zur Defektdeckung am Handrücken.

Wird der Gefäßstiel ebenfalls durchtrennt, erhält man einen sog. **freien Lappen** (s. u.).

**Freie Lappen:** Diese werden komplett aus ihrem Ursprungsbezirk gelöst und anschließend per mikrochirurgischem Gefäßanschluss ins Zielgebiet transplantiert (frei mikrovaskulär angeschlossene Lappenplastik). Sie sind besonders geeignet bei frei liegenden Knochen oder Sehnen, da der Lappen über die mikrochirurgisch angeschlossenen Gefäße versorgt wird. Somit ist die Durchblutungssituation vom Wundgrund unabhängig. Freie Lappen können verwendet werden als:

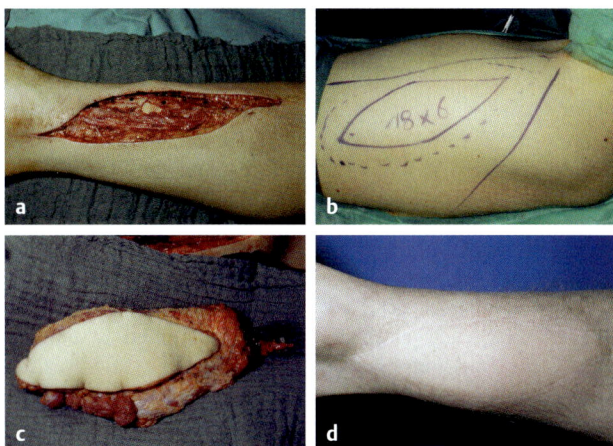

Abb. 6.36 **Freier M.-latissimus-dorsi-Lappen. a** Débridement am Unterschenkel. **b** Markierung des M.-latissimus-dorsi-Lappen. **c** Lappenentnahme. **d** Z. n. Lappentransplantation. [aus Schumpelick et al., Kurzlehrbuch Chirurgie, Thieme, 2010]

- **Perforatorlappen:**
  - DIEP-Lappen (deep inferior epigastric perforator): Rekonstruktion der Brust nach Mastektomie oder zur ästhetischen Brustaugmentation mit Haut-Fett-Lappen. Die Versorgung stammt aus den inferioren epigastrischen Perforatorgefäßen.
  - S-GAP-Lappen (superior gluteal artery perforator flap): Haut-Fett-Lappen aus der Glutealregion mit der A. glutealis superior als versorgendes Gefäß. Ebenfalls zur Brustrekonstruktion und zur ästhetischen Brustaugmentation
  - ALT-Lappen (anterior lateral thigh flap): zur Rekonstruktion an Unterschenkel und Hand.
- **freie TRAM-Lappen** (transversaler M.-rectus-abdominis-Haut-Muskel-Lappen): ebenfalls zur Brustrekonstruktion.
- **freier M.-latissimus-dorsi-Lappen:** Haut-Muskel-Lappen z. B. zur Deckung von Weichteildefekten am Unterschenkel (**Abb. 6.36**).
- **Skapulalappen**: Haut-Fett-Lappen z. B. zur Rekonstruktion von Defekten, insbesondere auch im Kopf-Hals-Bereich. Das axiale Gefäß ist die A. scapularis, die aus der A. circumflexa scapulae abgeht.

## 6.7.3 Endoskopisch assistierte Chirurgie

Die (minimalinvasive) Endoskopie hat den Vorteil einer reduzierten Narbenbildung, insbesondere wenn die Präparation über einen wenig sichtbaren Zugangsweg erfolgen muss. Die Indikationen sind vielfältig, u. a. Stirnlifting und Mittelgesichtsstraffung, Rhinoplastik, Mammaaugmentation, Mastektomie (bei benignen Erkrankungen, z. B. Gynäkomastie), Wiederherstellung nervalen Läsionen (z. B. N. facialis) oder Dekompression von Nerven (Karpaldachspaltung).

### 6.7.4 Laserchirurgie

Die Lasertechnik kommt in der plastischen Chirurgie v. a. bei Hauterkrankungen (z. B. Pigmentstörungen, Akne, Spalthaut- oder hyperthrophe Narben), Gefäßanomalien (Teleangiektasien, Hämangiome etc.) oder bei ästhetischen Eingriffen (Entfernung von Tätowierungen, Epilation, Laser-Skin-Resurfacing) zum Einsatz. Je nach Indikation werden dabei $CO_2$, Er:YAG, Nd:YAG, Rubin, Argon oder andere Lasertechniken verwendet.

### 6.7.5 Narbenkorrektur

Die Behandlung von Narben basiert auf medikamentösen (Kortison), mechanischen und chirurgischen Maßnahmen. Als wirkungsvoll erweist sich dabei v. a. die mechanische **Kompressionsbehandlung** (beispielsweise mit elastischen Bandagen, Strümpfen etc.), da die Narben dadurch weicher und flacher werden. Sie sollte mindestens 12 Monate lang durchgeführt werden. Spezielle Silikonauflagen können die Narbenrückbildung zusätzlich fördern.

**Indikationen zur Operation: Hypertrophe** Narben sollten i. A. erst 1–2 Jahre nach der Primärversorgung operativ behandelt werden, da sie sich teilweise zurückbilden können. Besteht die Gefahr von Funktions- (Narbenzug an Gelenken) oder Wachstumsstörungen (im Kindesalter), ist eine frühere Korrektur der Narbe angezeigt. Die Korrektur von Keloidnarben ist häufig nicht zufriedenstellend.

Hypertrophe Narben unterscheiden sich von Keloiden dadurch, dass sie sich nicht über die ursprüngliche Wunde hinaus ausdehnen und kein progressives Wachstum, sondern eine spontane Rückbildungstendenz zeigen. Beide Formen können aufgrund ihrer Zugwirkung zu starken funktionellen und ästhetischen Beeinträchtigungen führen (Schrumpfung, „Verziehung" von Haut und ganzen Körperpartien, Bewegungseinschränkung an Gelenken).

**Techniken:** Im Vordergrund steht die Auflösung der von den Narben ausgehenden Spannung. Dazu werden die Narben **exzidiert** und eine **Z- oder W-Plastik** (S. 76) durchgeführt. Ggf. sind auch Lappenplastiken sowie Transplantate indiziert. Es kann auch ein Kunststoffexpander subkutan unter die benachbarte gesunde Haut implantiert und dann mit Ringerlösung auf die 2–3-fache Größe aufgepumpt werden. Innerhalb von 8–12 Wochen dehnt sich die darüberliegenden Haut, sodass diese anschließend für die plastische Rekonstruktion benachbarter Bereiche verwendet werden kann (sog. Gewebeexpansion).

Weitere Behandlungsmöglichkeiten sind:

- hochtouriges Abschleifen (Dermabrasio): Abtragung der oberen Hautschichten mittels Schleifinstrumenten
- Kryo-/Lasertherapie ($CO_2$- oder Neodym-YAG-Laser)
- chemisches Peeling: Abtragung der oberflächlichen Hautschicht mit Fruchtsäuren bei sehr oberflächlichen Narben (z. B. Aknenarben). Tiefere Narben können mit Trichloressigsäure behandelt werden. Die Kollagenbildung in den angegriffenen Hautarealen wird hierdurch angeregt.

**Komplikationen und Nachsorge:** Komplikationen sind lokale Entzündungen, Infektionen oder Narbenbildung. Bei dunklem Hauttyp oder starker Sonnenbräunung besteht bei Peeling und Laserbehandlung die Gefahr einer dauerhaften Hyperpigmentierung im behandelten Bereich. Nach dem Eingriff muss die Wunde mit schützenden Verbänden und Wundsalben versorgt werden.

### 6.7.6 Rekonstruktionschirurgie im Gesicht

Hautdefekte im Gesicht (durch Traumata, Tumoren oder Infektionen) wirken entstellend und sind für den Patienten eine große psychische Belastung. Daher wird im Sinne einer sozialen Reintegration eine ästhetische Indikation gestellt.

Die Wahl der Technik muss unter Berücksichtigung verschiedener Faktoren erfolgen (Erhalt der Mimik, der Nahrungsaufnahme, der Gesichtsfelderung, der Durchblutung und der sog. Hautspannungslinien). Der Defekt kann durch eine dreieckige Exzision der Läsion (unter Beachtung der Hautspannung und -felderung) und Einsetzen einer Lappenplastik gedeckt werden. Die optimale Lappenplastikform (komplex oder einfach) wird dabei nach der betroffenen Region (z. B. Schläfe, Wange, Kinn) und dem individuellen Defekt gewählt.

**Ohrrekonstruktion:** Die Technik hängt von der Defekttiefe ab. Bei oberflächlichen Läsionen mit intakter Subkutis oder Perichondrium reicht eine Spalt- oder Vollhauttransplantation (z. B. mit Spenderhaut aus der retroaurikulären Region oder dem Hals).

Zur Rekonstruktion von größeren (Knorpel-)Defekten kann eine temporoparietale Lappenplastik in Kombination mit einem Knorpeltransplantat durchgeführt werden. Kleinere Knorpeldefekte werden mit Knorpel aus der ipsi- oder kontralateralen Ohrmuschel gedeckt und durch die Naht entsprechend geformt. Bei großen Knorpeldefekten verwendet man Rippenknorpel.

**Besonderheit:** Nachträgliche Korrekturen sind üblich und müssen in der Aufklärung erwähnt werden.

**Lippenrekonstruktion:** Die Exzision erfolgt parallel zu den Hautspannungslinien. Der mukokutane Übergang (Lippenrot zu Haut) muss dabei erhalten bleiben oder exakt rekonstruiert werden. Je nach Ausmaß des Defekts stehen verschiedene Verfahren zur Auswahl. Prinzipiell sind kleinere Defekte unter Verwendung defektnaher Hautpartien besser zu rekonstruieren. Zum Erhalt der Lippenform muss die Lippe schichtweise (Mukosa, Muskel, Haut) verschlossen werden.

**Besonderheit:** Je nach Operationstechnik kann es zu Einschränkungen von Motorik und Sensibilität kommen.

**Nasenrekonstruktion:** Defekte der oberflächlichen Nasenhaut werden mit lokalen Lappen (Nahlappen), im Einzelfall auch mit einem Hauttransplantat versorgt. Größere Nasendefekte werden mit Insel- oder freien Lappen versorgt.

Die Naseninnenauskleidung wird idealerweise mithilfe von Mundschleimhauttransplantaten (als freies Transplantat oder gestielter Lappen) rekonstruiert, das knorpelige oder knöcherne Stützgerüst der Nase mit Knorpel aus Nasenseptum, Ohrmuschel oder Rippe, ggf. auch durch Kunststoffwinkel oder Knochen.

**Besonderheit:** Nachkorrekturen sind häufig nötig.

### 6.7.7 Rekonstruktion bei Nervenläsionen

Die generelle Versorgung bei Nervenläsionen (S. 75) wird im Abschnitt neurochirurgische Operationstechniken beschrieben.

Insbesondere orofaziale Lähmungserscheinungen (Fazialisparese) stellen eine medizinische Indikation zur Nervenrekonstruktion dar, da sie die orale Kontinenz, die Nahrungsaufnahme, Sprachbildung oder die Nasenatmung beeinträchtigen. Der rekonstruktiven Gesichtschirurgie kommt außerdem die Aufgabe zu, die Sozialfunktion (z. B. symmetrisches Lächeln) nach Möglichkeit wiederherzustellen.

**Indikation:**

- Fazialisparese (bei idiopathischen Paresen hohe Spontanremissionsrate, daher eher abwartendes Vorgehen)
- irreversible Lähmungen ohne Chancen auf Spontanheilung (→ Gefahr einer irreversiblen Muskelatrophie)
- vollständige Gesichtslähmung.

**Vorgehen:**

- **N.-facialis-Läsion mit funktionsfähiger Muskulatur**: Nervennaht, Defektüberbrückung mit Nerventransplantat, Anschluss an den kontralateralen N. facialis, aber auch N. hypoglossus zur Verhinderung der Muskelatrophie
- **irreversible N.-facialis-Läsion mit irreversibler Muskelatrophie:** Bereits nach 6 Monaten verschlechtern sich die Reinnervationsergebnisse der Nervennaht. Deshalb führt man in diesem Fall
  - eine Muskeltransposition (regionale Muskeln: M. masseter, M. temporalis) oder
  - eine freie Muskellappentransplantation (Anteile der Mm. gracilis, latissimus dorsi oder pectoralis minor) mit Innervation durch N.-facialis-Transplantate der kontralateralen Seite (Cross-Face-Nerventransplantation) durch.

Weitere Verfahren sind ästhetischen Indikationen zur Symmetriebildung vorbehalten: Brauenanhebung, Gesichtshautstraffung, selektive Neurotomie/-ektomie, Lippenrekonstruktionen.

**Komplikationen und Nachsorge:** Bei lokalisierbarer N.-facialis-Läsion können nach der Nervennaht von distal nach proximal zunehmende Synkinesien auftreten (Mitbewegung falscher Muskelgruppen). Weitere Komplikationen: Neurombildung, Hämatome, Narbenkontrakturen, Infektionen oder Ödeme.

Frühzeitig ist zur Atrophieprophylaxe eine physikalische Therapie mit Bewegungsübungen und Elektrostimulation von Muskelgruppen indiziert. Auch hinsichtlich einer Reinnervation sind die Prognosen gut.

## 6.7.8 Plastische Eingriffe an der Mamma

### Mammarekonstruktion

Für die Rekonstruktion der weiblichen Brust nach einer Mastektomie stehen verschieden Verfahren zu Verfügung. Prinzipiell ermöglichen sie alle eine gute Rekonstruktion der Brustform. Eine Rekonstruktion kann direkt (primäre Rekonstruktion) oder alternativ nach Abschluss der Heilung und Chemotherapie nach 3–6 Monaten (sekundäre Rekonstruktion) erfolgen. Nach Rekonstruktion der Brust erfolgen die evtl. nötige Anpassung der Gegenseite sowie die Rekonstruktion der Brustwarze und des Brustwarzenhofes (Areolae).

**Vorgehen:** Ist noch genügend Haut-Weichteil-Gewebe (z. B. nach einer subkutanen Mastektomie) vorhanden, ist die **Implantation einer Silikonprothese** die einfachste Methode. Mit einer **Expanderprothese** kann ein unzureichender Hautmantel gedehnt und in einer 2. Operation durch eine Silikonprothese ersetzt werden. Außerdem stehen **permanente Expanderprothesen** (keine anschließende Einlage eines Implantats notwendig) zur Verfügung. Nachteil der Expanderprothesen sind der Dehnungsschmerz, die unnatürliche Brustform und die evtl. notwendige 2. Operation.

Neben diesen **heterologen Rekonstruktionen** stehen einige **autologe Verfahren**, also der Einsatz körpereigenen Gewebes zum Brustaufbau, zur Verfügung:

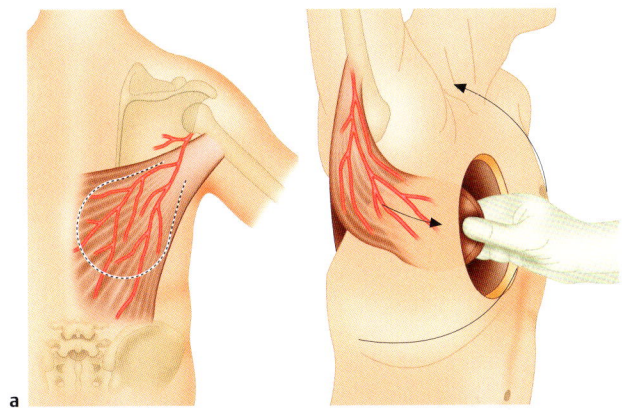

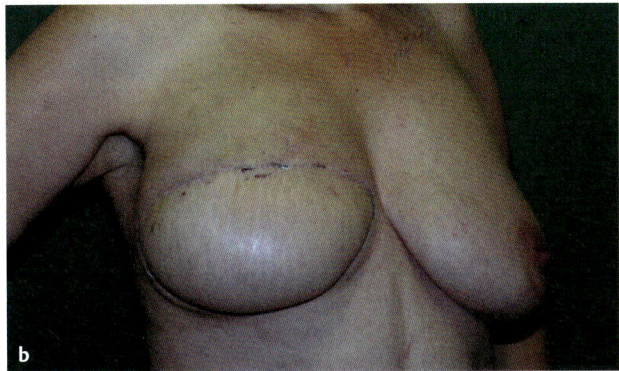

**Abb. 6.37 Mammarekonstruktion. a** Gestielter M.-latissimus-dorsi-Lappen. **b** DIEP-Lappen. [a: aus Hirner, Weise, Chirurgie, Thieme, 2008; b: aus Henne-Bruns et al., Duale Reihe Chirurgie, Thieme, 2012]

- **M.-latissimus-dorsi-Lappen** (Abb. 6.37a): Ein gestielter Haut-Muskel-Lappen (M. latissimus dorsi) wird entnommen und unter der Haut hindurch zum Brustkorb geführt. Der Vorteil ist die dicke Weichteildecke, die sich insbesondere nach radikaler Mastektomie und Bestrahlung eignet. Eine unzureichende Größe kann durch Einlage einer Silikonprothese korrigiert werden.
- **TRAM** (transverse rectus abdominis myocutaneus)-**Lappen:** als kontralateraler gestielter oder freier Lappen mit dem M. rectus abdominis und den zuführenden Gefäßen. Meist ist am Bauch genug überschüssiges Gewebe zur Entnahme des Lappens vorhanden. Bei dieser Form der Rekonstruktion können in Hinsicht auf Größe, Form, Kontur und Konsistenz sehr gute Ergebnisse erzielt werden, auf eine Anpassung der gesunden Seite kann deshalb oft verzichtet werden.
- **VRAM** (vertically oriented rectus abdominis myocutaneus)-**Lappen**: Im Gegensatz zum TRAM-Lappen wird hierbei vertikal geschnitten; die Blutversorgung erfolgt gestielt durch die Vasa epigastrica. In ausgewählten Fällen Alternative zum TRAM-Lappen.
- **DIEP** (deep inferior epigastric perforator)-**Lappen**: Ein Haut-Fett-Lappen aus dem Bauch wird mit den versorgenden Gefäßen (epigastrische Perforatorgefäße) präpariert und mikrochirurgisch im Brustbereich implantiert (Abb. 6.37b).
- **S-GAP** (superior gluteal artery perforator, freier oberer Gluteal)-**Lappen**: Bei dieser Gluteallappenplastik wird, wie beim DIEP-Lappen, ein Haut-Fett-Lappen entnommen und mikrochirurgisch im Brustbereich implantiert.

## Mammaaugmentation

Die **Brustvergrößerung** ist meist ein rein kosmetischer Eingriff, die Indikation liegt im Leidensdruck der Patientin aufgrund einer (auch subjektiven) **Hypomastie**, **Asymmetrie** oder **Atrophie**. Implantate werden außerdem bei der Rekonstruktion der Brust nach einer Mastektomie eingesetzt. Kontraindikationen für die kosmetischen Indikationen sind u. a. Brustkrebserkrankungen, häufige Fälle von Brustkrebs in der Familie, Autoimmunerkrankungen sowie chronische Infektionen. Da es sich meist um keinen medizinisch notwendigen Eingriff handelt, muss in jedem Fall das Risiko strikt gegen den Nutzen abgewogen werden.

Die Hülle der Prothese besteht i. d. R. aus Silikon, die Füllung entweder aus **Silikongel** oder **Kochsalzlösung**. Die verfügbaren Prothesen unterscheiden sich in Form, Größe, Profil und Struktur. Die Implantation erfolgt entweder präpektoral (subglandulär) oder unterhalb des Muskels (subpektoral). Komplikationen sind **Kapselfibrosen** (bei aufgerauten Hüllen seltener), **Hämatome**, **Infektionen** und **Defekte** (Auslaufen der Prothese, insbesondere Kochsalzprothesen und ältere Silikonprothesen).

## Mamillen- und Areolenrekonstruktion

Nach der Mammarekonstruktion sollte eine Rekonstruktion des Mamillen-Areolen-Komplexes erfolgen, um ein ästhetisches und symmetrisches Ergebnis zu schaffen. Folgende Methoden zur Mamillenrekonstruktion sind etabliert:

- **Teiltransplantation der kontralateralen Mamille**: Vorteile sind die richtige Textur und Farbe, mögliche Komplikationen sind Narben und Sensibilitätsverlust auch auf der gesunden Seite.
- **lokale Lappenplastik** mit subkutanem Fett als zentrale Stütze.

Der Brustwarzenhof kann durch eine Transplantation der eigenen Mamille, die nach der Mastektomie aufbewahrt wird (sog. **Banking**), wiederhergestellt werden. Dieses Verfahren ist onkologisch fraglich; deshalb und auch weil es oft zu einem Pigmentverlust kommt, wird es kaum noch angewendet. Alternativ kann eine **freie Transplantation** eines Teils des kontralateralen Warzenhofs (auf die entsprechende Größe achten) oder von Haut aus dem Schritt erfolgen. Die **Tätowierung** ist eine weitere Möglichkeit (ästhetisch zufriedenstellendes Ergebnis ohne die Gefahr von weiteren Narben oder Pigmentverlusten).

## Mammareduktionsplastiken

Indikation für die Reduktion der Brust bei Hyperthrophie und Ptosis sind der psychische Leidensdruck, Fehlhaltungen und Schmerzen im Hals- und Wirbelsäulenbereich. Bei der Operation wird überschüssige Haut und überschüssiges Fett entfernt und die Brust neu geformt. Die gewünschte Mamillenposition wird präoperativ festgelegt. Komplikationen sind Blutverlust (präoperative Eigenblutspende wird empfohlen), Hämatome, Infektionen, Nekrosen (der Mamille und des Fettgewebes) sowie in jedem zweiten Fall der Verlust der Mamillensensibilität.

## 6.7.9 Ästhetische Gesichtschirurgie

**Blepharoplastik:**
- **Indikation:** Beseitigung **periorbitaler Alterungserscheinungen** (z. B. Falten, Hautlappen, Fettpolsterhernien).
- **Vorgehen:**
  - obere **Blepharoplastik** (Oberlidplastik): bei Dermatochalasis (Hauterschlaffung) des Oberlids mit sog. „Schlupflid"
  - untere **Blepharoplastik** (Unterlidplastik): zur Beseitigung sog. „Tränensäcke" (Fettpolster) mittels Hautschnitt oder transkonjunktival.

**Weitere Verfahren:**
- Face- oder Stirn-Lifting
- Rhino- (bei Höcker- oder Sattelnase, Nasendeviation etc.) bzw. Otoplastik (bei Fehlbildungen oder abstehenden Ohren)
- Faltenausgleich mittels Injektion von Eigenfett oder Hyaluronsäure bzw. Kollagen.

## 6.7.10 Abdominoplastik

Die Abdominoplastik wird zur Formung der Bauch-/Körperkontur durchgeführt. Im Gefolge starker Gewichtszu- oder Abnahme oder auch nach Schwangerschaft entsteht häufig der Wunsch nach einer Körperumformung. Je nach Ausmaß von subkutanem Fett, Hautüberschuss, Schwächung des muskuloaponeurotischen Systems oder zusätzlicher Rektushernien erfolgt die Zuordnung zu einer klinischen Klassifikation, z. B. nach Psillakis Typ I–VI. Diese Klassifikation hilft bei der Auswahl der richtigen Technik.

**Vorgehen:** Patienten mit **Psillakis Typ I** (subkutaner Fettüberschuss infraumbilikal) werden mittels **Fettabsaugung (Liposuktion)** behandelt. Über eine dünne Kanüle, die hierzu mit einer kleinen Stichinzision in das Unterhautgewebe eingeführt wurde, wird überschüssiges Fettgewebe abgesaugt. Bei der heute gängigen sog. **feuchten Liposuktion** (Tumeszenztechnik) wird das Fettgewebe zur Blutungsreduktion vorher mit einer speziellen Lösung (Lokalanästhetikum plus Adrenalin) aufgefüllt. Bei der **Ultraschall-Liposuktion** ist die Kanüle mit einem kleinen Ultraschallkopf ausgestattet, der eine Verflüssigung des Fettgewebes möglich macht.

Die sog. Miniabdominoplastik wird bei Patienten mit **Psillakis Typ II** (wie I und zusätzlich Hautüberschuss) mit einer ellipsenförmigen Exzision suprasymphysär durchgeführt.

Ab **Psillakis Typ IV** (MAS-Schwäche, Haut- und Fettüberschuss) wird die klassische Abdominoplastik angesetzt. Hierzu werden Inzisionslinien unter Berücksichtigung der Physiognomie des Patienten, aber auch seines Kleidungsstils vorgenommen. Entlang deren wird die Bauchdecke eröffnet, Fettgewebe und überschüssige Hautlappen werden entfernt. Eine Neuinsertion des Bauchnabels ist in aller Regel notwendig.

**Dog-Ear-Korrektur:** Nach Bauchdeckenstraffung kann an den lateralen Nahtenden des horizontalen Schnitts ein Hautüberschuss entstehen (sog. Dog-Ears). Kommt es zu keiner spontanen Rückbildung (Narbenschrumpfung), kann in Lokal- oder Allgemeinanästhesie der Weichteilüberschuss ausgedünnt und die überschüssige Haut spindelförmig entfernt werden. Die Korrektur führt zu einer Verlängerung der Narbe.

---

**PRÜFUNGSHIGHLIGHTS**

- **!** **Axial gestielte Lappen** (sog. axial pattern flaps) zur Deckung von Gewebedefekten zeichnen sich durch eine definierte axial verlaufende Gefäßversorgung aus, die die Länge des Lappens definiert.
- **!!** Bei der **freien Lappenplastik** wird ein Gewebeblock mit der gesamten Haut, darunterliegendem subkutanem Fettgewebe und ggf. Muskeln oder Knochen komplett aus seinem Ursprungsbezirk gelöst und anschließend per mikrochirurgischem Gefäßanschluss ins Zielgebiet transplantiert.
- **!** **Frei mikrovaskulär angeschlossene Lappenplastiken** sind besonders geeignet zur Deckung von Wunden mit freiliegenden Knochen oder Sehnen
- **!** Komplikation nach Mammaaugmentation: **Kapselfibrose**.

# Sachverzeichnis

## A

ABO-Kompatibilität 50
Abdominoplastik 80
abl-Gen 6
Abstoßungsreaktion 52
Abszess 48
Aflatoxin 7
AFP ($\alpha_1$-Fetoprotein) 13
Alemtuzumab 21
Alkohol, Desinfektion 36
Alkylsulfonate 16
Alopezie, Prophylaxe 25
ALT-Lappen 77
Amputation 27, 74
Amputationshöhe 74
Amyloidose, tumorassoziierte 9
Anämie, tumorassoziierte 9
Anamnese
– präoperative 30
– Tumorsuche 11
Anästhesie 30
Anästhesieverfahren 32
Anastomose
– biliodigestive 65
– Dünndarm 59
Anastomose 27
Angiogeneseinhibitor 21
Angioplastie, perkutane, transluminale 72
Antibiotikaprophylaxe, chirurgische 32
Antidiabetika, perioperativ 31
Antiemese 24
Antigen
– karzinoembryonales 13
– prostataspezifisches 13
Antigen, carbohydrates 13
Antihypertensiva, perioperativ 31
Antikörpertherapie 20
Antionkogen 6
Antisepsis 35
Anurie, postoperative 44
Aortenklappe, Rekonstruktion 71
APC 6–7
Appendektomie 61
Areolenrekonstruktion 80
Arteria
– colica dextra, Hemikolektomie 60
– colica media, Transversumresektion 60
– ileocolica, Hemikolektomie 60
– mesenterica inferior, Hemikolektomie 60
– mesenterica inferior, Sigmaresektion 60
– pulmonalis, Pneumonektomie 68
ASA-Klassifikation 32
Asepsis 35
Aufklärung 28
Augmentation, Mamma 80
Autotransplantation, Nebenschilddrüsen 54
Axial-pattern-Flap 77

## B

B-Symptomatik 9
Ballongegenpulsation, intraaortale 69
Ballonimplantation, Adipositas 57
Banking 80
Bassini-Operation 67
Bauchlagerung 35
Begutachtung, chirurgische 45
Bence-Jones-Proteine 13
Bevacizumab 21
Billroth-I-Rekonstruktion 56
Billroth-II-Rekonstruktion 56
Biopsie 37
Bisswunde 45
Blepharoplastik 80
Blutersatz 41
Blutstillung, operative 37
Bohrlochtrepanation 74
Braun-Fußpunkt-Anastomose 56
BRCA-1 6–7
BRCA-2 7
BRCA-2 6
Brooke-Ileostoma 58
Brustvergrößerung 80
Bülau-Drainage 37
Busulfan 16
Bypass 73
Bypass, aortokoronarer 70
Bypass-Gefäß 73
Bypass-Operation 70
– Magen 57

## C

c-myc 6
CA 15–3 13
CA 19–9 13
CA 72–4 13
CA 125 13
Carboplatin 16
Carmustin 16
CEA 13
Cetuximab 21
Chemoembolisation, transarterielle 26
Chemotherapie 15
Chirurgie, endoskopisch assistierte 77
Chlorambucil 16
Choledochojejunostomie 65
Choledochotomie 65
Choledochusrevision 65
Cholezystektomie 63
Cisplatin 16
Cross-Face-Nerventransplantation 79
Crossmatch 51
Cumarine, perioperativ 31
Cyclophosphamid 16
Cytokeratin-21-Fragment 13

## D

D-Arzt 45
Dacarbazin 16
Darmatonie 44
Dauerkatheter, suprapubischer 38
Dermabrasio 78
Desinfektion
– Hände 35
– OP-Gebiet 35
Diagnostik
– Hirntod 51
– präoperative 30
DIEP-Lappen 77, 79

Diskontinuitätsresektion 60
Diversion, biliopankreatische 57
Dog-Ear-Korrektur 80
Drainage 37
Dünndarm
– Anastomosen 59
– Resektion 59
– Transplantation 59
Duodenopankreatektomie 66

## E

ECMO (extrakorporale Membranoxygenierung) 69
ECOG-Status 12
Eingriff
– dringlicher 30
– elektiver 30
Einwilligung 28
EKG, präoperatives 31
Ektomie 28
Embolektomie 72
Empyem 48
End-zu-End-Anastomose 27
End-zu-Seit-Anastomose, biliodigestive Anastomose 65
End-zu-Seit-Anastomose 27
Endoskopie 40, 77
– interventionelle 28
– Neurochirurgie 75
Enolase, neuronenspezifische 13
Enterostomie 28
Enterotomie 28
Enukleation 28
Erbrechen, postoperatives 43
Erythrozytenkonzentrat 41
Essigsäureinjektion, perkutane 26
Ethacridinlactat, Desinfektion 36
Ethanolinjektion, perkutane 26
Ethylenimine 16
Etoposid 18
Exartikulation 74
Exhairese 28
Expanderprothese 79
Exstirpation 28
Exzision 28

## F

Familiy-Cancer-Syndrom 7
Fasttrack-Konzept 45
Fernlappen 77
$\alpha_1$-Fetoprotein 13
Fettabsaugung 80
FFP (fresh frozen plasma) 41
Fibrinkleber 43
Fieber, postoperatives 44
Flüssigkeitsbedarf, intraoperativer 41
Flüssigkeitsgabe, intraoperative 41
Friedrich-Exzision 46
Frischplasma, gefrorenes 41
Fundoplicatio 55

## G

gain of function 6
Gallenwege, Drainage 65
Gastrektomie 56

Gastric Banding 57
Gastric Pacing 57
Gastroplastik 57
Gastrostomie, perkutane endoskopische 40
Gentherapie 21
Gesicht, Rekonstruktionschirurgie 78
Gewebekleber 43
Gewebetransplantation 75
Glukokortikoide, perioperativ 31
Grading 8
Graft-versus-Host-Reaktion 53

## H

Hämatom 47
Händedesinfektion 35
Harnblasendauerkatheter 38
Harnblasenkatheter 38
Harnstoff-Lost-Verbindung 16
Harnwegsinfektion, postoperative 44
Hartmann-Operation 60
Hautflora 35
Hautspaltlinien 36
Hauttransplantation 75
Hemifundoplicatio 55
Hemihepatektomie 62
Hemikolektomie 60
Heparin, perioperativ 31
Hepatikojejunostomie 65
HER2/neu 6
Hernienchirurgie 67
Herz-Lungen-Transplantation 69
Herzklappenersatz 71
Herztransplantation 72
Hirntod, Diagnostik 51
HLA-Kompatibilität 50
Hormon, Tumormarker 13
Hormontherapie 20
Host-versus-Graft-Reaktion 52–53
Howell-Jolly-Körper 67
Hydrozinderivate 16
Hyperthermie 21
Hyperurikämie, tumorassoziierte 9
Hypoparathyreoidismus 54
Hypothermie 69

## I

IABP (intraaortale Ballongegenpulsation) 69
Ifosphamid 16
Ileostoma 58
Implantation 28
Infektion, putride 47
Infektprophylaxe 24
Injektion 28
Inoperabilität 29
Insellappen 77
Instrument, chirurgisches 36
Inzision 28
Iod, Desinfektion 35
Irinotecan 18

## K

k-ras 6
Kanzerogenese 6

Kardioplegie 69
Karnofsky-Index 12
Karzinogen 6
Katgut 42
Katheter
– suprapubischer 38
– transurethraler 38
Kausch-Whipple-Operation 66
Klammern 43
Klebstoff 43
Knoten 42
Kocher-Kragenschnitt 54
Kock-Reservoir 59
Kokarzinogen 7
Kolektomie 60
Kolostoma 58
Kompartmentsyndrom 50
– intraabdominelles 50
Koniotomie 55
Kontusion 50
Koronarangioplastie, perkutane trans-
    luminale 70
Kostaufbau 44
Kragenschnitt 54
Krebserkrankung, *siehe* Tumor
Krebsregister 5
Krebsrisikofaktoren 6
Krebsvorsorge 14
Krikothyreoidotomie 55
Kryotherapie 26
Kunstherz 70

**L**

Lagerung 35
Langer-Linien 36
Laparoskopie 40
– Cholezystektomie 64
– Leistenhernie 68
– Single-Port-Technik 41
Lappen, freier 77
Lappenplastik 76
– Mamillenrekonstruktion 80
Laserchirurgie 78
Lebendspende 51
Leberresektion 62
Lebertransplantation 63
Leichenspende 51
Letalität, perioperative 31
Lichtenstein-Operation 67
Ligatur 37
Liposuktion 80
Lippen, Rekonstruktion 78
Lobektomie
– Leber 62
– Lunge 69
Lomustin 16
loss of function 6
Low-Output-Syndrom 70
Lungenresektion 68
Lungentransplantation 69

**M**

M.-latissimus-dorsi-Lappen 77, 79
Magenbypass 57
Magenresektionen 56
Magenschrittmacher 57
Magensonde 39
Mamillenrekonstruktion 80
Mammaaugmentation 80
Mammareduktionsplastik 80
Mammarekonstruktion 79
Manschettenresektion 69
Mayfield-Klemme 74
McVay/Lotheissen-Operation 67

Melphalan 16
Membranoxygenierung, extrakorporale
    69
Mercedes-Stern-Schnitt 63
Mesh-Graft 75
MIDCAB (minimally invasive direct co-
    ronary artery bypass) 71
Mikrochirurgie 40, 75
$\beta_2$-Mikroglobulin 13
Mikrowellenablation 26
Minimalinvasive Chirurgie 40
Mitralklappe, Rekonstruktion 71
Mobilisation, postoperative 44
Monaldi-Drainage 38
mTOR-Kinaseinhibitor 21
Muskelriss 50
Muskelverletzung 50
Muskelzerrung 50

**N**

Nachblutung 43
Nachsorge, Tumoren 26
Nadel, chirurgische 42
Nahlappen 76
Naht, chirurgische 42
Nahtmaterial 42
Nahttechnik 42
Narbenkorrektur 78
Nase, Rekonstruktion 78
Nebenwirkung, Chemotherapie 17
Nervennaht 75
Nervenrekonstruktion 75, 78
Nerventransplantation 75
Nervus
– facialis, Rekonstruktion 79
– laryngeus recurrens 54
– suralis, Nervenrekonstruktion 75
Netztransplantat 75
Neurochirurgie 74
Neuronavigation 74
NF1 7
NF2 7
Nissen-Fundoplicatio 55
Nitrosoharnstoffe 16
NOTES (natural orifice transluminal en-
    doscopic surgery) 41
Notfalltracheotomie 55

**O**

Octenidindihydrochlorid, Desinfektion
    36
Ogilvie-Syndrom 44
Ohr, Rekonstruktion 78
Onkogen 6
Operation
– Einwilligung 28
– Indikationen 29
– palliative 26
– radikale 25
– Ziele 29
Operationstechnik 36
OPSI (overwhelming post splenectomy
    infection) 67
Organempfänger 51–52
Organspende 52
Ösophagusresektion 55
Osteosynthese 28
Oxaliplatin 16

**P**

p53-Suppressorgen 6
Panaritium 48
Panitumumab 21

Pankreaslinksresektion 66
Pankreastransplantation 66
Pankreatektomie 66
Paraneoplasie 9
Parathyreoidektomie 54
Paronychie 49
PARP-Inhibitor 22
Peeling, chemisches 78
PEG (perkutane endoskopische Gas-
    trostomie) 40
Perforatorlappen 77
Pfählungsverletzung 45
Philadelphia-Chromosom 6
Phlegmone 49
Phosphatase, saure 13
Piggy-back-Technik 63
Platinverbindung 16
Platzbauch 43
Platzwunde 45
Pleuradrainage 37
Pneumektomie 68
Polychemotherapie 15
Polyglykolsäurefaden 42
Postaggressions-Syndrom 43
Postcholezystektomie-Syndrom 64
Pouchanlage 60
Prämedikation 32
Prämedikationsvisite 30
Prellung 46
Procarbazin 16
Prognose 30
Progression 25
Proktokolektomie 60
Proteasominhibitor 21
Prothese
– Amputation 74
– Herzklappen 71
Protoonkogen 6
PSA (prostataspezifisches Antigen) 13
Psillakis-Klassifikation 80
PTA (perkutane transluminale Angio-
    plastie) 72
PTCA (perkutane transluminale Koro-
    narangioplastie) 70
pTNM-Klassifikation 8
Punktion 28
Pyloroplastik 57

**Q**

Quetschung 50

**R**

R0-Resektion 25
Radikaloperation 25
Radiochemotherapie 23
Radiofrequenz(thermo)ablation 26
Radiotherapie 22
– selektive intraarterielle 26
Random-pattern-Flap 76
RB-Gen 6
RB1 7
Redon-Drainage 37
Rekonstruktion
– Aortenklappe 71
– Lippen 78
– Mamillen 80
– Mamma 79
– Mitralklappe 71
– Nase 78
– Nerven 78
– Ohr 78
Rekonstruktion 28
Rektumresektion 61
Remission 25

Resektion
– Leber 62
– Lunge 68
Resektion 28
RET 6–7
Rezidiv 25
Risikoeinschätzung, präoperative 31
Rituximab, monoklonale Antikörper
    21
Robinson-Drainage 37
Rotationslappen 76
Roux-Y-Anastomose 65
Roux-Y-Gastroenterostomie 56
Rückenlagerung 35

**S**

S-GAP-Lappen 77, 79
SCC (Squamous-cell-carcinoma-Anti-
    gen) 13
Schilddrüsenchirurgie 54
Schmerzen, Tumor 9
Schmerztherapie 23
Schnittführung 36
Schnittwunde 45
Schürfwunde 45
Schusswunde 45
Schweißdrüsenabszess 48
Schwenklappen 76
Schwielenabszess 48
Segmentresektion 69
Sehnenverletzung 49
Seitlagerung 35
Serom 47
Shouldice-Operation 67
Sigmaresektion 60
Silikonprothese 79
Single-Port-Technik 41
Skapulalappen 77
Sklerosierung 28
Sleeve-Gastrektomie 57
Sofortoperation 29
Spalthauttransplantation 75
Splenektomie 66
Squamous-cell-carcinoma-Antigen 13
Staging 8
Stammzelltransplantation 22
Stapler 43
Steinschnittlagerung 35
Stentimplantation 70
Sterilität, OP 35
Steristrips 43
Sternotomie
– Herzchirurgie 69
– Lungenresektion 68
Stichwunde 45
Stickstoff-Lost-Verbindung 16
Stomaanlage 58
Stomatitis, Prophylaxe 25
Strahlendermatitis 23
Strahlenkater 23
Strahlenresistenz 22
Strahlenschäden 23
Strahlensensibilität 22
Strahlentherapie 22
– Nebenwirkung 23
Strumalagerung 35
Substitutionsbedarf 41
Switch, duodenaler 57

**T**

Tamponade 37
Taurolidin, Desinfektion 36
TEA (Thrombendarteriektomie) 72
Temozolomid 16

Tetanusprophylaxe 46
TG (Thyreoglobulin) 13
Therapie
– adjuvante 15
– kurative 14
– neoadjuvante 15
– palliative 15
– supportive 15, 23
Thermoablation, laserinduzierte inter-
   stitielle 26
Thiotepa 16
Thorakotomie 68
Thoraxdrainage 37
Thrombendarteriektomie 72
Thromboseprophylaxe, chirurgische 32
Thrombozytenaggregationshemmer,
   perioperativ 31
Thrombozytenkonzentrat, intraopera-
   tiv 41
Thrombozytose, Splenektomie 67
Thyreoglobulin 13
Thyreoidektomie 54
Thyreostatika, perioperativ 31
Tibialis-anterior-Syndrom 50
TNM-Klassifikation 8
Topotecan 18
Toupet-Hemifundoplicatio 55
TP53 7
Tracheotomie 54
TRAM-Lappen 77, 79
Transfusionsbedarf 41
Transplantation 50
– Dünndarm 59
– Gewebe 75

– Grundlagen 50
– Haut 75
– Herz 72
– Leber 63
– Mamille 80
– Nachsorge 52
– Nerv 75
– Pankreas 66
– Stammzellen 22
Transplantationschirurgie 50
Transplantatvaskulopathie 53
Transversumresektion 60
Trastuzumab 21
Trepanation 28, 74
Trisegmentektomie 62
Trofosfamid 16
Tumor
– B-Symptomatik 9
– Chemotherapie 15
– ECOG-Status 12
– Epidemiologie 5
– Hormontherapie 20
– Karnofsky-Index 12
– lokale Komplikationen 9
– metachroner 25
– monogen vererbbarer 7
– Prognosefaktoren 26
– Stadieneinteilung 8
– Strahlentherapie 22
– supportive Therapie 23
– systemische Wirkungen 9
– Therapiekonzepte 14
– Vorsorgeuntersuchung 14
Tumorbestrahlungsdosis 22

Tumorkachexie 9
Tumorlysesyndrom 19
Tumormarker 12
Tumornachsorge 26
Tumorpromotor 7
Tumorschmerzen 9
Tumorsuche 11
Tumorsuppressorgen 6
Tyrosinkinaseinhibitor 21

U
U-Lappenplastik 76
Übernähung 57
Ulkuschirurgie 56
Umstechung 57
Umstechungsligatur 37
Urindrainage 38
UV-Strahlung, Karzinogenese 6

V
Vagotomie 56
Vena, pulmonalis, Pneumonektomie 68
Ventrikeldrainage 75
Vollhauttransplantation 75
Vorsorgeuntersuchung 14
VRAM-Lappen 79

W
W-Plastik 76
Weichteilverletzung 49
Whipple-Operation 66

WHO-Stufenschema, Schmerztherapie
   24
WT-1 7
Wunddehiszenz 43
Wunde 45
Wundheilung 46
Wundheilungsstörung 47
– Nachblutung 43
– Wunddehiszenz 43
Wundinfektion 47
Wundverschluss 42
Wundversorgung 46
– Tetanusprophylaxe 46

Z
Z-Plastik 76
Zirkulation
– assistierte 69
– extrakorporale 69
Zugangsweg
– Cholezystektomie 63
– Leberresektion 62
– Lungenresektion 68
– OP-Techniken 36
– Ösophagusresektion 55
– Schilddrüse 54
Zytokintherapie 20
Zytostatika 15